Psychoanalytic Psychotherapy:
A Practitioner's Guide

精神分析治疗：
实践指导

［美］南希·麦克威廉斯（Nancy McWilliams） 著

曹晓鸥 古淑青 等 译／张黎黎 审校

中国轻工业出版社

图书在版编目（CIP）数据

精神分析治疗：实践指导／（美）麦克威廉斯
（McWilliams, N.）著；曹晓鸥，古淑青等译．—北京：
中国轻工业出版社，2015.2（2024.7重印）
　ISBN 978-7-5019-9991-0

　Ⅰ．①精…　Ⅱ．①麦…　②曹…　③古…　Ⅲ．①精
神疗法　Ⅳ．①R749.055

　中国版本图书馆CIP数据核字（2014）第250338号

责任编辑：孙蔚雯　　　　责任终审：杜文勇
文字编辑：罗运轴　　　　责任校对：刘志颖
策划编辑：阎　兰　　　　责任监印：吴维斌

出版发行：中国轻工业出版社（北京鲁谷东街5号，邮编：100040）
印　　刷：三河市鑫金马印装有限公司
经　　销：各地新华书店
版　　次：2024年7月第1版第11次印刷
开　　本：710×1000　1/16　印张：25
字　　数：320千字
书　　号：ISBN 978-7-5019-9991-0　　定价：88.00元
读者热线：010-65181109
发行电话：010-85119832　　010-85119912
网　　址：http://www.chlip.com.cn　http://www.wqedu.com
电子信箱：1012305542@qq.com
版权所有　侵权必究
如发现图书残缺请拨打读者热线联系调换
240976Y2C111ZYW

推 荐 语

　　我很欣喜地看到，南希·麦克威廉斯的《精神分析治疗》的中文译本出版了。这本书与她之前的《精神分析案例解析》和《精神分析诊断》具有相似性，都是她多年精神分析心理治疗临床经验积淀的成果。书中阐述了精神分析心理治疗师所应该学习和获得的能力——不是机械性地重复一些前辈用过的技术或僵化地执行所谓的精神分析心理治疗的原则，而是学习成为一名独一无二的、具有个人风格的治疗师。本书的视角独特而深刻，文字朴实又生动，在详尽地描述精神分析心理治疗的相关重要议题中，作者透过温和的语言，向那些想成为专业心理治疗师的学习者们传递了希望并指引了有效的路径。

杨蕴萍　教授

译 者 序

认识 Nancy 的文字，大约是在 2004 年，当时国内出版了《精神分析案例解析》。这本书让人爱不释手，除了对精神分析的专业学习来说是一笔财富，Nancy 娓娓道来的书写风格也让人觉得亲切温暖。后来在我们多功能的"星期五小组"里，几位好友同行一起阅读和讨论 Nancy 的《精神分析诊断》这本书，对来访者的理解变得更加清晰，头脑里开始渐渐形成对动力学诊断的谱系图。在此之后，我们很幸运地"遇到"了 Nancy 的这本《精神分析心理治疗》。怀着喜悦和憧憬我们投入到阅读和翻译中，再次感受到 Nancy 作为一位经验丰富的前辈，娓娓道来专业成长道路上的坎坎坷坷以及一道道风景，读来总是有那种被理解到和被支持到的感受。她用她的工作方式和心路历程，帮助我们看到职业道路上所需的种种准备以及自我照顾，与此同时，引领我们帮助来访者向前走。

本书中文版的整个翻译过程经历了不少的艰难，也有很多的感动。共同完成这项工作的每个参与者都对这本书做出了很大的奉献。古淑青（第 1、3、5 章）、付林涛（第 6 章）、叶冬梅（第 2 章）、陈慧仪（第 5 章）、秦琳（第 4 章）、王旭（第 3 章）和我（第 7-12 章）共同完成了全书的翻译和修改工作，深深感谢大家的努力，尤其是在关键时刻，和我一起"拯救"我们的翻译工作，感谢大家都没有放弃。作为这本书翻译工作的发起人张黎黎在克服很

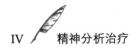
多个人困难的努力下持续支持和参与翻译工作，最终还完成了审校工作，我深深敬佩她，并且向她学习到很多。我们这个小团队一起经历了许多点滴，在这个过程中收获了友谊也有所成长。

我在阅读和翻译过程中不时地心怀感动，同时感受到很多力量，不仅因为 Nancy 治疗中所表现出来的智慧，更因为她对待病人那深深的共情、尊重以及爱。这本书不那么多强调技术层面的东西，反倒是更多传递出精神分析心理治疗的态度和信念。当我在治疗中遭遇困境、挫败、迷茫甚至怀疑的时候，Nancy 在书中的一些话便会跃入我的脑海，以一种信念的方式帮助我坚定和坚信。记得我翻译到第 11 章结尾，那句 "I'm only holding her (the baby) the way you've hold me all these years."（我只不过以你这些年来抱着我的方式抱着她而已。）瞬间让我感动流泪，泪水过后那份力量便驻足我内心，坚定了我们工作的意义和价值。我相信这很重要！

最后，非常期待读者能够和我们一样喜爱和享受这本书！

曹晓鸥
首都社会建设与社会管理
协同创新中心、北京工业大学

中文版序言

南希·麦克威廉斯

　　我很高兴《精神分析治疗》一书被译成中文。亚洲读者对我试图描绘的精神分析敏感性及其实践方法的概貌感兴趣，是我莫大的荣幸，也激励我努力探索西方精神分析概念面对更广范围治疗挑战时的适用性。除了在其他国家有些进行咨询和督导工作的机会外，我自己的临床经验全部都是与北美来访者一起工作的。这也是我最初听说这本书在国际上被温暖地接纳时感到有些惊讶的原因。来自明显不同的社会的治疗师对它都怀有兴趣，证实了不同文化、信念系统和背景下的人类具有一些特定的共通的基本心理需要这一事实。

　　我感到很幸运因参加在北京举行的世界心理治疗大会而于2008年在中国待过一段时间。在大会上，我被我的同行、从前的学生姚萍介绍给许多中国的专业人员。我在中国遇见的治疗师们与我在美国遇到的并没有多少不同：他们有思想、热情、充满知性的好奇、真诚，还有些爱做自我批评。我有机会听到一些临床材料，尽管我并不熟悉中国文化，但对这些临床材料感到熟悉。在中国更传统或偏远的地区工作的治疗师们告诉我，在那些地方，由于与精神或人际问题相关的病耻感，病人因躯体主诉而非情感主诉前来寻求治疗的并不少见。然而这些治疗师注意到，一旦他们能与这些痛苦

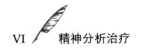
中的人建立起温暖的治疗关系，他或她的心理需要将会浮现，并成为具有治疗效果的可讨论的主题。

　　生活常常很艰难，人们总是需要治疗者谈论他们情感上的痛苦。但是，心理治疗作为一种职业，它产生于这样一种时代背景：生活以某些特定的方式变得艰难。举例来说，直到工业革命在生理成熟的年龄和能在社会上承担起成年人的角色的年龄之间制造出一道鸿沟之前，并不需要帮助那些处于青春期（这个概念在19世纪末期之前甚至并不存在）的有困扰的年轻人。也不存在帮助那些具有"认同"问题的个体的需要，直到在快速的社会变化、技术革命、消费主义以及大众传媒的发展等背景下，人们定义自我的可能性被成倍地扩展时，这类问题才出现。

　　中国正处于古老和全新之间的一个迷人的位置上。在中国更为传统的亚文化里工作的治疗师们告诉我，他们必须比在美国治疗师通常所做的更有弹性，更为明显地表达温暖与友好，更尊重传统宗法习俗，并且更愿意表现出权威性。这些治疗特征和其他一些可能会在不同设置之间变化的因素（如治疗师的语音语调、治疗框架、建立治疗联盟的方式）都很重要，但本质上是可因地制宜的；它们取决于病人与治疗师双方关于怎样的处理能推动治疗过程向前发展的感觉。在精神分析治疗里，根本的、不随情境变化的因素则包括对意义的寻求、对诚实的承诺，以及对病人独特主观体验的深深尊重。

　　出于对个体和文化多样性两者的尊重，很重要的一点是，读者们无需把本书里的一些建议绝对化，超过它们本来的适用性。每种临床情境都有其独特的挑战。我希望我在这里试图传递的知识不要同在我自己的专业群体和及其他群体中过去所曾用过的许多心理治疗概念一样，成为另一组被生搬硬套的概念。尤其是在一个与本书酝酿之地非常不同的社会里，对治疗师来说，认识到相比于我所了解的假想的病人，他们会很快比我更为懂得他们真实的病人是很重要的。我很乐于想象，我的中国读者沉浸于这些章节之中，直到有一天，他们可以抛开这本书，相信它所阐述的概念与他们的更深更富直觉的内在自我整合在了一起。

序

　　心理学可能是一门科学，但心理治疗却是一门艺术。在过去的一个世纪中，心理动力性治疗最初始于治愈严重癔症病人难以理解的症状的努力，之后它渐趋精深并已扩展到更广泛的领域和更多样的人群，以减少他们的痛苦。尽管我们已经有了大量有关心理治疗过程的好书，但却缺乏一本有关心理治疗的整合性的书来向学习这门艺术的学生们介绍它最本质的特征，正是因为意识到了这一点，我有了写作本书的动力。这些最本质的特征存在于不同人群和不同病理性问题的解决之道中、在当前精神分析领域中最盛行而有时却在根本上有所差异的流派之间、以及在对特定时代、特定地点、特定家庭特质之人类多种痛苦的表达之中。因此这样一本书难免是其自身时代和文化的产物。尽管如此，我仍然希望它能比过去有关分析性治疗的初级读物更广泛且更少局限。和我的前几本书一样，对于这本书，我同样尽力使它能对正在接受培训的人们有所帮助，不管他们是在心理学、心理咨询、精神病学、一般医学实践、社会工作、护理还是在以信任为基础的其他实践领域工作的。

　　除了满足初入门的治疗师的培训需求之外，我希望能开始一场跨越不同理论取向和专业训练的有关治疗的对话。可能正是通过对不同病人的心理动力性实践的重要方面的讨论，使我能够有效地向那些被晦涩术语

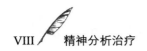

以及历史上过于洋洋自得的小团体的象征所耽误的同行们描绘分析性治疗这一传统。我的个人经验证实了一些研究者所反复发现的"渡渡鸟"*现象（Luborsky，Diguer，Luborsky，Singer，& Dickter，1993）——即有效治疗的共同特征是独立于个体执业者的意识形态之外的（Weinberger，1995；Luborsky 等，2002）。我的同行 Brenna Bry 是一位斯金纳学派的治疗师。我描述"我做了些什么"的用语与她有着根本性的不同，但是当我观看她做治疗的录像带时，我注意到我可能会用和她所做的很相似的方式进行治疗。如果我能以比"温暖"、"共情"这些概念更为清晰的方式从这些共同特征中抓住一些元素的话，我可能不仅仅能使分析性治疗的初学者更为理解心理动力性心理治疗中所发生的事情，还会使其他流派的同行们以及受过教育的非专业读者对此感兴趣。

我的"渡渡鸟"版本则不那么简化，不可否认对于某些特定的病理学有着更为有效和集中的治疗方法。在21世纪初叶，我们正处于这样一个时代：认知行为治疗可以改善多种具体的障碍，药物治疗可以改变精神病以及严重的情绪障碍，冥想训练可以降低焦虑和抑郁水平，一些诸如十二步骤疗法的草根组织发起的活动能使成瘾问题变得更容易战胜一些——更不用提其他无数的对付特定疾病的特定武器。寻求心理治疗的人们通常既会寻求专门的技术，也会寻求某种能使他们卸下重担并获得更全面成长的关系。

尽管分析性治疗取向的某些特点是独特的，但它的大部分疗愈潜力是为各种治疗师所共享的。尽管我对此的态度来自于我的个人经验，但它与一些严谨的研究结果是一致的。通过分析 Luborsky 等人（2002）的工作，Messer 和 Wampold（2002）发现，当前对"实证支持的治疗方法"的强调是以难以令人信服的医学模型为基础的，并且导致了对体验性治疗、心理动力性治疗和家庭治疗无根据的贬低。他们进一步总结道，"只有当它们是更为广泛的疗愈性环境的一部分时"，那些特定的、以症状为目标的治疗策略

---

*渡渡鸟：俚语，指过时的、落伍的人或事。——译者注

才有疗效；此外，正如我们已经知晓颇久的那样，治疗结果差异更多的来自于不同的治疗师之间，而并非来自不同的治疗取向之间。可能我是有些矛盾的，我不但热情拥戴精神分析敏感性的独特价值，而且也真心欣赏相互竞争的其他观点的。但正如温尼科特要求治疗师能够接受矛盾性一样，我希望我的读者们能够赞同我同时从不同角度来看待事物的做法。

推动我承担起撰写另外一本教科书这一任务的部分原因在于我目睹了我的学生们在试图将他们自己对于有效治疗的理解应用于对具有边缘性、自恋性、反社会性、创伤后以及共生性病理性格的来访者的治疗过程中遇到的困惑。现在，即使是在那些服务于更为严重的来访者的有经验的执业者的私人办公室，以及最初主要为处理正常的成长性痛苦而建立的大学咨询中心里，大部分心理治疗的消费者也并非遭受着分析师所认为的神经症性问题。他们所经历的痛苦乃是一些发展性障碍、不充分的认同、严重的依恋障碍、成瘾问题，以及有关不幸命运的其他苦难。在罗格斯我任教的新泽西州立大学就读的许多研究生们接受了一种公开的传统的心理动力性治疗，在这种治疗中关注移情及其早年经历起源的传统技术有着非常重要的作用。同时他们也曾学习旨在教会人们如何与那些有着很好的观察自我、自体和客体一致性、个体的自主感、以及想要改变的来访者一起工作的动力性治疗的课程。然而，当他们试图把这种帮助应用于自己的来访者身上时，他们很沮丧地发现自己被认为是挑剔的、攻击的、机械的、不关心的或是控制的。

最近几十年来技术、社会、经济以及政治上的改变——或者有可能改变的速度本身也发生了变化——是否引发了一些新的和更为严重的心理病理？心理治疗"日益扩展的领域"（Stone，1954）是否已经逐步吸引到那些先前回避治疗的人们？我们现在是否能够比过去更好地看到个体痛苦的更为原始和有关性格的方面？这都是些颇有争议的问题。（这三个问题可能都对，但对我来说第一个问题似乎很有道理，尤其是当我们考虑到有充分证据表明抑郁的发病率有所攀升时。）然而，临床上的情况是清晰的。更多人需要治疗师处理更为严重的、以及情绪上更为失能的情形。

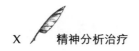
教会学生们如何有效处理最容易的来访者并没有多大意义，应当让他们通过与那些最有挑战性的病人一起工作的过程中的敲敲打打而学习——每时每刻都感受到一种因打破了教科书上的原则所致的模糊的内疚感。对我来说，与其先教初学的治疗师如何帮助"经典"病人，再教他们如何背离那些技术以帮助那些"前俄狄浦斯期的"、"基础结构性的"或者具有特殊人格结构的个体，不如在心理动力性治疗的入门课上就强调适用于所有来访者的治疗约定。这并不是说有关如何与神经症性水平的病人一起工作的传统课程不值一提，而仅仅是说只关注一种来访者可能有着某些并非故意的局限性。我猜想那些所谓的实证支持的治疗也有着类似的局限性。

尽管一些定位很好的分析师能够与那些功能较好的接受分析的人选一起工作，但精神分析性治疗从来都不是仅仅针对那些"烦恼的健康人"。弗洛伊德的早期病人可能都是些生活舒适的中产阶级，但似乎他们中大多数都有着创伤性历史和严重失调的症状。我的同行们和学生们在私人办公室、医院、诊所、监狱、学校、问题儿童研究所、"中途之家"、州立儿童保护机构、公司、应急服务机构、咨询中心、儿科诊所以及教堂等各种机构工作。他们还在一些诸如恐怖袭击或地震等灾难的应急任务中担任志愿者。通过与来自其他国家的治疗师共事，我还见证了在一些陌生的环境中为缓解痛苦而灵活巧妙地运用心理动力性方法的价值。

的确，来访者越健康，在分析性治疗中他或她的进步便会更快更好，然而，所有治疗都如此。大多数短程治疗方法，无论是动力性的还是其他取向的，都设定了适合这一方法的标准，而将大量的更为困难的和更受综合症状困扰的病人排除在外。大多数"实证支持的治疗方法"也会在一定的标准下被检验，而这些标准可能是普通的执业治疗师从来也不会使用的标准，比如要求研究被试是合作的，并且除被研究的问题外无其他与之"共病"的问题。这听上去很有些像对"烦恼的健康人"现象的老调重弹。在心理动力性传统中，在针对非常具有挑战性的具有多种症状的人格障碍病人的临床工作方面，有着一条漫长而精彩的道路。其他流派的临床工作者，如 Jeffrey Young

（Young，Klosko，& Weishaar，2003）现在指出虽然针对这些来访者的不同取向的治疗承诺使用了不同的语言，但这些治疗在具体实践中都与精神分析性治疗有着令人惊讶的相似，并且也渐趋长程。

心理治疗的初学者必将面临的另外一个现实（至少在美国）则有所改变的心理卫生领域境况。在这一点上，一位刚从某一培训项目中结业的治疗师被某一希望他或她在没有督导也没有继续教育的条件下只身处理六十个病人的机构所雇用的情况并非少见。提供心理治疗的机构处于资源危机之中，且正在要求工作人员在几乎没有支持的情况下做严重超量的工作，这超过了过去的初学者们承担的任务量。我们这一代治疗师在我们的第一个职位上从导师和同事那里所获得的建议和技巧现在却不一定能够获得。因此，对我来说，需要写一本书能够覆盖我们过去预期能在实习中、工作中以及在职培训项目中被传授的知识，而这本是过去一个正规的心理卫生机构所应具备的特征。

我并非毫不犹豫就开始着手这一任务。事实上，我阻抗了好几个月，尽管推动我写书的"虫子"似乎或多或少不断地撕咬着我。我的编辑和其他一些人曾经建议说，按照逻辑在《精神分析诊断》和《精神分析案例解析》（McWilliams，1994，1999）两本书之后，我应当写一本有关治疗的书。我争辩说我从前的书的全部要义便是挑战一个观点，即治疗中存在一种基本"技术"，而病人需要按照"普罗克汝斯忒斯（Procrustes）"*的方式去适应它。相反，我常常主张，治疗方法应当以对来访者及其问题本质的深入理解为基础。我曾认为，并且我仍然认为，特别是在精神分析传统中，治愈的方法常常被给予了比结果多太多的重要性（我可能不是被评价者告知"很明显那对

---

* 普罗克汝斯忒斯是希腊神话故事《普罗克汝斯忒斯之床》中臭名昭著的妖怪，最初他看起来是个和善的主人，他将所有路经这里的人请到家里，让他们放松一下疲惫的筋骨。但当客人入睡后，普罗克汝斯特斯就开始折磨他们。他要求客人与床的大小正合适。如果客人的腿或脚搭在床沿上，他就将其砍掉；如果客人太矮，他就将客人拉长，直至将人折磨死。后人用"普罗克汝斯忒斯之床"来比喻强求一致的制度政策等。——译者注

于病人非常有帮助……但是那是否还是**分析**呢？"的唯一的治疗师）。尽管我担心一本关于治疗这种一般性活动的书可能被看作另一种技术典范，因此那些具有丰富直觉的学生们可能会因"背离"它而感到内疚，但我仍然慢慢地开始思考与他人发生治疗性联系的一些本质特征，而不考虑他们的诊断如何，在这一点上我可以以一种新颖的有用的方式进行描述。

在下文中，我对通常的教科书没有涉及的心理治疗的一些方面给予了特别的关注——譬如是否接受礼物、给予拥抱等普遍性的有关界限的困惑，与责任有关的法律诉讼，以及治疗师在治疗安排以及干预来访者的方法对于尊重其个体独特性的需要。由于降低医疗成本的努力已使美国的心理治疗被粗暴地缩减，因此短程或根据少有的依据进行工作的压力充斥着各种组织、医院及咨询中心，甚至那些独立的执业者。因此，我们大部分人在试图帮助那些遭受多重心理痛苦的人们的日常工作中，不得不在一种忽视或者怀疑我们专业能力的气氛下，尽力去做最低限量的治疗。我希望能够帮助学生们即使在这种不利的环境下也能看到其努力的价值。

可能会使有精神分析经验的读者们感到惊讶的是，我并没有在诸如工作联盟、阻抗、移情和反移情、解译、修通以及结束之类的传统主题的框架下组织本书的目录。这一选择并不意味着我轻视那些就如何做治疗来组织其结构的方式的有关书籍；这只是表达了我在多年来从事针对新手治疗师培训工作中的两个发现。首先，已有许多这一类书籍了，有些相当优秀；其次，除了如何解译移情和反移情，如何理解修通的过程，以及恰当考虑结束治疗等问题之外，在精神分析实践方面，还有一些更为基本和重要的事情需要学生们知道。他们需要知道如何维持他们自己的自尊，如何以一种既专业又自然的方式做治疗，以及如何保护他们自己的界限从而避免被那些不断试图突破界限的相当绝望的来访者所侵犯。我曾经尝试写一本风格介于心理治疗食谱和 Thomas Ogden、James Grotstein 或 Michael Eigen 写得很棒的那种深奥的、使人领悟的临床诗歌之间的书。我始终反对将心理治疗定义为某种一成不变的技术的倾向，但我也知道初学者们需要明确的观点，并且"那要视情况而定"的模糊陈述帮不到他们。最后，我要在这里谈及的大部分内容与本书的基调有关（参见 Lear, 2003）。

本书的基调受到来自政治方面和经济方面的压力影响，目前这些压力共谋地贬低和排斥了试图理解自己并最大限度地成为一个人可能成为的人这样一种宝贵的治疗计划。现在的临床心理学学生——这是我最为了解的群体——带着各种有关精神分析传统的谬误信息来参加培训，比如有关心理动力性治疗未获实证支持的没有根据的印象。在这样一个"证据为本的医学"时代，那些宁愿听病人讲上 50 分钟也不愿意在获利丰富但索然无味的 15 分钟内开药给病人的精神病学学生甚至会在他们的行业中更加被孤立和围攻（参见 Luhrman, 2000；Frattaroli, 2001）。而绝大部分社会工作项目的申请者都不会告诉他们将来的老师们他们想当治疗师而不是管理者或者社会活动家。许多公众也会断章取义地认为治疗就是在责备父母、回避个人责任，以及将自私合理化。而治疗师们在针对贬损者的斗争中既非有条不紊，也没有情绪激动。因此，我想给予那些不管处于怎样的环境之中都知道他们想要把自己剩下的职业生命交付于心理治疗这项事业的受训者们以精神上和观念上的支持。

接下来我想要谈及心理治疗实践中一些口口相传的传统。大多数人通过两种比其他情境更有影响力的来源来学习如何帮助他人：督导，以及在心理治疗和精神分析中的个人体验。只有当这些难以直接用于某一特定来访者的智慧逐渐积累，治疗师才能根据他们所理解的来访者来提取和外推这些智慧，以满足其个别的需要。科学心理学和精神病学领域的评论者倾向于站在实证研究的立场上，认为需要做一些严格控制的研究来了解有帮助的因素从而评估治疗的疗效。而更具有内省敏感性的人则倾向于认为已然存在一种助人的艺术，一种需要灵活和技能来帮助困难病人和富有挑战性的问题的艺术，但却是一种已有丰富的专业技能，能够在有经验的执业者所具有的知识基础上加以选择的艺术。虽然我在两个阵营里都各踏了一只脚，但我的气质特点更接近于艺术家而不是科学家。可能更为准确的说法是，

除了那些可从控制研究中学习到的东西外，我眼中的科学还包括从临床中学到的知识，而这是知识的真正来源。我深以为我们需要像尊重高度控制的研究一样，尊重那些更为诗意、以隐喻的方式表达的、以体验为基础的临床理论。

　　我所成长并开展专业实践的美国文化以其所具有的如同活力充沛的青少年一般的特点从正反两方面给我留下了深刻印记。珍惜革命传统，使得美国人倾向于不相信已经建立的权威，看重新的有刺激性的东西，拒绝上一代的智慧。尊敬祖先或者求助于部落长者的人则是文化上的异族。我自己的大部分心理是与这种文化倾向相一致的。然而，同我的学生们一样，我在接受培训时我发现自己渴望听到有权威性的智慧声音。由于美国人容易被新生事物和革命所吸引，处于青年时代的精神分析曾在这时受到过多不加批判的接收；而现在，在精神分析的中年，它却遭到太多不加考虑的拒绝。在本书中，我想要避免泼掉洗澡水时连宝宝一起泼掉的做法，即要对精神分析有所批判，但不抛弃精神分析的价值。

　　在我自己的职业发展中可能这样一种偏见的声音很大：尽管我强烈地感受到我们需要更多有关心理治疗的研究并关注研究者们已经提出的观点，但我还是从富有激情的实践者，而不是从鲜有激情的研究者那里学到更多。Arthur Robbins（1988，1989）是本书所要献给的人，他是我所知道的把心理治疗当作一门高度个体化的艺术来传授的第一位精神分析师，他并不把心理治疗当作一系列已被证明的实施程序来讲授。对我来说，他在处理临床挑战方面极富见地的训练中所展现出的创造性，要远远多于那些我所见到的声称在教授一种有特别效力并且广泛适用的"技术"的人所做的工作。我还常常感觉到同 Theodor Reik（1948）、Frieda Fromm-Reichmann（1950）和 Roy Schafer（1983）有种亲近的联接感。最初是 Theodor Reik 的工作将我吸引到这一职业中来；而 Frieda Fromm-Reichmann 有关治疗的文章关注了一些类似的主题，它激发了我写作本书的灵感；尽管 Roy Schafer 是一位实证研究者，但他尽力阐明治疗关系的更为模糊的态度维度。这些作者也能写得很吸引人，他们努力让精神分析的观点一定程度上更容易被传统的分析领域之外的人所理解。我还从那些来自于所有主要的心理治疗传统——精神病学、心理学、社会工作以及宗教咨询的富有天赋和同情心的治疗师那里学到了很多，这些治疗师彼此之间的相似程度要大于他们和各自领域中对治疗不感兴趣的同事们之间的相似程度。

在这里，我常常谈到作为一个治疗师，我个人说了什么和做了什么。我做这些并不是因为我认为我的方式是"对的"或是最佳方式，而是因为学生们常常告诉我他们会因有关治疗师说了什么和做了什么的具体例子而成长。他们中的大多数人很少有机会观看有经验的从业者的工作，他们报告说有关专业人员怎么做的具体例子有助于这样一个进行中的过程：他们尝试运用不同的干预风格，从而了解哪种风格更适合自己的人格特点。在我教授心理治疗时，我曾指定学生阅读 Martha Stark（1994，1996）和 Henry Pinsker（1997）一类作者的作品，因为这些很不一样的治疗师提供了他们用在来访者身上的真实对话。

尽管我持有这样的偏见——受训于一所分析性研究所对大多数治疗活动来说可能都是最好的准备，但这不是一本精神分析的教科书。相反，这是一本有关精神分析性或心理动力性治疗（我从未看到对"精神分析性"和"心理动力性"这两个词之间区别的看法），以及精神分析的书，而后者是我们所做的最为密集的、能够自由探索的，不设定结束日期的治疗。然而，大多数治疗师，当然包括大多数初学的治疗师，并没有机会去做传统的精神分析。即使他们拥有正式的精神分析培训经历，并在一座视精神分析为其文化组成部分的城市里拥有了一间办公室，大多数执业者仍然鲜有机会跟那些能够且愿意一周来若干次的来访者一起工作并达到精神分析所要求的深度。

本书着重呈现了精神分析性治疗可以怎样帮助到那些不够健康的来访者，以及那些因为经济困难等原因不能接受精神分析的来访者，即使他们是很适合接受分析的人。经验丰富的治疗师知道，我们要帮助人们变得更为健康，就要帮助他们建立自己内部的框架，改变他们内部的建筑结构。我们

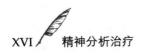

并不是简单地"处理"来访者，固定住他们并干预某种特定的见诸行动。而是在治疗中病人将进入到一个成长过程之中。精神分析性治疗能缓解情绪上的痛苦、预防糟糕的"活现"（enactment）、提高对疾病的抵抗能力、使生活更有意义、并安慰那些难以安慰的病人。我希望长程的、安排合理的学习能最终证实以上我们所有的信念。同时，本书致力于从针对大范围的经历痛苦需要我们帮助的人们的有效临床实践中提取出一些基本主题。

致　　谢

　　我的编辑曾经评价说，我的致谢常常总是太长了。这是因为我试图呈现的并非我自己做诊断、案例概念化或是治疗的方法，而是努力呈现我所理解的整个精神分析领域的情况。因此，我受益良多。由于我比通常更为着力概括总结这样一个长期存在各种不同分支的领域，因此这回的致谢将和以前一样冗长。

　　我最深切的感谢要献给那些曾仔细阅读了整个手稿的人。Kerry Gordon，我依赖于他的精神分析性的智慧和个人的创造性，两年多来我们定期交谈，他将他那非常灵敏的耳朵借给了我，在每一章节浮出我的电脑之时予以评论。对于现在贯穿全书的他的影响，他一点都没提到所有权的问题。Jan Resnick 很有耐心地面质了我总想普遍化的倾向，克制了我的一些与文化相联系的假设，并建议替换下那些不太明确的美国方言。我衷心感谢他通过邮件或传真从澳大利亚传来他对每一部分的详细评论时所花费的时间和资源。Sandra Bem 则从严肃的学者以及新近受训的治疗师宝贵的双重视角进行了阅读和评论。

　　我的朋友和同事们阅读了部分手稿并给予我他们的反馈。我的先生 Carey 就最初的几章给予了他一贯敏锐的关注和温暖的支持；Mark Hilsenroth 慷慨地分享了他的反应，并通知我针对我的主题最新的实证

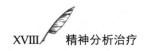

研究情况；Bryant Welch 检查了法律和伦理方面的材料。Karen Maroda、Spyros Orfanos、Louis Sass、Jonathan Shedler 以及我的周四讨论小组的成员们：Mary Altonji、Gayle Coakley、Marsha Morris、Diana Shanley 和 Sue Steinmetz 也阅读并讨论了本书的一些章节，而这些对我很有帮助。

曾经听到我报告本书部分内容的一些听众也给予了我鼓励和颇有帮助的建议。他们包括 Mark Adams、Anne Appelbaum、Elgan Baker、Carol Munchausen、Mary Lorton、Paul Mosher 以及其他一些我可能忘记提到的人。我感谢在辛辛那提精神分析研究所、泽维尔大学心理学系、印第安纳波利斯大学心理科学学院、印第安纳州精神分析思想协会、纽约州立精神病学研究所、位于埃德蒙顿的阿尔伯达医学院精神病学系、东南佛罗里达州精神分析心理学学会、德克萨斯大学医学中心、大堪萨斯州精神分析协会、佛蒙特州精神分析研究协会、坦帕精神分析研究所、美国东南地区宗教咨询协会、卡伦·霍妮（Karen Horney）研究所，以及我自己精神分析的大本营——新泽西精神分析与心理治疗研究所等地的听众，他们反馈了对本书前两章的看法。我还要感谢研究生培养中心进行或者接受精神分析培训的老师和同学们对本书的第10和11章的热烈反应。

还有很多人给予了我书中基本观念方面的支持，为我写作中的进步而高兴，并向我推荐了新近的阅读材料。他们包括 Karin Ahbel、George Atwood、Louis Berger、Candis Cousins、Dennis Debiak、Michael Eigen、Carol Goodheart、Lynne Harkless、Hilary Hays、Douglas Kirsner、Stanley Lependorf、Lou Ann Lewis、Judith Felton Logue、Deborah Luepnitz、Jim Mastrich、Barbara Menzel、Stanley Messer、Linda Meyers、Nicole Moore、Lin Pillard、Art Raistman、David Ramirez、Kay Reed、Kit Riley、Arnold Schneider、Jonathan Slavin、Paul Steinberg、Diane Suffridge、Johanna Tabin、Floyd Turner、Fox Vernon、Drew Westen、Polly Young-Eisendrath 以及我在美国精神分析协会第三分会的朋友们。

我还要特别地感谢北美以外国家的那些治疗师们，他们将我有关心理治疗的知识扩展到了他们的文化，尤其是希腊的 Sofia Trilivas 和 Tanya Anagnostopoulou，墨西哥的 Karen Batres，俄罗斯的 Nina Vasilyeva，瑞典的 Margot Holmberg，以及土耳其的 Yavuz Erten、Guler Fisek 和 Yasemin Sohtorik。Tim Levchenko-Scott 安排了我在新西兰的巡回演讲，使我接触了一种不同的英语文化（以及治疗文化），我还要感谢在澳大利亚时 Jan Resnick、Liz Sheehan 和 Trevor Sheehan 夫妇、Len Oakes 以及 Judy Hyde 的支持、盛情和友谊。

我还要向 Nadine Levinson、David Tuchett 和精神分析电子出版公司表达我的感谢，他们收集了许多期刊的文献制作了全文文献汇编的 CD，使我在精神分析文献方面的研究更加容易。我还要向心理学以及精神病学的所有研究者表示感谢，正是他们使精神分析的概念得以接受实证检验，而我们这些治疗师都深受其惠。

在罗格斯的应用与职业心理学研究院里，我要特别感谢 Clay Alderfer、Nancy Boyd-Franklin、Brenna Bry、Cary Chernis、Lew Gantwerk、Stan Messer、Sandra Harris、Don Morgan、Louis Sass、Karen Skean、Jamie Walkup 和 Seth Warren 的支持。我还要感谢 Michael Andronico 和我的多样性小组中的校友会成员：Carole Christain、Bob Lewis、Don Topp 和 Jesse Whitehead。但在罗格斯，我的灵感的主要来源还是学生们，这是一个差异很大但有能力且专注的群体，一直以来他们提出了许多很重要的问题，并且委以信任地告诉我他们在培训方面的主观和情绪体验。我还要特别感谢 Kate Chittendon 和 Christine Garcia 同意我使用他们所分享的轶事，感谢 Sadia Saleem 对其中一个章节的富有见地的反馈。

我从我的治疗师 Edith Sheppard、Theodore Greenbaum 和已经去世的 Louis Berkowitz 那里学到了有关心理治疗的大部分知识和技能。仅次于此的便是我从本书要献给的 Arthur Robbins 那里获得的督导和友情，它们教会我许多有具体实例的教科书以外的东西。其他曾经帮助过我的督导还有 Bert Cohen、Stanley Moldawsky、Iradj Siassi 和 Duncan Walton。我的病人们

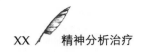

曾是并且一直会是我优秀的老师和督导，而在这里我想向他们致以我的感谢。我尤其感谢我称为唐娜的来访者，我和她认识于1972年，至今仍有通信，她的故事在第九章讲述。最后，一直以来，我从我的督导和讨论小组的成员那里学到了很多，令人印象深刻的是治疗师们愿意展露他们在帮助那些严重受损的病人的过程中所做的斗争和努力，那些病人的损害有时是如此之重，以至于他们还能走来走去真是一个奇迹。

我还想提一提我个人持续拥有的创造性能量和满足感的绝大部分来源：我的丈夫 Carey，四十多年来他对我的知性和精神发展非常有帮助，并且对我的写作和其他专业方面的努力给予了极大的支持；我的女儿们，Susan 和 Helen，一直以来，她们以善意容忍了有个治疗师妈妈的不幸；还有我专业领域之外的朋友们，他们给我的生活带来了某种平衡，否则我将被我的工作所完全湮灭，尤其是 Deborah Maher、Fred Miller、Velvet Miller 和 Cal Miller 夫妇、Susanne Peticolas、Hank Plotkin、Nancy Schwartz、George Sinkler、Jim Slagle、Rich Tormey 和 Cheryl Watkins。特别感谢 TBC 的 Susan Burnham、Marie Trontell、Al Byer 和 Pete Macor，Copper Penny Players，以及已经去世的 Mike Carney，他那敏感的智慧和独特的风度让我深深地思念。

最后，我要衷心感谢 Kathryn Moore，是她首先发现了我在专业写作方面的潜力，并将版权卖给吉尔福德出版社（The Guilford Press），使其提供的的资源成为我写作的坚实后盾。她一直是位很完美的编辑，并已成为我值得信赖的朋友。

目　　录

第一章　什么是精神分析性治疗？ ……………………………………… 1

　　背景信息 …………………………………………………………… 5

　　精神分析与精神分析性治疗 …………………………………… 14

　　我自己的取向 …………………………………………………… 22

第二章　精神分析的敏感性 ……………………………………… 31

　　好奇与敬畏 ……………………………………………………… 33

　　复杂性 …………………………………………………………… 37

　　认同和共情 ……………………………………………………… 39

　　主观性与情感调谐 ……………………………………………… 42

　　依恋 ……………………………………………………………… 46

　　信仰 ……………………………………………………………… 48

　　结论 ……………………………………………………………… 51

第三章　治疗师的准备 …………………………………………… 53

　　对定位的考虑 …………………………………………………… 55

　　治疗师的心理治疗 ……………………………………………… 69

　　其他有价值的实践基础 ………………………………………… 78

　　总结评论 ………………………………………………………… 81

第四章 帮来访者做好准备 ·· 83

建立安全感··· 87

对病人进行治疗过程的教育························· 98

结语··· 108

第五章 边界Ⅰ：框架 ··· 111

对治疗师和边界的总体观察························· 114

特殊的边界以及它们的变化························· 120

说 "不" 的艺术·· 141

总结评论··· 144

第六章 基本治疗过程 ··· 149

倾听··· 150

谈话··· 157

对治疗风格的影响··· 161

将精神分析性治疗与其他流派进行整合····· 168

权力和爱··· 169

第七章 边界Ⅱ：两难境地 ·································· 183

意外或几乎不知情的事件························· 185

活现··· 191

自我袒露··· 202

接触··· 212

结论··· 218

第八章 莫莉 ·· 221

初期临床描述··· 223

治疗历程··· 230

治疗结束后的观察··· 244

第九章 唐娜 ·· 247

初期临床描述··· 249

治疗历程 ·· 253

治疗结束后的观察 ································· 267

第十章　精神分析治疗的附加课程 ················· **271**

关于精神分析的知识 ······················· 272

情感 ·· 275

发展 ·· 279

创伤与压力 ··· 282

亲密关系与性 ····································· 285

自尊 ·· 288

原谅与同情 ··· 290

第十一章　职业上的危险与满足 ················· **293**

职业危险 ··· 294

满足感 ··· 313

第十二章　自我照顾 ······································· **321**

照顾本我 ··· 323

照顾自我 ··· 331

照顾超我 ··· 336

参考文献 ··· **343**

第 一 章

什么是精神分析性治疗？

我们必须牢记分析性关系是以对真理的热爱——即承认现实为基础的，这种关系容不得半点虚假和欺骗。

——Sigmund Freud（1937，p.248）

精神分析性治疗，包括精神分析，是以弗洛伊德及其合作者和跟随者的思想观点为源头的助人方法。由于这一谱系中绝大多数类型的治疗境遇（therapeutic encounter）——甚至那些与弗洛伊德的工作方式大相径庭的治疗流派——都至少与弗洛伊德的影响有着细微的关系，因此这一谱系中所有类型的治疗可能都可以被称为"谈话治疗"。

对我而言，精神动力性助人方法的首要主题乃是：我们对自己越诚实，我们就越有机会过上一种更为满意和有益的生活。此外，精神分析的敏感性承认这样一个事实：对自己的动机保持诚实对我们而言并不容易。在精神分析的殿堂里各种不同的治疗方法拥有一个相同的目标，即培养且日益增强一种能够承认我们意识不到的东西的能力，也就是培养承认我们自己身上一些东西的能力，那些东西对我们而言是困难或者痛苦的。这些无意识现象可能包含脆弱感（精神代偿失调、破碎以及毁灭的风险）、空虚感（对羞耻的易感、对完美的渴望、对全能的幻想、对特殊性和特权的幻想）、矛盾感（愿望和抑制之间的张力、相互矛盾的情绪、或是追求相悖的目标）、道德缺陷（自我欺骗、伪善的诱惑、无视行为的不良后果）、或者性欲、贪婪、竞争以及攻击性——这些都是由早期经典弗洛伊德理论"热情地"揭示出的现象，当时的社会氛围比我们所处的当今社会要高雅得多。

　　精神分析的临床和理论著作总是专门致力于揭示那些我们看不见的动机，其前提为：逐渐意识到我们心理上否认的内容将减少我们将它们保持在无意识中所需的时间和努力。因此，我们更多的注意力和能量便得以解放来更现实、更富有成效、更快乐地效力于复杂的生活任务。那些倾向于进入无意识的动机因个体和文化而异，也因所处时代而不同。在当代西方文化中，人们认为人口更具有流动性、扩大家庭乃至核心家庭成员在地理位置上都分处各地、解决大部分关系问题的办法乃是分离——换句话说即想要粘在一起的愿望不受欢迎、而依赖的表现会招致鄙视。这样的文化背景下，可能精神分析的研究者与理论家们强调依恋、关系、相互性以及主体间性就并非偶然了。

　　如果这种叙述听上去有些道德味道，那也并非偶然。几十年以前，社会学家 Philip Rieff 就曾提出一个非常具有学术性和说服力的观点：弗洛伊德本质上是一个道德主义者——他不是通俗意义上靠攻击他人的罪恶而获得快感的那种，而是从一种更具有哲学的终极关怀意义上来探讨什么是真实：

　　本能的坦率与文化的伪善之间的张力……应当被承认；对弗洛伊德而言这样做是新健康的开始……精神分析……需要一种对于坦率的特殊能力，这种坦率不仅仅是一种疗愈活动，而且它与现代文学以及知识分子的生活中那种追求觉醒的力量有了联系（1959，p.315）。

　　正如 Michael Guy Thompson（2002）以及持 Philip Rieff 观点的其他后

继者所言，精神分析作为一个领域，无论它如何背离典范，它都拥有一种伦理道德上的诚实，诚实优先于其他目标和包括症状缓解在内的治疗目标，这些目标的实现被视作诚实谈话的副产品。Thomas Szasz（2003）甚至将精神分析定义为"一种道德对话，而不是一种医学治疗"（p.46）。几十年来，诚实的伦理道德已被人格化为这样一种治疗师的形象：假定他／她在个人分析中已经获得了不再畏惧自我了解的能力，并且承担着培养他／她的病人最终获得同样的诚实品质的责任。在当今的精神分析著作中，越来越多的作者承认，分析师和病人在治疗合作关系中的参与要求双方在这一关系背景下都会逐渐变得对自己更为诚实。

比昂（Bion，1970）发现，精神分析位于医学与宗教两峰的交界之处（参见 Strenger，1999）。"医学"是指人们试图为心理和情绪障碍病人提供实际的、更为客观、理性、技术和权威立场的帮助。医学之峰的特点乃是由专业人员实施有效的技术，以取得具体的、可复制的疗效。最近科恩伯格和他的同事们（如 Yeomans，Clarkin，& Kernberg，2002）发展了针对边缘性人格结构病人的具体可操作的治疗手册，这件事便是心理动力性治疗实践医学立场的例证。现今有关主观体验的神经病学和大脑生化学的著作以及分析性治疗中所发生变化的著作（如 Schore，1994，2003a，2003b；Solms &Turnbull，2002）也属于医学这一维度。关于具有同等重要性的"宗教"之峰，比昂则呼吁人们关注这样一种维度：它通常被描述为一种旨在寻求（尚未能回答的）人类问题答案的存在主义的、体验性的、人本主义的、罗曼蒂克的、合作的或是具有探索性的方法。

从实践经验上来讲，那些被称为心理动力性治疗的方法中存在着大量的重叠之处，至少在短程治疗的文献中如此。Blagy 和 Hilsenroth（2000）检验了几个可重复验证的研究，对比较心理治疗过程的文献做了大范围的回顾，鉴别出了心理动力性治疗区别于认知行为治疗的七个因素。心理动力性治疗具有以下特征：（1）聚焦于情感和情绪的表达；（2）探索病人回避特定话题或阻碍治疗进程之活动的意图（如对阻抗的工作）；（3）识别病人动作、思维、情绪、体验以及关系（客体关系）的模式；（4）强调过去的经历；（5）聚焦于人际体验；（6）强调治疗关系（移情和治疗联盟）；（7）探索欲望、梦以及幻想（内心心理动力）。研究者指出，这些差异并非是类别上的——并不是"出现"对"不出现"的关系；相反，它们是量上的差异。Hilsenroth（私人交流，2003年6月22日）将这些差异比作灯的亮度调节开关，而不是只有开关两种状态的两相开关；也就是说，对于拥护某种治疗哲学理念的治疗师来说，这些特征更为明显一些。因此，他和 Blagus 所总结的某些特征（如第3条）也被认知行为治疗师所共享，而另外一些特征（如第2条）则并不总是心理动力性实践的特征——譬如，自体心理学取向或持传统自我心理学观点的治疗师对那些他们认为需要支持性治疗而非探索性治疗的病人的治疗工作中就不具备这一特点。

我相信，大多数执业的分析性治疗师所认为的心理动力性治疗（包括精神分析）的独特之处，以及将它们与认知行为治疗和其他非精神分析性治疗相区别之处，并不是某种"技术"——即见某人的频率、是否鼓励自由联想、治疗师是否保持相对安静、双方是否谈论病人的童年，乃至治疗师是否明确强调移情反应——而是治疗师行为背后的假设实质。心理动力性的思考和实践中贯穿有一套特定的心智设置。描述这个心智设置是非常困难的，部分原因可能是它青睐非语言和前语言的体验，但是（正如 Justice Potter Stewart 令人难忘地语带讽刺地提出的一个相当不同的主题）当人们看见它时，便能了解它。我将在本章和下一章的相关话题中尽力描绘它们。

当代精神分析学者越来越坦率地关注了人类的内心需求以及努力（如 Gordon, 2004；Lawner, 2001；Roland, 1999）。比昂虽未明确指出这点，但值得讨论的是，精神分析从业者们共同拥有一种本质"信仰（theology）"[1]。如前所述，在精神分析领域有关信仰的文章里，人们认为，更深刻地了解自己将会带来更为复杂微妙的积极疗效；诚实（坦诚地放弃防御，或者以真实替代虚假自体）对健康，尤其是心理健康具有关键作用；为从事分析性治疗而做的最佳准备工作乃是亲身经历分析性治疗。在第二章中，我将竭力阐述这种内隐的信念系统或最重要的敏感性。在那之前，请允许我回顾精神分析的历史，以了解为何这么多人将精神分析学派仅仅等同于比昂所称的医学之峰，以及为何即使是在那一领域内，他们还错误地将精神分析学派与一种狭义的治疗观联系起来。我在下一节中的评论主要适用于美国，但是由于美国式态度可能会以一种微妙而弥散的方式渗透入其他文化，或对它们产生非目的性影响，因此，世界上其他地方的读者也有可能会对我的评论感兴趣。

背 景 信 息

"经典"精神分析技术的演变

当20世纪初叶精神分析理论跨越大西洋来到北美大陆时，北美医学尚处于地位卑微之时。当时，抗生素尚未被发明，人们的寿命预期是四十多岁，很多妇女死于分娩，25%的婴儿夭折，医生在人们心目中更像是手工艺人而不是具有神奇力量的工作者。由于医学培训尚未标准化，许多人凭借那些来自质量可疑的文凭作坊的证书作为内科医生从事医疗行业。1910年，卡耐基基金会发布了招致毁誉的 Flexner 报告，描绘了当时美国医学培训的特征，培训标准低而且不一致。Wallerstein（1998）指出，到1930年，这次曝光使得按照约翰斯·霍普金斯大学开创的医疗培训模式进行培训的数量锐减，他是这样说的："这次行动的口号是将那些江湖庸医驱逐于医疗活动之外，并且制定适当的医学学位标准，例如需要毕业于如今全面升级的学校，并且要盖章证明经过了适切的培训且具备了治愈艺术的胜任能力"（p.5）。尽管在 Flexner 报告后美国医生们对于人们谴责低劣培训标准很敏感，但是那些对精神分析感兴趣的医生们坚定地认为精神分析不是一种仅仅流行一时的非科学活动。他们试图详细说明其技术程序，以将其界定为一门医学专业。

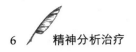

弗洛伊德强烈地感觉到精神分析不应该成为一门严格的医学专业，最后他在1926年用了大段篇幅对此进行论述。他认为，从事精神分析最为理想的准备工作应该包括：拥有历史、文学、社会科学、心理学等尽可能广博的人文科学知识背景，再加上个人分析。许多他最为看重的精神分析同事都不是医生，尽管他本人的医生身份对他来说很重要，但他并不想把精神分析看作是"精神病学的辅佐"。尽管在某一著名的文章里他将分析工作与外科手术进行了对比，但他仍明确地将精神分析看作不能由一个不变的技术来界定的学科，对此他三番五次地重申。

在Flexner报告让美国医生们不胜烦扰的年代里，弗洛伊德也越来越为其思想被鲁莽、误导地运用而困扰。自封的分析师如雨后春笋般冒出来，声称他们是精神分析的专家，只是没有接受个人分析或精神分析性训练。此外，人们滥用他的名字。譬如，他听说一位邻近的医生，引用他著作中的语言告诉一位病人，只要开始性生活，她的神经症症状就会消失。弗洛伊德也因听说某些分析师合理化与病人的性接触而越来越烦恼。因此，可以理解，他开始渐渐关注那些他所称的"野"精神分析，他担心他如此珍视的运动会被那些行骗的江湖庸医所玷污。弗洛伊德呼吁读者一起反对强加于他的理念之上的巧令雌黄，他强调：

> 对一名医生来说……仅仅知道一些精神分析的结论是不够的；如果他想在精神分析观点的指导下从事他的医疗工作，他还必须通过精神分析的技术来熟悉自己。这种技术尚不能从书本中习得，而是一定只有牺牲大量的时间、努力和成功，才能独立发现。和其他医疗技术一样，它需要从那些在此领域已经颇有造诣的人那里学习（1910，p.226）。

（在这一点上需要指出的是，弗洛伊德所推荐的技术程序主要是针对那些后来被称为"神经症"的病症——即癔症、强迫症、恐怖症和非精神病性抑郁。因此，在这些被推荐使用分析性治疗的问题范围内，治疗的技术特征具有或多或少的一致性。然而，当遇到精神病、人格障碍、边缘性问题、创伤后状态、成瘾问题以及其他非神经症性问题时，它们自然会需要不同的治疗方法。）

在1910年那篇文章后不久，弗洛伊德开始撰写界定精神分析标准实践的相关技术的论文（Freud，1912a，1912b，1913，1915），正在这个时期他得知他的一些同事正与他们的病人发生性关系，这让他十分忧虑。在治疗师意识到移情是一种多么强有力的现象之前，对于那些想成为分析师的人来说，可能很难清楚地认识到跟病人之间的风流韵事要比任何其他专业关系中（如在成年女人和她的牙医或者会计师之间）两人之间发展的性关系更具破坏性。因此，在针对技术的评论中，弗洛伊德强调了纪律、克制和共情式温暖以对抗在治疗中浮现的剥削式情感。

Mark Siegert（私人交流，2003年11月12日）指出，除了对有些同事所表现出的糟糕评价感到担忧之外，弗洛伊德面对那些后来针对他观点的指控感到有些防御。他的批评者批评他，说他不是在他的病人那里寻找有关婴儿性欲投注的证据，而是将他自己有关性的观点植入病人的头脑里。（这一争论与当前许多富有思想的专业人员关于解离反应和创伤性记忆的看法惊人的相似，这可能涉及一个数量相当的病人群体。他们认为，解离反应和创伤性记忆可能是一种由那些过分热情的执业者在病人那寻找他们已经确信存在的东西时所导致的医源性反应。）因此不难理解，为了回应这些批评，弗洛伊德如此着力地强调中立和避免任何影响病人自由联想的原则。

包括美国医生想要建立其科学声望的决心、弗洛伊德对不负责任地滥用他观点的忧虑的影响、以及弗洛伊德和其他人不想给精神分析运动的批评者以把柄的决心在内的所有这些因素聚合在一起，使得美国医疗界试图掌控精神分析培训，并将其定义为一项医学程序，一项如同被公认的外科手术技术一样标准化的程序。手术是一门艺术，不难理解心理治疗也是一门艺术。精神分析强调方法的一致性、精确性和系统而精细地描述病人心理，要做到如此描述病人心理就要求分析师中立、客观、节制，以避免满足病人任何非自我理解和探索的愿望。这种态度反映了启蒙运动所提倡的科学

价值观，伴随着对冷静的科学家的理想化和对将理性从非理性中解放出来的重视。

美国精神分析医疗化的一些后果

在美国，直到1986年的一场诉讼（韦尔奇起诉美国精神分析学会），所有精神分析研究所的大门才对非医学执业者敞开，大多数有声望的美国精神分析组织都由精神病学家支配，只有当心理学家和其他"外行"专业人员同意将所受精神分析培训仅用于研究而非实践时，才允许他们参加培训项目[2]。由于在后抗生素时代医学的地位有很大提高，因此将精神分析称作是一门技术性的医学专业而不是跨学科的知识与实践是有好处的（Berger，2002），这好处在于，总体上精神分析能随之获得医学的名份。精神分析师渐渐享有很高声望。想实践精神分析的医生们确信自己会受到尊重并获得良好的报酬。病人们也了解在一位被接纳为美国精神分析学会会员的人那里寻求精神分析，则他们的分析师至少是一位拥有足够智慧并且心智健全的能顺利完成医学院学业的人。同时也有可能因此阻挡了相当数量的"野"精神分析师。

此外，由于人们通过保险赔偿来承担医疗花费的情况越来越常见，因此，将心理治疗界定为一门医学专业，它就被允许具有获得第三方赔付的资格。在第二次世界大战期间，心理学家被征募到军队从事心理治疗工作，作为精神病学家他们同样做着心理治疗工作，并没有引起他们的注意。不久之后，他们开始设立更倾向于培养心理学家身份的治疗师的博士学位，当为执照和进入保险计划而战时，他们会争论道："我们也是 doctor*！"因此，心理治疗与医疗科学开始联合起来，不仅仅为精神病学家，也为了心理学家的经济利益而工作[3]。

然而，将精神分析重新定义为一项可与外科手术相比拟的医疗技术的

---

* 医生和博士的英文单词一样，都是 doctor。——译者注

代价是相当巨大的。首先，这种划分方式导致了精神分析在医学院和独立研究所中的相对隔离。这种隔离减少了精神分析师和精神分析以外的其他领域学者相互学习的机会。如此也就可能会给精神分析培训中心带来一种多少有些宗教信徒意味的氛围。除纽约和其他少数几个城市的精神分析师参与到大学的工作中外，大多数从事本科和研究生教育的教授们（医学院的教授除外）没办法与精神分析理论与实践的争论与变化保持及时接触。他们所了解有关精神分析的知识的可能来自于熟悉某些弗洛伊德理论的学者，或者来自他们自己作为病人的经验，或是来自于医疗发言人或是媒体所描绘的精神分析。甚至在今天，人格与心理病理学方面的学术教科书的作者们还常常根据几十年前他们所读到的少量文献而把心理动力性传统拒之门外。通过这些学术书籍，人们永远不会了解到精神分析仍然保持着生命活力，并且时常会形成一些新范式，这些新生的范式要么反映出了研究方面的新进展、对不同哲学观点的同化吸收、非西方文化的态度，要么是对新近科学理论的借鉴。

其次，由于精神分析是一项拥有较高地位的医学专业，精神分析培训开始受一些专业人士的热列欢迎，那些人获取声望和认可的需要远远超过他们的助人愿望和他们对他人的情感。事实上，在人们称之为精神病学领域中卓越的精神分析"兴盛年代"里，将传统的精神分析研究机构描述为自恋者的神往之所可能并不夸张。这些研究所的教育培训比通常更多地受到自恋相关的污染，诸如理想化、分裂、嫉妒以及对那些未曾看到教师偏见的学生的惩罚（Kernberg，1986，2000；Kirsner，2000）。在 20 世纪中期至晚期，一些妄自尊大的分析师很痛苦地见证和承受了当时人们对于精神动力传统的负面反应。根据 Good（2001）对美国精神分析学会市场特别小组调查结果的报告，"我们发现，其他精神卫生行业的专业人士对精神分析与精神分析师的了解远比我们预想的要多。我们了解到，与其说他们不喜欢精神分析，不如说是他们不喜欢**我们**"（p.1，6）。

第三，认为精神分析治疗拥有医学已证实疗效的假设使得许多分析师不愿意将自己的观点归入传统的科学研究。尽管有关精神分析与心理动力性治疗的实证研究要比保险公司、制药企业和某些学术机构所愿意承认的多——Masling（2000，引自 L. Hoffman，2002）估计有超过五千的实证研究是以心理动力性的观点为基础的——但是有关疗效的研究却比本来应该做的少很多。弗洛伊德对这种对实证研究的轻视态度负有一定的责任。有一次一位美国心理学家 Saul Rosenzweig 写信告诉他，他的有关压抑的观点已在实验室中被证实，弗洛伊德回答他说，他自己有关压抑的证据已经很充足；他认为对这一概念的实证性检验没有必要。

　　自弗洛伊德以来精神分析取向治疗师对研究工作的厌烦可能也部分地与气质有关：受整体论观点和欧洲哲学传统吸引的人，很少会对从事精细控制的研究感兴趣。他们更为内向、内省，并且对哪些操作才能够不歪曲所研究的现象持怀疑态度。想成为治疗师的人常常对在不那么完美控制的世界中助人更感兴趣。对进行有关心理治疗疗效的实证性研究感到厌烦这一现象可能在某种程度上表达出了一种价值观念，即传统的实证性研究对于精神分析似乎是不必要而且多余的。这种价值观念来自于医患双方在分析过程中的个人经验。但是，分析师这种不愿将自己的信念拿出来置于研究者的棱镜之下接受考察的阻抗，可能也与那种身为社会精英的洋洋自得感有关系。在美国当前的政治氛围中，分析性治疗师依然在为曾经没有更多地让分析性治疗接受实证性研究的检验而付出代价。

　　第四，精神分析在所谓的全盛时期里所赢得的声望，使得它的语言能够被增补到传统的社会规则中。比方说，太多的美国女性被精神分析师告知她们正挣扎于阴茎妒羡——并非以那种富有同情心的启发口吻解释说我们都会因为所缺乏的任何东西（乳房、养育能力、生育能力、年轻、富有、美貌、权力、才能、健康……）而经受原始的、无法避免的妒羡情感，而是暗示她们除了想做中产阶级的家庭主妇与母亲以外的任何抱负和理想都是病理性的。有一种对于精神分析思想的攻击始终是单调陈腐的，他们认为精神分析关于潜意识欲望的观点是激进的、不符合惯例的、具有悲剧色彩的，他们的这种指责旨在增强内心顺从，驯服和净化灵魂而不是探究灵魂。欧洲的精神分析敏感性在嫁接到美国主流态度方面其实相当地不成功；伴随着忙碌的商业交易、市场的扩张以及认为科技进步终将解决人类的长期困境的假设，在主流态度中，一点儿也找不到对内部和谐的看重、对唯物主义的斗争或是"对幸福的追求"。事实上，就像 M. Thompson（2002）所观察到的那样，"精神分析是个不懈努力的破坏分子"（p.82），因为它始终坚持自由地谈论那些所在文化中更愿意否认的现象。

　　第五，本书中最为重要的一点是，20世纪中期美国精神分析的临床实践，开始变得与分析的形式密切相关，在主流的、医学主导的训练研究机构中，精神分析被认为是一种标准技术。尽管20世纪中期 Glover（1955）对分析师的调查结果显示，其临床实践的实际形式有着惊人的不同，但他们想要明确阐述一个标准程序的需要却非常强烈。在美国，有许多分析师因 Franz Alexander（Stone，1961）的创新而困扰，他将精神分析治疗解释为一种"矫正性的情绪体验"，人们认为这一概念开启了以可操作性的方式与病人一起工作的大门。Kurt Eissier（1953）的一篇有关"基本模型技术"的保守论文，成了颇受大家欢迎的对抗 Alexander 新理念的解毒药，Kurt 承认在一些治疗中确实需要那些"参数"，但将其限定于少数偏离标准技术的情形。而在精神病学内部，Lohser 和 Newton（1996）所谈到的"新正统派被误认为是传统派"（p.10）的观点渐渐占据了主导地位。最近，Bucci（2002）提供了一个对"正统"操作程序的简洁描述："精神分析治疗被定义为，遵守标准技术程序，在移情背景下聚焦于导向领悟的解释。"（p.217）。

　　这种"经典"技术，在很大程度上促使弗洛伊德对自己如何做治疗进行了颇有选择性地反思。尽管弗洛伊德的思想观点以其富有灵活性的论调和对个体差异性的尊重而著称，但这些思想却被浓缩成一系列的"规则"，再由督导师们传递给受训者（例如，"你永远不要回答病人的问题；你要探索它"，"永远要分析，而从不去迎合病人"，"必须将迟到解释为阻抗"以及"你不能告诉病人你自己的任何事情"。）Herbert Schlesinger（2003）写下了他自

已在19世纪50年代接受精神分析培训的经历：

> 可能大多数分析师都跟我一样，被告知精神分析技术是难以理解的：它并不是由结构性的知识和实践所组成的紧密联合体，而是由什么可以做、什么不可以做的规则所构成的松散联合。我心里顿感战栗，时刻警戒自己违背任何一个规则都会把分析搞砸（p.1）。

我已经观察到，如果将精神分析治疗定义为一系列不可违背的该做什么、不该做什么的原则的话，最严重的违反者是那些缺乏精神分析训练的人，或者是那些没有作为被分析者接受大量精神分析自我体验的从业者们，在他们到达从业的法定年龄的时候，精神分析在精神病学中正占据着统治地位。这些临床工作者往往对分析师的工作方法持有刻板印象，而且他们只是炫耀卖弄一些外表华丽的东西，却触及不到传统精神分析中根本的实质性的东西。他们依据正统和经典原则所做的那些论述，在我看来似乎一直都是对精神分析实践的曲解（参见 Ghent，1990年很有启发性的讨论："屈从"（submission）就是一种对"放弃"（surrender）体验的曲解，而后者是一种健康的抗争。* 大多数经过充分培训且经验丰富的分析师，无论是否就职于医学机构，与那些"技术规则"的含义相比，他们本人或者他们的建议要更温暖、更中立且更有弹性。弗洛伊德也是如此（Ellman，1991；Lipton，1977；M. Thompson，1996）。

有些人仅仅是通过一些夸张的描绘了解到精神分析，而这些描绘是由那些被精神分析的地位所吸引却不够智慧的从业者所做的，有些人则是从那些认同于完美医疗技术的幻想的非分析师那里了解到的，他们将精神分析定义为一个程序就不奇怪了，他们认为在这个过程中治疗师除了偶尔指责病人在"阻抗"以外几乎什么也不说。而弗洛伊德自己在定义精神分析时

---

* 屈从表示丧失了自我，而放弃却是保有自我的，所以后者是一种健康的抗争。——译者注

的不一致也很令人困惑。当他担心人们以一种虚张声势的、不加约束的方式运用他的概念时，他可能更倾向于强调精神分析应该关注一系列特殊的技术干预的方法；当他仅仅是在思考精神分析过程的本质时，我们知道他说过（如1914，p.16）：所有强调移情和阻抗的探索过程都可以合情合理地被称为精神分析。在1906年写给卡尔·荣格的一封信里，他做出了一个重要的评论，即"分析性治疗在本质上是一种通过爱而治愈的方法"，所有曾经接受过各种个体心理治疗的人都会有此共鸣（McGuire，1974，p.8-9）。

把精神分析性心理治疗作为一门技术教给学生，有时候这些技术要求难免会有一些偏离，学生们很快就注意到这些技术方法实际上不能满足来访者的需求。新手治疗师很少碰到那些足够健康的、神经症水平的病人，只有那样的病人才能对严格意义上的经典精神分析产生良好反应。新手治疗师很容易产生一种感觉，即他们"做的不正确"，有些人就会想象，有经验的治疗师可能就能够对此人使用经典方法做治疗。有时候，新手治疗师的病人会脱落，因为他们不敢灵活处理个案。幸运的是，更多时候他们可以通过一些共情的、直觉的、有效且适当的调整来对来访者进行工作。但是，接下来他们会挣扎于是否可以向督导和同学们如实报告他们做了什么。当新手治疗师对公开谈论他们做了什么感到拘谨时，他们作为一名治疗师的成长之路则被不必要地延长了。

作为治疗师，事实上我们都需要有那样一种总体感觉，即什么可以做（和什么不可以做），在脱离那些沿用已久的原则之前，每一位治疗师都需要透彻地掌握那个原则。但是，那种我正在打破沿用已久、无可置疑的原则的想法，却是一个人发展自己真实可信的个人工作风格之大忌。作为治疗师，比能够模仿治疗的典型程序更为重要的事情，是去认识知识的基础和原则的目的。被人们普遍认可通用的技术并不总是适用于特殊情境。至少是从自体心理学运动开始，已经有大量的精神分析文献在阐述这样一个思想，即"病人特殊性"的干预远比"原则驱动"的干预重要。在我的印象中，各个理论流派富有成效的分析师都赞同这个要点，并且他们在实践中应用病人特

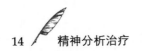

殊性原则很久以后，这种对技术灵活运用的反思才在有关实践的文献中获
得主导地位（例如，参见 Menaker，1942年一篇关于为受虐病人调整精神分
析方式的论文）。

　　当前的关系学派革命可以被看成，至少部分被看成是一种肯定精神分
析的实质而非外在装饰物的草根运动。很多在关系学派革命中表现力极强
的代言人都做过评论，有的是私下说的，有的是印刷发行的（e. g., Maroda,
1991），他们谈到了自己在面对僵化的分析师时，在治疗中举步维艰的记忆。
现在随着这种运动的进行，他们已经开始富有成效地反对某种仪式化的、技
术性的"原则"，这些原则在20世纪逐渐有了自己的生命力，通常他们无视来
自很多来访者的证据，这些强加于人的原则让来访者更痛苦，而不是更释放。

精神分析与精神分析性治疗

　　由弗洛伊德实践发展而来的精神分析，要求病人既要拥有相对安全的
依恋模式，又要具备能够同时专注并且反馈他们紧张的情绪体验的能力。因
此，弗洛伊德的精神分析并不能为很多治疗师所用，因为他们的工作是在治
疗过程中培养病人的这种能力。有些个体具有精神病性的问题、成瘾行为、
边缘人格结构、或者明显的反社会倾向，他们都不是弗洛伊德式精神分析
的理想对象。另外，很多能从经典精神分析中获益的人，却负担不起每周多
次治疗的费用。

　　很多作者都曾谨慎区分精神分析和基于精神分析的治疗，后者正是针
对某些病人发展而来的，精神分析对这些病人并不适合或者不可行。有些人
用"动力性"这个词来指代比弗洛伊德的精神分析强度小些的治疗形式。在
20世纪中期的美国，由于精神分析地位独特，很多精神卫生专业人士持有偏
见：甚至是对那些不适合的病人来说，一个治疗师越能接近"真正"的精神
分析技术，则治疗经历对病人就越有价值。弗洛伊德曾经将"真正"的精神

分析方法描述为"纯金的"而不是"铜的"。因此，从那些山寨品中区分出高质产品就显得非常重要。

　　与我更注重连续性而不是非连续性的倾向一致，我更愿意通过探索动力性治疗来设想精神分析的连续性。在探索性动力性治疗中，移情如约而至，并且要根据来访者的成长史来检验移情；接下来是以移情为焦点的治疗或者是基于表达的治疗——这些治疗聚焦于此时此地使用的防御；最后是支持性治疗，针对那些正处于危机之中或者正挣扎于严重的精神病理或者负担不起一周多次治疗费用的病人。在这个连续谱的两端，治疗方法的差异很大，人们将它们看做是不同种类的治疗是很合情合理的，但是在每周四次的精神分析和每周两次的探索性心理治疗之间，其差异对我而言只是程度上的不同（参见 Schle Singer，2003）。尽管我本人作为病人和治疗师的体验使得我非常珍视传统精神分析，但是我并不认为受精神分析影响的治疗是真正的精神分析的可怜的替代品，而是有它自身的价值，至于采用精神分析还是分析性治疗通常只是治疗的选择而已（参见 Wallerstein，1986）。

　　我觉得理解普遍的心理原则和个体差异现象，比在缺乏知识体系的情况下掌握技术技巧更重要，所以，我将不会在本书中描述如何开展来自于精神分析思想的特定治疗。学习那些针对各种特殊种类的来访者和情境而进行的不同描述会更好些。另外，大多数的分析性从业者的工作开始变得灵活，尤其是当他们积累了一定的临床经验时，会避免使用纯粹的技巧，将他们的干预建立在他们对于每一个服务对象（或者是夫妻、家庭、团体和组织）的深入了解之上。对于精神分析的新手而言，我想讲的是那些分析性治疗的核心概念，包括经典精神分析。我首先关注的是弗洛伊德对我们临床进程理论的贡献，然后我将提到更多当代关于精神分析和分析性治疗的思想观点。（下面是一个对精神分析性临床理论的简要回顾，如果想要了解更详细的内容以及有关这个方面的实证研究情况，请参见 McWilliams 和 Weinberger，2003。）

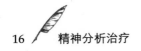

弗洛伊德式精神分析

弗洛伊德邀请他的病人躺下并且放松，尽可能地报告出出现在他们意识中的任何思想和情感。他努力像一个出神的接收器（"均匀悬浮的注意"）那样倾听出现在他们自由联想中的任何主题，去解析其中的含义，然后再把他的理解传递给被分析者（分析性病人）。很快，他发现当人们努力这样做的时候很挣扎，因为总会有什么东西抑制他们说出浮现在头脑中的任何事情，或者阻碍他们按照自己的新的内省行事（"阻抗"）。他也了解到他们不停地对他做出反应就好像他是他们过去的一个爱的客体，而不是把他看做分析师本人（"移情"）。

有时候，分析师被病人激起了强烈情绪，其强烈程度超出了一个正常的专业人士想要助人的愿望，弗洛伊德称这种现象为"反移情"。他强调分析师不能利用被分析者在治疗过程中发展起来的强烈情感谋取私利，这一点很重要，尤其是病人的情感涉及性欲望，并且激起了治疗师反移情的性兴奋时，他警告分析师不要利用他们在教导和救助病人的服务过程中的权威角色（"节制"）。同时，他也劝诫分析师不要让他们自己特殊的人格特点和个人议题扰乱治疗设置，也不要使自己屈从于"扮演病人的先知、救星和救世主的诱惑"（1923，p.50）。相反，他忠告分析师们要尽力扮演一面来访者情感的镜子和一个空白屏幕，以使来访者的内部意象能够投射到屏幕上（"中立"）。

最初，弗洛伊德认为阻抗是分析工作中必须加以克服的令人沮丧的障碍。使用这个术语，弗洛伊德并不是要指责他的来访者不合作，他是在说明，病人在分析或者治疗过程中会坚守他们熟悉的模式，哪怕这些模式是自我挫败的，病人依然会在无意识中努力重复它们。人们知道，在弗洛伊德早年的实践中，他曾抱怨他的病人"你在阻抗！"，后来他渐渐明白阻抗是一个不可避免的过程，是必须要受到尊重并且要"修通"的部分。移情开始也被弗洛伊德看作是不受欢迎的现象，到现在为止，移情还被很多有着良好意愿的新手治疗师看作是障碍（即使是治疗师期盼着移情出现，但在交流中似乎被当作另外一个人这种事情还是会让人感到困扰)。使弗洛伊德苦恼的是，当他自己以一位共情的医生出现的时候，他总是被他的被分析者体验为他们过去生活中的一个人物，一个重要但常常是有问题的人物。

起初，弗洛伊德尝试着通过给他的病人讲解投射(把一个人自己否认的愿望归为别人)和置换(将驱力或者情感从一个客体转移到一个相对不带来困扰的客体身上)的机制来劝说他的病人放弃这样的认知。但最终他得出的结论是：只有在有移情特点的关系中，真正的治愈才能发生。他认为，"让**缺位的人**(absentia)或者**雕塑**(effigie)去毁坏一个人是不可能的"，意指在分析过程中一个人是如何对有问题的早年纠结引出一个不同的结果。我理解他表达的意思是说，当病人的童年情境在治疗中出现，同时他(她)把分析师体验为有情绪力量的父母时，病人就能够敏锐地意识到已经长久遗忘(压抑)的对父母的情绪，病人就可以表达那些在童年难以表达的内容，而且在分析师的帮助下，他就可以巧妙地找到应对旧冲突的新方法。

弗洛伊德一周连续五次或者六次与病人会面。当治疗师和病人经常在一起时，其中一个人毫无保留地汇报他的想法和情绪，而另一个人则相对安静，此时，病人产生的情感反应就会比治疗频率低时产生的情感更多；他们往往会发展出弗洛伊德称之为"移情性神经症"的现象：病人会对分析师产生一系列的态度、情感、幻想和假设，以表达来自于他们儿童时期体验到的核心的、组织性的主题和冲突。后来，从业者们发现，移情神经症也会出现在一周三次或者四次的治疗中。精神分析逐渐被定义为一个过程，这个过程允许移情神经症形成，而后经过系统的分析并得以"解决"(Etchegoyen，1991；Greenson，1967)。

解决意味着将病人核心冲突的不同方面汇集为一种理解，以最终取代对潜意识紧张的认识和控制，这些潜意识紧张曾经被证明本身就具有心理病理性特征。弗洛伊德认为病人的症状是在表达冲突、潜意识愿望(例如，性的或者攻击的自我表达)和潜意识里对这些愿望同等的不容忍之间的冲突，这种不容忍往往表现为对照顾者所传达的社会信息的内化，意思是说有些愿望本身就是不适宜的或者危险的。例如，手的麻痹在弗洛伊德时代是一个非常普遍却难以解释的神经症性障碍[4]，它被解释为病人是在用神经症方式来应对潜意识里自慰与自慰恐惧之间的冲突。通过自由联想帮助病人意识到这些张力，弗洛伊德试图培养一种力量感（如在此例中用于管理"性的需要"）来代替麻痹，麻痹是在意识之外处理问题。换句话说，他试图用一种意识中的、现实取向的过程去替代那种自动的、未公开表达的、甚至有点不可思议的方式，后者的代价就是形成症状。

　　弗洛伊德往往是用通俗而明确的术语来指称他观察和描述（参见Bettelheim，1983）的现象。他的语言简洁而优美，也因此使得精神分析理论显得容易被理解，不过弗洛伊德作品语言简洁和优美的特点在被翻译成英语的时候大打折扣了，这可能是因为他的作品是由他以前的一个据说颇为强迫的病人——James Strachey 翻译的。精神分析的医学化也使得它的语言变得机械化和客观化。例如，用拉丁术语"本我（id）"、"自我（ego）"、和"超我（superego）"来分别代表弗洛伊德曾说的"它（it）"、"我（I）"、"我之上（I above）"就是一种损失。人称代词就这样变成了抽象的名词而少有主观共鸣。正像 Jonathan Shedler 曾经对我说的，对我们大多数人来说，在日常用语中区分"我"和"它"都非常容易："这是我干的"和"它支配了我"是不同的体验。人类的心理冲突性，即认识到人的心理不是单一的，而是多层面的被割裂开来反对其自身的洞见，是一种深刻而朴素的思想，。

　　逐渐地，"心理治疗"这个术语就用来指改良过的设置，在这种设置中不再去培养移情性神经症，但是要解释移情、处理阻抗、寻求转变性的领悟。这种治疗并不要求病人躺下来，报告出现在头脑中的任何东西，但是治疗师的确会邀请病人尽可能自如地谈论引发治疗的任何问题。当双方试图一起弄清楚梦和幻想的意义时，就像他们在做精神分析一样，他们将会聚焦于一两个核心主题或核心冲突。就像在精神分析中一样，即使治疗双方并没有搜寻来访者内心生活的所有角落和裂痕，治疗联盟也会作为一种新的关系模式而被病人内化。最近的研究结果支持精神分析的价值；一般来说，一个人的治疗频率越高、时间越长，治疗效果越好（Seligman，1995；Freedman，Hoffenberg，Vorus，& Frosch，1999；Sandell et al.，2000）。然而，来自于 Menninger 的综合性的研究数据（Wallerstein，1986）表明，很多人的分析性治疗是和精神分析有同样效果的，或者更甚一筹。这个发现与治疗效果的临床观察结果相一致，这些人没有选择精神分析而是选择了不那么密集的治疗方式。

分析性过程的当代思想

尽管精神分析是一种用来进行治疗的方法，但是它已经逐渐被定义为：一种期限不定的、努力去理解一个人所有核心的潜意识想法、愿望、担忧、冲突、防御和认同的方式。人们寻求精神分析的目的可能会是为了获得个人成长，或者是为了更深刻地理解他们自己的病人一直为之挣扎的各种问题。心理治疗有更为有限的目标，诸如缓解具体的障碍、减少痛苦以及建立更强健的心理结构等。精神分析因治愈嵌入人格的顽疾而被认为是最有效的治疗方法，这一点并没有因为"心理治疗"的出现而有所改变，精神分析能够充分地改善更加根本性的问题。尽管传统上将精神分析定义为包括每周三次或者更多次的治疗（通常在躺椅上），而动力性治疗则是每周两次或者更少的治疗（通常是面对面），大多数的精神分析师可能都会同意"精神分析"和"治疗"的关键区别在于在治疗过程中发生了什么，而不是这一过程的促进条件。

临床经验显示，为了完成彻底分析的宏伟目标，在治疗室中时，病人必须达到足够舒适的状态以允许自己"退行"，也就是说，能够去感受到带有早期童年特征的紧张情绪。很多病人报告说当他们开始在治疗时段中觉得更像一个小孩子的时候，他们同时发现自己也感觉有所成长并且感到在治疗时段以外更有自主性；因此他们觉得退行是被包含和并行于显著成长的。在有限制的退行环境中，在病人的头脑里分析师逐渐达到一个情感重心的位置，其力量堪比病人早年的养育者。当病人处于移情性神经症状态时分析师的情感力量极可能导致康复，也可能导致对康复的妨碍。治疗性退行更易于发生在治疗师和病人频繁接触的条件下，但是有经验的治疗师已经注意到，有些人能够在每周两次的治疗中进入到很深的分析进程中，而另一些甚至在每周五次的分析进行了数年之后仍旧不能达到深度分析。

我在上一部分末尾提到的关系学派运动带来了一种新的语言体系来描述分析性过程。关系学派的分析师已经吸收了各种不同的资源：弗洛伊德的匈牙利同事桑多尔·费伦茨（Sandor Ferenczi）及其追随者、梅兰妮·克莱因和英国客体关系理论家、哈里·斯塔克·沙利文（Harry Stack Sullivan）和美国的人际学派、海因里希·拉克（Heinrich Racker）关于反移情的作品、汉斯·洛沃德（Hans Loewald）的治疗行为概念、约瑟夫·桑德勒（Joseph Sandler）关于角色回应（role responsiveness）的作品、海因兹·科胡特（Heinz Kohut）的自体心理学、莫顿·吉尔（Merton Gill）的临床理论、大量关于认识论和诠释学方面的哲学作品以及其他资源。这些影响汇聚到一起，对于分析师是一个中立的外人、以及他可以客观地评论病人的内部动力这一思想（自1975年的Schimek开始，大量的精神分析作者都把这一理想称做"完美认知"论）提出了挑战。

关系学派分析师很重视治疗师和来访者之间主观体验的相互作用，他们指出，当分析师参与到一个精神分析性的过程中时，双方都会发现自己卷入了回忆来访者早年经历的动力之中。反移情并不被看作偶发现象，而是被看作一种普遍存在且不可避免的现象。进入到病人的主观世界往往会激活治疗师生活中任何对应存在的内容。因此，一个有着性虐待史的女士和她的治疗师发现，他们正以微妙的方式在扮演着熟悉的对应角色，Davies和Frawley（1994）所谈到在这样的成对关系中会普遍存在这些角色：例如"参与虐待的父母和被忽视的孩子；残酷的施虐者和无助、无能、暴怒的受害者；理想化的救世主和需要被救助的孩子；诱惑者和被诱惑者"（p.167）。活现（Jacobs，1986）已经最终成为了对治疗过程的分析性理解的核心概念。为了理解在治疗情境中是什么正在被再创造而向来访者暴露治疗师的情感和心理意象的做法，对于当代的心理动力取向的从业者来说并不陌生。

　　承认活现是不可避免的，以及认为治疗师角色中最首要的便是去理解相互建构的情境和意义，已经成为精神分析性谈话的标准特征。一些分析师认为治疗师作为一个相对客观的局外人有着重要作用，就像弗洛伊德所做的那样，因此他们强调移情是一种歪曲。关系学派的分析师认为客观性是不可能的，因此他们把移情－反移情模型看作是由双方共同建构的。发展出关系敏感性的一个副作用是受欢迎的，那就是随着治疗师们开始描述他们自己在临床过程中情感卷入的本质，精神分析的临床著作的"机械发声"逐渐变得越来越少，而鲜明的坦白则越来越多了。关系学派的分析师描述心理治疗的方式往往比他们的"经典"学派的前辈更加平等和民主。例如在最近在《精神分析综述》里的一篇文章中（Eisenstein & Rebillot, 2002），病人和分析师在事后一起仔细回顾了他们的工作，记录了在治疗过程中他们各自的情绪变化。

　　考虑到精神分析运动的悠久历史和精神分析临床理论所走过的不同方向，我将会在精神分析体系中提出不同的议题，并且将自己定位于精神分析的背景之下。精神分析从业者在确定他们特有的精神分析方向时可能会表现出热情激昂的样子，一些读者对此或许并不陌生。有谁将自己界定为经典精神分析或者关系学派吗？或者将自己界定为主体间性学派，或者自体心理学？或者弗洛伊德学派、荣格学派、克莱因学派或者拉康学派？从弗洛伊德开始，心理动力学理论和实践的历史纷争中就充斥着冲突、分歧和分裂，其程度可与中世纪的异端学说的争论相比。这看起来好像是从业者们不同偏好之间的共性不足以把我们聚集到一个精神分析的大伞之下。在《精神分析诊断》一书中（McWiliams, 1994），我指出：当理论家们为了发扬他们喜爱的范式而争论时，普通从业者倾向于采取更加整合的态度，他们吸取不同流派的思想，有时甚至从认识论上对立的资源中吸纳思想观点，以找到一条理解和帮助某一特定病人的方法。Pine（1990）将精神分析的不同观点比拟为盲人摸象："人这种动物的复杂性如此之大，以致于我们可以通过

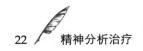

多个视角来获得理解"（p.4）。本书所提出的观点是派恩观察所得的思想精髓之整合。

我自己的取向

　　读者有权知道我本人的认同所在、我的工作机构、我忠信的思想和我的假设。很多当代作者们发起了一系列引人注目的讨论，一个人可能做不到公正，但是至少可以承认那些已经意识到的偏见，鉴于此，我将尽力描述和解释我自己的观点。

关于精神分析的多元主义

　　作为欧柏林大学政治学专业的主修生，我在写一篇关于弗洛伊德政治理论的高年级论文时开始喜欢上了精神分析理论。我自己的动力学是十足的弗洛伊德式的，我发现他的作品非常引人注目。当时我在书店里看到有几本弗洛伊德的弟子心理学家 Theodor Reik 写的书，就开始迫不及待地读起来。毕业以后，我随丈夫移居到布鲁克林（美国纽约西南部的一区），在那里我了解到莱克还活着而且就住在曼哈顿。我渐渐有了约见那些曾经在弗洛伊德身边的人的想法，那些人曾经写了非常打动人的关于人类处境的著作。我写信给莱克，问他是否愿意见我，并且请他给我一些从事心理治疗职业的建议。莱克收到了我的信，并且非常和蔼地劝导我进入精神分析。最终我在他建立起来的机构——国家精神分析心理学会（NPAP）里接受了培训。

　　在攻读心理学硕士研究生阶段，我在美国罗格斯大学的人格和社会心理学系学习。我在罗格斯大学选择学习人格心理学而不是临床心理学是因为我非常钦佩的 Sylvan Tomkins 在教人格心理学，也因为我对于个体差异的着迷程度远高于对严格的临床心理学的兴趣。我一完成我的硕士学位，就报名加入了国家精神分析心理学会，在那里参加培训课程的同时我攻读了博士学位。当我在罗格斯大学读硕士研究生的时候，开始是 George Atwood，然后是 Robert Stolorow 先后加入了人格心理学的教师队伍，并且开始了两人杰出而硕果累累的合作。尽管我有时候不明白他们为什么总是认为他们所做的是对传统精神分析思想的挑战，但是我非常喜欢他们的工作。他们的思考方式很符合我的性情，而且在本质上与我自己的精神分析体验或者我在精神分析培训中学到的东西并不冲突。

在国家精神分析心理学会中，被广泛认为的"经典"是指一种经由 Theodor Reik 从弗洛伊德学习而来的治疗方向。以莱克为代表的分析师认为，弗洛伊德已经写下了他的观点，大意是精神分析不应该成为精神病学的附佣。尽管 Reik 拥有导师的地位，但还是被美国医学协会拒之门外，他便开始了他自己的培训项目。他的代表作《用第三只耳朵倾听》(1948) 表明了他直接继承了弗洛伊德的思想，他强调了精神分析师工作的艺术特征，强调让分析师自己都感到惊讶的价值，强调具有道德勇气的美德，包括"不理解的勇气"。在 20 世纪 70 年代的国家精神分析心理学会，我的大多数老师和督导都体现了这样的态度。他们不仅仅教我关于弗洛伊德的理论，还教我关于费伦茨、克莱因、费尔贝恩、巴林特、马勒、温尼科特、鲍尔比、艾瑞克森、沙利文、西尔斯、科胡特（Kohut）和其他人的理论。这些思想家的工作都被看成是对弗洛伊德工作的继续发展，而不是替代或者质疑。正如我将要在本书中所传达的，我的老师和督导教导我说，判断一个干预是否恰当或者有帮助的标准，不是看这个干预在多大程度上遵循了标准程序，而是/甚或是看这个干预在多大程度上使得病人更加自由地谈话、暴露更多真实或者恼人的情绪、以及加深分析的工作（参见 Kubie，1952）。

在国家精神分析心理学会中，还有一点也会经常被注意到，正像在精神分析文献中定期呈现的一样，即精神分析在不同的时期、不同的文化中是不同的，在某一时间和地点，相互竞争的理论模型总是来自于对更典型的治疗对象的心理学解释所做的努力。理论家们所使用的隐喻部分地来源于与特定类型病人的工作，因此，弗洛伊德早期与歇斯底里和解离病人的工作，促发了一个模型，这个模型强调了自我不同部分的关系，而这种关系被体验为冲突，而温尼科特，则沉醉于婴儿和精神病人的工作（Rodman，2003），创造了一套更加整合的概念，诸如"持续存在（going on being）。"如今，我很难看到一个心灵被本我、自我和超我的冲突模型所完全占据的人，但是在弗洛伊德年代，稳定的父权式家庭和引起孩子内疚的养育方式在欧洲很普遍，这样的个体显然很多。我怀疑"自体心理学运动在某个年代和地点的兴起是一场意外"的说法，那个年代的那个地方，在形成一个一致的、积极的自体概念方面制造了很多问题，就像西方大众文化带来诸多的问题一样。相似地，因为当前是一个质疑权威且盛行平等关系模型的年代，所以可以理解关系学派范式会在这个年代盛行（参见 Bromberg，1992）。

　　在我的精神分析训练过程中，声明自己忠诚于某一特殊观点还是有些压力的。弗洛伊德乐于修改自己的思想这一特点给我留下了深刻印象，我将这种开放性看作是弗洛伊德主义的标准特点（假使弗洛伊德同样也有排斥与他意见不合之人的明显倾向，我的看法正是弗洛伊德学派常说的"选择性知觉"）。我不仅读弗洛伊德关于技术的著作和文章，同时也读一些曾经跟他做分析的人写的文章和著作，我非常敬佩他对于不同的被分析者的非常个人化的回应（参见 Lipton，1977；Lohser & Newton，1996；Momigliano，1987）。弗洛伊德是一个好奇而灵活的治疗师，基于对他的认同，我认为自己是弗洛伊德学派的。

　　从国家精神分析心理学会毕业几年以后，我才和一位秉持不同看法的"经典"精神分析师有所接触，这位分析师出现在自我心理学运动中，自我心理学的代表人物是纽约精神分析机构的 Hartmann，Kris 和 Loewenstein。我的一个曾经在一家"经典"精神分析培训中心参加培训的同事经常谈到"原则"，而且谈到似乎一旦他打破了这些原则，即使是病人后来效果良好，他依然会陷入痛苦的内疚之中。他告诉我和他一起培训的一位朋友曾经说："我最喜欢精神分析的一点就是你总是知道自己在做正确的事情，即使病人变得越来越糟糕，甚至自杀，而你知道你已经为他提供了最好的服务。"即使病人已经死了，如果你是精准地实施操作，也可以被看成是成功的——这种观点对我来说太过怪诞，起初我将此归咎于所提到的这位心理治疗师一种特定的病理性自恋。然而，随着时间的流逝，我听到了一个又一个僵化和权威主义的精神分析故事，他们声称自己是"经典"精神分析。最后，我不再称自己是弗洛伊德学派的或者经典精神分析学派的，因为这样的话我总是被误解为驱力理论的辩护者，或者被误解为后来被大多数精神分析机构奉为正统理论的奉承者。

事实上，我依旧认为自己更多的是弗洛伊德学派而不是其他学派，可能部分是因为我很欣赏弗洛伊德一个著名的玩笑，他说他不是弗洛伊德学派的。我曾经深受一些分析师的影响，这些分析师自认为是客体关系理论家、荣格学派的信奉者、克莱因学派的信奉者、自体心理学家、主体间性理论家、控制－管理取向从业者*以及关系学派分析师。Arthur Robbins 是对我影响最大的导师。Arthur 一直在组织聚焦于反移情的体验小组（参见 Robbins，1998），并且在主体间性这个术语出现在文献中以前，Arthur 已经教授了很久主体间性课程。我很重视并且认同当代的关系学派分析师，不是因为我总是同意他们的观点，而是因为他们在介绍临床工作时明显地提高了诚实水平和对话质量，在对病人及其挣扎的描述上提高了尊重水平，为精神分析找回了探寻的兴奋、开放的对话和对心灵的探索。

Robert Holt 曾经评论说（Rothgeb，1973），如果一个人带着要揭穿某一特定论点的目的来阅读弗洛伊德的作品，那么几乎弗洛伊德所说的每一句话都可以看成是错误的，但是如果一个人是因为学习的兴趣阅读他的作品，

---

* control-mastery theory，由 Joseph Weiss 博士在 20 世纪下半叶提出，整合了认知－心理动力－关系三个学派的理论观点。该理论的基本前提是人从出生起就是为了适应环境，认为个体的创伤性经历导致了功能失调或致病信念。创伤性经历包括"压力"创伤，如父母持续的不良反应；"震惊"创伤，即严重的创伤事件。该取向心理治疗过程背后的驱动力是恢复来访者意识和无意识中的欲望，和追求生活目标的能力，使其控制和掌握自我破坏性的思想和行为模式。心理治疗师必须能够识别出来访者的目的，并鼓励这些想法，最终发展出有效解决来访者的需要和欲望的治疗计划和策略。——译者注

那么他将收益了不起的洞见。我一直认为，若想从某一理论中获益最大，无论是精神分析或者其他，那么人们最好能像尊敬自己的来访者那样去尊敬这一理论的拥护者。对于来访者，我们尽力去理解他们为何而来，他们努力想解决的问题是什么，问题的解决方法在什么样的环境下行得通。当治疗师可以做到真诚的共情时，就不可能去拒绝来访者，哪怕是对有精神病问题的人，也不会将其看作是完全不可理解或者固执到毫无希望的人。大部分理论家都在努力寻找他们自己的解决方案以应对人类问题的多面性，如果我们从他们的角度看问题，我们能够学到很多有价值的东西。然而，如果我们用他们的结论替代了我们自己探索到的真实，我们将会低估自己作为意义创造者的能力。因此，我仍旧保留对正统精神分析尤其是对其技术层面的质疑，我同意 Roy Schafer（1983）的观点，即尽管全心全意地在某一特别的理论取向里工作有很多好处，但是质疑那些假设和欣赏每一个学派的不同思想也同样会有很多好处。

关于精神分析性治疗与其他疗法

我经常被问到，我是如何看待非心理动力性治疗方法的。尽管我投身于精神分析，但是我很尊重"有效的助人方法是多样化的"这一事实。保险公司和医药公司为了共同的利益贬低心理干预的价值，但总的来说，如果一个人去除掉这两方的曲解带来的影响，我认为相互竞争的范式给精神分析治疗带来的挑战将带来积极的发展。对于特定的问题，观点的多样性为找到特定的解决方法带来了可能性（例如，双相障碍的药物治疗方法、强迫症的暴露疗法、成瘾问题的12步治疗计划、以及人际关系不良问题的家庭系统治疗）。像大多数治疗师一样，我对任何方法都心存感激，无论其理论渊源如何，那些方法都会增加了我的治疗效果，增加了我给那些向我寻求帮助的个体提供帮助的策略。

当前，学术上认可最多的用来解释心理问题的方法是认知行为治疗。认知行为治疗思想的鼻祖们处于美国学院派心理学的经验－实证主义传统之下，而不属于影响了弗洛伊德的欧洲哲学态度范畴。尽管心理动力学传统和认知行为学派传统代表人物在工作方式有些类似，但理论上这两个传统的原理却有着更为显著的差异，关于痛苦的本质、改变的本质、帮助或者"治愈"的本质，甚至是关于"现实"本质，它们的总体观点都大相径庭。有一些病人好像更喜欢聚焦和直接的治疗方式，完成家庭作业和系统地改善靶症状，另一些病人则对这样的方法很反感。很多认知和行为治疗已经证明了它们的疗效，至少在短期内和对于接受测查的那些人如此。

然而，对于那些问题长期存在且影响深远的人，我并不认为其他方法可以神奇地缩短帮助他们所需的治疗时间，也就是说，对大多数寻求治疗的人来说皆是如此。值得一提的是，所有主流心理治疗方法，包括精神分析，都以声称自己能在惊人的短时间内取得令人瞩目的成就开始各自的征程，接下来，当他们面对治疗工作的复杂情形时又都延长了治疗时间。对于弗洛伊德来讲，一个"分析"可以被精简为几周，但是，当他和他的后继者们遇到阻抗、移情和病人纷繁复杂的个人化动力现象时，分析治疗工作开始延展至若干年。

20世纪80年代，从事解离障碍病人工作领域的治疗师重复了弗洛伊德的路程，他们对于创伤后症状个体的治疗变得日益长久而复杂了：就像弗洛伊德曾经做过的一样，他们最初用术语回忆与宣泄来说明解离病人的治疗方法，后来他们渐渐阐述了记忆的复杂性、情感习惯的顽固性、参与治疗关系的重要性、症状的多功能性、和针对复杂创伤后果所需治疗的长期性。卡尔·罗杰斯最初表明来访者中心疗法能在几个咨询小节中促发显著的改变，然而现在的人本主义治疗师会与其来访者工作数年。认知行为治疗的从业者也在全力预防复发问题，并且将他们的治疗工作拓展到了人格障碍治疗领域，认知和行为治疗也正在变成长程治疗。曾经被誉为创伤的快速修复方法的眼动脱敏和再处理（EMDR）技术，自身也已经拓展成为了一项复杂的心理治疗体系。我们都在不断地学习同样的课程。

不同的敏感性适用于不同的人，不同的问题处理方法会在更宽广的助人关系舞台上实施，这个关系对于所有的心理治疗方法是同样重要的 (Frank & Frank，1991)。治疗师以对他们来说有意义的方式从业，而且那个方式表达着他们自己的独特性。如果一个人没有从内心深处着迷于我下一章节描述的理论整体 (gestalt)，我不大愿意对其进行心理动力学治疗的培训，就像我不情愿将音乐器材交给一个听觉不灵敏的人一样。（这个比较可能胜过会心一笑；音乐天赋和情感和谐好像都明显是右脑现象，体现的是遗传和婴儿期体验的个体差异性；Shore，2003a，2003b）。相应地，如果我是一个有精神分析敏感性的人，那么在操作化的认知行为框架下进行工作，我会无比愚钝。（我觉得，那对我来说太过左脑化了。）我们作为从业者在天赋和爱好上的差别足可以指引我们从事很多不同种类的工作。就我个人的观点来看，如果一个趋炎附势的人把精神分析性治疗的本质理解为独裁主义的过程，那么精神分析的思想不再主导医学界、临床心理学界、和社会工作界这一现状倒是会产生意外的好处，那就是只有那些真正被精神分析所吸引的学生们才会寻求精神分析的督导和训练。我希望这个变化预示着在未来的岁月里，想象力不足的、缺乏共情的、教条的和程序化的动力性心理治疗的实例会越来越少。

尽管医学的隐喻充盈在临床文献中，但心理治疗实践是一门艺术，就这点而言，它更适合与音乐表达的原则相比较，而不是和医学治疗相比较。音乐背后有其科学和理论，但是当我们把它转化成演出时，音乐为其痴迷者提供了一种身－心－情感－行为的特别体验。无论听者的特殊音乐能力如何，音乐好像是由大脑以特殊的方式记录而成的。相应地，哪种心理治疗方法具有全球优越性这个问题对我而言好像是一种误导，就像到底是古典音乐、还是爵士、摇滚、民间音乐或乡村音乐更滋养人类心灵这样的疑问一样。

如果我还没有在观察和体验的基础上得出这个结论，我也会通过 Bluce Wampold（2001）对相关实证研究的出色分析得出这个结论。瓦普德所称的心理治疗"基于情景的"或者共同因素的模型很好地说明了我们了解的治疗结果，远比对近期研究和社会政策影响至深的医学模型好。对于病人而言，弄清楚所有心理卫生领域相互竞争的声音意义何在？正像 Messer 和 Wampold（2002，p.24）得出的结论，"因为更多的不同是由治疗师造成的，而不是由治疗方法的本质导致，所以来访者应该尽可能寻找最有能力的治疗师（通常是在当地从业者群体中非常著名的），这些治疗师的理论取向和他们本人的观点是相容的。"在下一章里，我将着眼于思维习惯的问题，这些习惯刻画出了我们的精神分析式观点的特征。

注　释

1. 已故的 Herbert Strean 曾告诉我（1976 年 5 月 17 日的一次私人会谈），在一个广播电台的采访中，当他被问到精神分析是否不过是"又一种宗教"这个问题时，他感觉受到了挑战。"噢，不！"斯锥恩抗议道，"精神分析和所有其他宗教都不同……"我后来也听到了一个来自 Ralph Greenson 的相似轶事。分析师们描述为弗洛伊德式口误的这种乐事也许可以讲出很多事实。

2. Douglas Kirsner（2002 年 7 月 5 日的一次私人会谈）告诉我这种情形的关键要素是恐惧，自 1938 年以来的记载，很多欧洲移民过来的分析师缺乏医学训练背景，但他们带有曾经和弗洛伊德一起工作的光环，他们在为病人服务方面终究是可以和美国的精神病学家一争高下的。

3. 我非常感谢 Paul Mosher 引起了我对于精神分析医学化实践后果的注意。

4. 最近我到伊斯坦布尔教学，我了解到在土耳其，"弗洛伊德式"的痛苦如"手的麻痹"（"手套中风"）依然很普遍。一些笃信传统的和正统的宗教父母将对女性性别的不认同和恐惧传递给了他们的女儿，而他们的女儿们似乎遭受了维也纳性禁忌家庭里的年轻女性曾经遭遇过的同样问题的困扰。

第 二 章
精神分析的敏感性

　　众所周知，英国和法国的传统精神分析的狂热信徒们将矛头指向对方，说，实际上，"我们做的是精神分析，你们做的不是。"

　　在对温尼科特和拉康进行了大量了解之后，我认为在丰富的精神分析思想中，他们分别代表了喜剧和悲剧的价值观……在温尼科特那里，我们发现了善良的世界观和向善论——向善论这种信仰认为，幸福家庭和健康是可能存在的，人类能变得更好。在拉康那里，我们更容易看到弗洛伊德式的悲观主义，他认为从根本上说，人类的存在中有些不可控的东西，使得诸如"健康"之类的词语极端可疑。将这些观点融合为另一种观点是毫无意义的，而忽视其中的一个或另一个又好像几乎是病态的恐惧了。

——Deborah Leupnitz* （2002，p.16-17）

---

　　* Deborah Leupnitz，美国宾州大学医学院精神科教师，在费城执业，著有《刺猬的爱情：亲密关系的心理故事》等。——译者注

有很多方法都认为自己是心理动力学，在本章我将尝试从这些令人混乱而眩晕的方法中抽取出它们的共性。可能并没有一种真正的、通用的心理动力性治疗技术，但却有通用的信念和态度，它们致力于将心理动力性规律应用到对另一个人的理解和成长之中。Mitchell 和 Black（1995）将这种态度描述为：包含了尊重"心理的复杂性，无意识心理过程的重要性，以及对主观经验持续探索的实用性"（p.206）。Benjamin（2002）将它们总结为："因为我们共同的弱点"而关心"真相、自由和同情"。Lothane（2002）近来说，接受心理动力性治疗的病人"寻求检验生活的苏格拉底式目标，学会如何了解自己……他们成长为道德能动者，负责任地生活，而不是冲动地生活"（p.577）。在一篇关于精神分析的价值的文章中，Meissner（1988）强调了自我理解、真实性、对自我价值的重视和对真理的探求。

Buckley（2001）将精神分析的世界观追溯至古希腊时期，具体地说是追溯到柏拉图的心理"哲学"模型（不同于其他古代模型，例如荷马时代的诗歌模型和希波克拉底的医学模型）。Messer 和 Winokur（1984）借用文学评论的语言，给精神分析取向贴上悲剧的标签，与此相反的是，他们给行为观点贴上喜剧的标签（这与上文中卢普尼兹的观点精髓类似，虽然卢普尼兹指出的是精神分析内部各种观点强调的重点不同）。"悲剧"是说，一个人不得不向与生俱来的缺陷和痛苦的现实相妥协；"喜剧"则描述了更注重实效的、问题解决的观点，这种观点认为改变可以带来好的结果。Schneider（1998）则用西方思想史中"浪漫的"（情感的、凭直觉的、完整的）敏感性来概括心理动力学传统，这与大多数美国学院派心理学和逻辑实证主义传统对假设－推理－归纳的偏爱完全不同。最近，在伊斯坦布尔进行教学时我了解到，土耳其语中有两个不同的词语可以描绘科学：一个是 belim，指被西方学院派心理学理想化的"科学方法"；另一个是 elim，指通过更多观察、内省和联想的方法来寻求理解（Yavuz Erten，私人交流，2003 年 5 月 15 日）。精神分析理论被归到 elim 这类中。

具有精神分析气质的不同作家与现象学、存在主义、结构主义、后现代主义、建构主义、怀疑主义、佛教、基督教、犹太教以及其他哲学的、解释学的和宗教的传统相认同。对于具有心理动力性倾向的思想家来说，很常见的是他们将自己的思维习惯归入哲学传统，并质疑下述观点：治疗独自起源于常规研究范式的"客观"结果，或者能在不考虑特定的价值观、假设和文化/历史背景的情况下形成"技术"提纲（参见 Messer & Woolfolk，1998；Strenger，1991）。在我总结的部分内容中，也描绘了扩展或修正精神分析范式的发展方向，包括（或蕴含于）格式塔治疗、来访者中心治疗和人本主义经验传统、人际沟通分析、存在主义治疗、心理剧和艺术治疗。接下来，我擅自整理了 W.H. 奥登*（W.H. Auden）在悼念弗洛伊德的诗"一种思潮"中提到的要素：好奇与敬畏、复杂性、认同与共情、主观性与情感调谐、依恋和信仰。这些要素有所重叠，难以区分；尽管将其分割为各个组成成分依次描述不可能呈现**整体**的面貌，我仍将简要地阐述每个部分。

好奇与敬畏

最根本的是，精神分析从业者认真地对待一些证据，这些证据证明我们大部分的行为、感受和想法是意识不到的。根据近年来我们对大脑的了解，这种看法越来越多地被认知科学家和非精神分析临床心理学家逐渐认可，这暗示了对治疗方法进行最终整合的可能性。然而对于心理动力学取向来说，这并不只是意味着这些现象是无意识的，还说明存在着通往我们无意识经验的动力性组织，这个组织促使分析师们认为，不管是一般来说还是在我们每个人身上，好像都存在着名叫"这"的无意识。所有个体的这种内在心

---

* W. H. 奥登（1907.2.21—1973.9.29），英国诗人、文学评论家；毕业于牛津大学文学系，30 年代成为英国左翼青年作家领袖，成为"新诗"的代表。他被认为是继叶芝和艾略特之后英国最重要的诗人，1953 年获得博林根诗歌奖，1956 年获得全国图书奖，1967 年获得全国文学勋章。——译者注

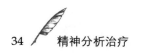

理组织，被理解为是成长中的儿童与其世界里的重要人物之间的相互关系展现的结果。儿童以稳定的方式内化了这些早期人物的特征以及与他们的关系。

一个接受了长时间的分析性治疗的人会极感兴趣地发现，人们做出的"选择"是多么地不偶然。我们合理化自己所做的事情，即使可能，我们也很少能知道行为背后的所有决定因素，就像被催眠的人会创造一个解释，来说明自己为何在不明原因的情况下依照被催眠后的建议而行动。可能这一点在"选择"浪漫的伴侣时最为突出（Mitchell，2002；Person，1991）。坠入情网是人们极少数的共同经验之一，它让大多数人意识到，在情感强烈作用的情境下他们是多么明显地缺乏控制。父母情感强烈，那么孩子通常会寻求带来强烈情感的伴侣；父母疏忽大意，那么孩子莫名地会找到忽视他们的伴侣。拥有酒鬼父亲的女儿，会哀叹她们被酒精依赖的男性所吸引；拥有抑郁妈妈的儿子，可能会像飞蛾扑火一样被不快乐的女性吸引。就那一点来说，虐待狂拥有寻找到受虐狂的雷达；恋童癖了解孩子的眼神里是否显示了对操纵的困惑或脆弱，这种困惑或脆弱使他们更有可能容忍骚扰。

人们常常意识到，他们拥有一"类"爱的客体，这些人的吸引力令自己无法抵挡；然而，他们很少清晰地知道为什么这样的人是自己的那一类。除了在言语、理性的层面上工作，我们还在其他的多种水平上进行工作，通过面部表情、语音语调、头部的倾斜、身体的紧张、甚至是激素的气味彼此传递精确信息。通过回顾性行为的实证工作，Money（1986）证明了我们非常特殊的"爱的地图"（lovemaps）。接近和偶然当然会影响我们做出的结论，但当我们倾听来访者的故事、目睹他们的努力挣扎时，从业者们会反复看到来访者们被无意识决定的眼神、明显的重复和持续稳固出现的人际脚本。我的一位男性来访者，当他还是个孩子时，他每天早晨走进厨房，看到他的酒鬼妈妈一只手拿着香烟、另一只手拿着咖啡杯，望着天花板发呆；而当他在大学的自助餐厅里第一眼看到某个女孩时，就不可思议地爱上了她，当时她正一只手拿着香烟、另一只手拿着咖啡杯，望着天花板发呆。

一些人尽力找到与自己有问题的父母完全相反的伴侣，然而，当开始和这个被看作是自己生活的"救命仙丹"的人一起生活时，他们发现，自己的早期经验在新的人际关系中被莫名其妙地唤起。例如，我有一个病人，她的父亲时常有暴力行为，后来她爱上了一个坚定的和平主义者，她感觉这个人是如此全心全意地致力于非暴力主义，她认为自己再不必生活在恐惧之中了。结婚几个月后，在经历了几次激烈的争吵之后，她逐渐认识到，她的丈夫在意识形态上的和平主义，是对他的暴力倾向未能彻底抵消的结果。她再次担心与她一起生活的人是危险的。在治疗中，她对自己在意识中努力丢掉父亲、但还是设法"找到"了他而感到诧异。

像我们这些根据弗洛伊德或其他人的方法对梦进行工作的人，会不断地感觉到敬畏，敬畏于究竟有多少材料被浓缩为少数几个形象和故事情节。不论一个人是否在心理治疗中分析梦，他都难以否认，弗洛伊德努力赋予梦科学意义是他最伟大的成就。在梦的符号中有如此多非同寻常的浓缩，以至于一个人很难想象大脑拥有那么强的意识力量。正如 Grotstein（2000）所阐述的，梦显示了心理上多种共同协作的"存在"活动："编织梦的做梦人"、"理解梦的做梦人"、演员们和"背景"——所有的内部交流和象征性经验都融入一个故事，这个故事将"资料进行组织和统合，并提交给知觉"（p.24）。

对于一个仔细的观察者来说，在其他人身上发现无意识过程的证据并不困难；更为困难的是认识到这个现实，即我们被自己无法触及或控制的力量所阻碍或驱使。对我们很多精神分析从业者来说，这只不过是我们私人生活或个人治疗中的一个偶然事件，它却使我们形成了持续的敬畏感，并推动我们对无意识动机的理解从思维推理走向了内心的坚信。许多治疗师记得，他们和其他人一样，闪光灯效应*的方式使他们回忆起，在听说有飞机撞上了世界贸易中心大楼时他们身处何地，在那一刻，他们纯粹的惊奇压过了

---

* 闪光灯（flash-bulb）效应是指人们对于第一次得知一件令他们惊讶、也有重大意义的事件时的个人经验的记忆，这种记忆生动、清晰且持久，就像闪光灯一闪后，一个景象就保存了。——译者注

他们出于自尊的抗议。对我来说，它是某一刻，我忽然意识到，自己一直非常奇怪地着迷的一个公众人物和我父亲拥有同一个昵称。对于我的一个同事而言，它是在治疗中的某一刻，她梦到了"托马斯·马尔萨斯"*（Thomas Malthus），当时她正为在她的家庭里爱已经成为"稀缺经济"的一部分而哀伤。在她的意识知识体系中，她并不知道马尔萨斯是一个强调资源有限性的经济学理论家；显然她是在某个地方无意识地收录了这个信息，她为此而大吃一惊。对我的另一个朋友来说，它是某一刻他忽然发现，他的抑郁开始于父亲去世后三十年那天，而他并不认为自己知道父亲去世的具体日期。

　　对个体的无意识想法、感受、意象和愿望是怎样一起工作的好奇心，是治疗师承诺和保障患者有勇气拥有更多自省和自我暴露的动力。作为治疗师，我们不知道我们将从病人身上了解到什么，这个假设既是现实的，同时也具有治疗作用。对治疗师角色的一个常见类比是，治疗师就像开拓者或旅行指南，他们在治疗过程上具有权威性，但在内容上具有不确定性。如果有人正在步行穿过一片陌生的丛林，那么他需要一个人和他一起走，这个人需要知道怎样穿过那一区域，而不会遇到危险或者原地打转。但这个向导不需要知道他们会从荒野的什么地方出来；他／她只能保证旅途平安。尽管在许多动力学文献中讲述了各种各样的症状或人格类型，但深思熟虑的心理动力学从业者会开放性地聆听每个病人，以证明这种建构不成立。弗洛伊德所说的"均匀悬浮注意"、比昂和后来的奥格登所说的"冥想"、Casement所说的"不聚焦地倾听"等，可能就是分析性态度的必要条件：对所呈现的所有内容的接受力和对事物所可能有的大量含义的好奇心。

　　敬畏感通常与宗教、心灵世界的超自然领域相关。从本质上说，敬畏感与谦卑有关，需要承认人类是马克·吐温所说的"宇宙的黑斑"，承认我们每个人是被我们的意识和控制之外的无数力量所推动的。敬畏还涉及在广

---

　　* 托马斯·马尔萨斯（1766—1834），英国人口学家和政治经济学家，他有一个著名的论断：人口增长超过食物供应，会导致人均占有食物的减少。——译者注

阔的、不可知的领域面前愿意感受到自己的渺小。它对改变是接受的、开放的。它经历了见证的过程。它与技术问题解决者的有用的、功利的思想大不相同，与相信自己能完全掌控自己生活的人的注重实效、自恃能干的乐观主义也大不相同。它不是反科学的，但它定义科学活动的方式比逻辑的实证主义者更为广泛，实证主义者是将巨大而复杂的问题分解为微小而简单的部分，以便能容易地操作概念、控制变量。敬畏令我们惊讶不已；它邀请每一个来访者在治疗师的灵魂和心理上制造一个新鲜的印记。

复　杂　性

　　分析性的思想家认为，内心的冲突或者态度的多样性是不可避免的。我们中大多数人都能发现自己有这样的愿望：希望自己既年长又年轻、既是男性又是女性、既能掌控关系又能得到他人的照顾，等等。我们对现实局限性的适应相生相克、矛盾至极。在弗洛伊德看来，人类这种动物贪得无厌、永远渴求、从不能完全满足——部分因为人类经常想同时得到互相排斥的事物。后弗洛伊德主义的分析师们认为，个体被驱力影响较少，而更多地被关系需要所驱使；这些分析师们仍会谈到矛盾性、模糊性、辩证性、自我状态的多重性、生活及其挑战的多面性（e. g., Eigen, 2001；Grotstein, 2000；I. Hoffman, 1998）。他们认为，几乎所有形式的简化都是可疑的。精神分析师不会说出类似于"她那么做只是想获得关注"的陈述，至少不会说"只是"如何如何。

　　1937 年，精神分析师同时也是物理学家的 Robert Waelder 详细描述了弗洛伊德多少提过的两个相关概念"多元决定"（overdetermination）和"多重功能"（multiple function）。精神分析群体满怀深情地接受了这两个概念，以之作为描述他们长久以来观察到的事物的方式。"多元决定"指的是我们观察到，引起明显的心理问题或问题倾向的原因不止一个；实际上，大多数心理问题都有复杂的病因。一个能够促使个体寻求治疗师帮助的症状，通常是许多不同的、相互影响的因素共同作用的结果，这些因素包括一个人的体质、情绪气质、成长史、社会背景、认同、强化偶联、个人价值观和目前的压力。"多重功能"指的是这样的事实，即任何明显的心理倾向的实现，满足了多个无意识功能，例如可以降低焦虑、重建自尊、表达在其家庭中不受欢迎的态度、避免诱惑、与他人交流。

所以，一个女性可能在下述原因的相互作用下而开始厌食：(1)在她进食时，父母过度关注；(2)性虐待的历史；(3)近期的丧失或失望；(4)令她害怕的成长挑战；(5)体重增加与怀孕之间的无意识联结；(6)因饥饿或情感需求而蒙羞的历史；(7)在家庭中一直被忽视的感觉；(8)曾因减肥而被崇拜的经验；(9)反复暴露于被高度评价、但有违现实的女性身体形象之中。她的厌食可能是在无意识层面上为自己实现下述目标：(1)获得对自己、对他人的控制，尽管他人努力想控制她；(2)降低对潜在的骚扰者的吸引力；(3)表达悲伤；(4)维持一种处于青春期前、没来月经、未成年的感觉；(5)让自己放心，她没有怀孕；(6)避免对放纵的指责；(7)获得家人的关注；(8)赢得赞美；(9)符合文化对美丽的期待。大部分分析师会说，对于像厌食这样复杂的症状来说，上面列出的因素只是很少一部分；还有许多其他的影响因素，并满足了许多其他的功能。例如，现在有一些亚文化（例如模特、舞蹈），在这些亚文化中厌食行为是普遍的、被完全强化的。

读大学时，我的一位教授是博学的政治学者，名叫乔治·蓝漪（George Lanyi）。学生们传说，如果想从蓝漪教授那里获得一个好分数，那么使用单一因素来解释国际政治事件则是非常不明智的。学生需要认真研究这些国家，从他们的经济形势、市民的宗教信仰、历史上的效忠和竞争、领导人的人格特点、国内不同派系的议事日程、他们所认为的国家稳定的最大威胁、他们的意识形态传统、国家发展水平、民族使命感、民族构成、异常的天气等方面进行分析。在国际政治论文考试中，说明不存在可以解释世界政治的单一因素通常是有用的。我的一个朋友称这种有关事物复杂性的东方信仰（orienting belief）为"蓝漪的气球"，并将其与"奥卡姆剃刀"*理论相比较，后者倾向于为各种现象寻找最简单的可能解释。

心理学家和医学学者根据简化原则进行常规的实证研究。对于研究目的来说，简化是高度有效的假设，但它不一定真实（cf. Wilson，1995）。"奥卡姆剃刀"和"蓝漪的气球"都是虚构，显示了对起因的简化理论或复杂理论的偏爱。精神分析治疗师倾向于使用复杂的解释，而不是简单的解释，这可能既表明了他们的临床经验，又表明他们拥有从事深入的、涉及复杂情感的工作的气质。当然，最终我们可能认识到，一些心理现象只有单一的原因，但同时，精神分析偏向于假设成因的复杂性。

认同和共情

将个体功能混乱看作普通人类倾向的一种极端的或一般适应不良的表现，是精神分析心理定势的一部分。哈里·斯塔克·沙利文的观点"我们比其他的（心理学流派）更有人性"（1947，p.16），充满了精神分析式思考。在这个假设之中，精神分析从业者与人本主义、经验主义和来访者中心的治疗师拥有共同的偏好。从事精神分析实践的人也能感觉到自身对他人防御性的优越感，我们会对他人进行诊断以显得更为客观，或与他们有问题的动力部分保持距离来暗暗贬低他们；我的观点是，动力学理论一贯强调我们共有的人类发展轨迹、弱点和努力。精神分析协会要求，他们的候选人要接受精神分析，我将在下一章对此进行更多阐述；该要求的其中一个目的，是通过发现治疗师自己的类似问题，提升他们认同病人的能力。

分析师们有一个偏好，反对对人类"生活的问题"进行分类（Szasz，

---

*　"奥卡姆剃刀"是由 14 世纪逻辑学家、圣方济各会修士奥卡姆提出的一个原理，即"如无必要，勿增实体"，意指让事情保持简单。——译者注

1961），因为对于心理复杂的个体来说，分类后的"障碍"与理解这些障碍所实现的功能之间不相关。正如我在其他地方详细说明的（McWilliams，1998），因为实际上心理诊断是由心理动力学治疗师所实施的，所以它们是全面的、有前后语境的、多维的。这些看来似乎独立的问题，如果与存在问题的人分开考虑，那么几乎不能被很好地理解。（以我的经验，在轴 I 上"不符合其他任何"障碍的病人一定是从其他星球来的。）这种基本的分析性态度在 Roughton（2001）的文章中有清晰的阐述，该文章介绍了他四十多年来对作为人类功能之一的性取向的理解，他认为性取向功能是独立于心理健康或疾病的。在讨论特定的性行为时，他写道，"正如所有的精神分析评估，有价值的是性行为潜在的心理结构、动机和意义——而不是行为在表面上的相似性"（p.1206）。

然而，从弗洛伊德开始的分析性治疗师都重视遗传学、化学和神经学对严重的精神病理学的处理，他们还在寻找可能让这些倾向转变成问题的历史原因和当前原因。精神分析组织中有一个不成文的共识，即当处于影响病人的原发性和情境性条件下时，治疗师会表现出类似的症状。心理动力学派的临床医生通过禀赋和训练注意到，当他们尝试理解产生幻觉的精神分裂症、坚定的自残者、挨饿的厌食者——甚至是虐待狂的精神病患者时，他们会在自己身上发现精神病的、边缘的、身体执念的、虐待狂的部分。当与一个正在处理他 / 她人格上的困难方面的人一起工作时，治疗师们预计，他们自己的类似特点也会被激活。这种向来访者认同的倾向、为了识别越来越深的情感共情而努力挖掘的倾向，完全不同于对人们和他们的问题采取更分裂的立场的、更生物学取向的精神病医生和学院派心理学家的责任感。然而，这种倾向与临床社会工作者和宗教咨询者的支持性态度是相似的。

在这点上，弗洛伊德定下了基调。虽然他很可能会看不起某些人，对更好地了解他们不感兴趣（包括美国人，弗洛伊德认为他们是幼稚的、情感肤浅的、过于重视物质的群体；众所周知，他将美国称作"美元国家"），但是他会尽可能地对一些群体表达共情，而这些群体极不可能被他们同时代、同阶级、同职业的人所认同。许多医生认为具有转换性障碍和躯体化障碍的女性在无聊地装病，不为她们进行治疗，但弗洛伊德认真对待她们，尝试理解她们。弗洛伊德有一封非常著名的信件，是在1935年写给一位男同性恋的妈妈的（引自 E. Jones，1957，p.195），他在信中坚持说，同性恋"并不羞耻，也不是缺陷，也不低人一等，它不能被归为疾病"；当然，这种拒绝将同性恋者归入劣等群体的论断激起很多波澜（即使他同时认为同性恋是"性发展的停止"，这对于后代是不幸的）。虽然同时代的人发现，弗洛伊德谈到"野人"时有着令人不安的种族歧视；但他所要传达的主要信息是，文明社会中的人与那些通常被当作"原始人"而打发走的人有很多共同点，这些共同点比人们想象的要多。

在一项非常有影响的研究中，Christopher Bollas（1987）做出一个现在非常有名的评论，"为了发现病人，我们必须在自己身上寻找他"（p.202）。认同和共情在精神分析治疗中具有核心价值，它的作用远远超越了从概念上探讨治疗效果。努力理解求助者的最主要的"工具"是我们的共情，而共情最主要的"传递系统"是我们人本身。不管我们从更理性的理解（理论、研究和临床报告）中的获益是什么，我们"触及"患者的能力（或更准确地说，我们接近的对患者的理解必然缺少完整性，不可能达到完美的准确性）、用有效的方式将我们的理解传递给患者的能力，主要依赖于我们的直觉能力和情感能力。心理动力性工作让治疗师既快乐又疲劳的一个长期根源是，治疗师需要一直来回移动，试图进入病人的主观世界、然后出来、反省自己被病人浸染的经验。有些病人会感觉到，他们的治疗师是正确的、但缺乏情感投入；这样的病人在接受治疗时会带着令人窒息的羞耻感，这种羞耻感引起他们的服从、对抗与麻痹，而不是善于接纳和情感的成熟。有些病人会感觉到，他们的治疗师是错误的、**但尝试认同他们**；这样的病人不会感受到羞耻，他们将会在治疗中按照约定继续努力、并尝试让自己被理解。

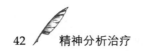

主观性与情感调谐

　　主观性不是真相的敌人，它比单独的客观现实更能增进对心理现象的全面理解，这一假设与认同和共情紧密相关。一位理论物理学家大概不会过分强调物质粒子（虽然爱因斯坦说他仅仅想要理解上帝的计划，虽然许多富有创造力的人们更认同非生命物体），但心理治疗师会应用其受过训练的主观性，来获得关于一个人心理的可测试的推论。实际上，一些精神分析作者（Kohut，1959；Stolorow & Atwood，1992）将精神分析定义为一种科学，这种科学以持续的共情式的探求作为主要的观察方式。

　　主观性的风险众所周知：当为我们的个人需要而服务时，我们很容易产生扭曲；我们都会因我们的个人背景、我们持有的假设和自身局限而受阻；没有从客观中衍生的信度和效度，我们不能构建累积式发展的科学 *。但是客观性同样有着诸多不利条件。有些材料不能被随机化的临床试验所操作、控制或研究，奋力追求客观的研究者倾向于忽视这些材料；他们还倾向于将复杂而相关的问题分割开来，以便对它们进行试验研究；他们在方法学上是严格的，但实际上这些研究是毫无意义的。对出生后第一年中婴儿与照看者之间的交流了解越多，我们就会越多地发现，他们之间有许多前语言的交流过程，这些交流过程是很难被观察、描述和计算的。但在一定程度上，我们能感受到它们。

　　在生命的第一年，婴儿与父母之间进行着右脑到右脑的交流之舞，这种交流对于最佳的神经发展以及安全感、情感耐受能力和情感调节能力的获得是必不可少的（Goldstein & Thau，2003）。一个受过训练的临床医生，通

---

　　* 科学理论确立之后如何发展是科学观的一个重要内容，累积式发展是 20 世纪盛行于西方的三种发展观之一，认为科学的发展是一个量的不断累积的过程。——译者注

过仔细审查自己的情感体验，能够根据来访者交流时的面部表情、身体语言和语调揭示出很多内容。科恩伯格谈到，有些病人是在"频道Ⅱ和Ⅲ"上传递信息的：即通过非语言交流和反移情唤起进行信息传递（Hellinga，van Luyn，& Dalewijk，2001）。分析性治疗师接受自己的主观性，他们通过自己的情感反应来更多地了解来访者努力表达的内容。

几年前，一名男子引起了神经病学家的注意，该男子前额叶受损，导致他感受不到任何情绪。他从生理上成为了"理性人"的类型，这是被启蒙哲学家和许多同时代的研究者理想化的人物——一个真实的百科 *（Data）或是斯波克先生 **（Mr. Spock）（他们分别是《星际迷航》*** 系列中后期和早期的人物）。他的所有决策都是通过推理和逻辑做出的，而不是通过诸如同情、情绪和直觉的情感过程。他的决策中突出的一点是，这些决定经常很怪诞，有时候很明显是弄巧成拙。在没有情绪的情况下，他似乎缺少理解其选择的全部含义的能力。据称情绪是破坏判断的主要污染物，但他不是辉煌地避免了它的干扰，而是被缺乏进行好的决策的敏感性所损害。这个人曾是一位法官；在受伤后他放弃了这一职业，因为他明白，为了主持正义，一个人必须有能力对各种各样的人类动机抱有同情心。他的尴尬处境让人想起柏拉图的智慧，柏拉图将人类的理智比作驾驶战车的人，他不只需要意志的白马，还需要激情的黑马在前面奔跑（参见 Damasio，1944；Sacks，1955，p.244-296）。

在为治疗努力的早期，弗洛伊德了解到，理智上的洞察和情绪上的洞察是不同的。也就是说，我们能够在认知上"知道"某件事情，但并不完全理

---

* 机器人百科（Data）是进取号上的生化机器人科学官。他做事绝对精确，逻辑绝对严谨。

** 斯波克先生是《星际迷航》的主角，他以理性来压制感情从而达到绝对的纯逻辑性的处事方式。

***《星际迷航》是全部设定在同一个虚幻宇宙中的六代电视科幻电视系列剧、11 部电影、上百部小说、电视游戏以及其他虚构作品。它描述了一个乐观的未来世界，在那时人类已经战胜了地球上的疾病、种族、贫穷、偏执与战争。主角们探索银河系，寻找新世界并且与新的文明相遇，同时也帮助散播和平与理解。——译者注

解它。为了产生改变，我们需要通过内在的、与理性完全相反的方式来体会我们的处境。自弗洛伊德起，心理动力学、存在主义、人本主义的治疗师一次又一次地发现了这一点（参见，例如 Appelbaum，2000；Hammer，1990；Maroda，1999）。德鲁·威斯顿（Drew Westen，私人沟通，2002 年 5 月 10 日）提出，我们可以预计，随着认知－行为运动的成熟，它的从业者们将开始称呼自己为"认知－情感－行为"临床医师，因为他们不可能忽视同样的现象；在这点上，威斯顿很可能是正确的。

　　情感是有意义理解和真正改变的前提，我们将什么归入到"情感"的标签下呢？经验表明，大多数人如果不经历对那些曾影响他的人、家庭、社会或思想意识的愤怒或者憎恨，他就不能实现分离、个体化，并最终形成对过去的良性接纳。所有已知的社会都认为，一个刚刚丧亲的人在恢复正常功能之前，会经历悲伤的阶段。只要一个人能够表达对无法抵抗的事情的情感反应，那么这些事情就不会成为创伤性经历。情感拥有它们自己的智慧。对情绪的实验研究(e. g., Pennebaker，1977)证实了历代临床医师的观察，即情感在个体成长和改变的过程中起到了决定性的作用。如果治疗师没有从主观上体会病人的情感世界的能力，那么他会遗漏大量的资料，治疗效果会严重受损。

　　不像那些远距离地思考心理健康问题的人，从业者们除了处理情感，别无选择：来访者的痛苦、敌对或兴奋会以超出语言的多种方式洪水般地充满于两个人之间。情感具有传染性；它能够诱导出许多复杂的情绪反应。弗洛伊德在 19 世纪提出，尽管治疗师面临着病人的情绪风暴，他仍然应该保持冷静的头脑，如果分析师不能保持类似于物理学家的温和态度，那就暗示着分析师有自己未解决的情感纠结；在精神分析传统的相当长的时间里，治疗师们努力遵从弗洛伊德的这一科学偏爱。然而，我们已经放弃了这个理性的理想，尤其是当治疗师与比较"困难"的病人一起工作时。当然，我们需要考虑病人情绪爆发的含义，在这样做的过程中，我们要抑制自己的自然反应倾向。当然，我们要记住，在咨询室里被要求放任情感的人是病人、而不是治疗师。正如近年几位分析师所说，与病人在一起时，我们要努力成为"最好的自我"、而不是全部的自我。精神分析从业者很少赞同"坦白一切"这一通常的见解。但是我们会密切关注自己对病人情绪的主观反应，重视在此过程中我们了解到的东西。

　　情绪和情感的特征被证明更像是人类行为的结果，而不是弗洛伊德贯穿于其所有理论中的本能驱力的结果。许多当代精神分析思想家质疑原始的、广泛的本能论，而是强调情感组织。无数作家（e. g., Fosha, 2000；J.Greenberg，1986；Hedges，1996；Nathanson，1996；Spezzano，1993；Tomkins，1962，1963，1991）对情感的首要性进行了全面的论证，脑生理学和脑化学的当代研究开始让我们更为全面地理解了情感的功能。与此同时，治疗师在病人表达出的和非言语化的情绪中进行着主观浸染，这些包含着自愿的和非自愿的主观浸染成为治疗师了解病人最重要的信息来源之一，治疗师了解到病人的"麻烦"是什么、他/她是怎样感受问题的、可能是什么事情造成问题的出现、为了从困难中走出来可能必须经历什么情绪过程。

　　我进一步推测，精神分析气质中有一部分涉及将强烈情感降到最低水平这一过程的吸引力、或在此过程中的快乐感或无力感。个体是追求和欢迎强烈的情绪体验，还是喜欢抵抗或抑制自我中更有激情的部分，好像存在着明显的个体差异。我已经注意到，Rutgers 大学里那些天生就有精神分析思想的研究生也时常沉浸于艺术中：诗歌、音乐、戏剧、舞蹈和其他富有强烈情绪的艺术宝库。我的一个学生将自己描述为"情感吸毒者"。在每个人感觉自己控制情绪的程度上也存在着个体差异。一些富有创造力和影响力的精神分析作者将自己的人格描绘为"精神分裂样的"，这是一种对强烈情感有着"过高渗透性"（Doidge, 2001）的人格。那些别无选择、只能被情绪充满的人可能会为精神分析思想所吸引，因为它们可以表达出我们弥漫的情感体验，帮助我们理解自己强烈的、持续的内在生活。在这点上，我曾听几个在情感方面具有此种气质的同事评论说，除了精神分析工作，他们"不适合"做其他任何事情。在精神分析披着医学威望的光环时代，许多分析师

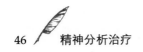

被认为过分理智化、比较排斥强烈的情感；但近几十年，这种从业者在治疗领域中几乎消失了。

<h1 style="text-align:center">依　恋</h1>

心理动力学临床医生认为，个体心理学和心理病理学是由一个人生活体验、先天特点与正常发展挑战之间复杂的交互作用决定的。他们将治疗看作是一种机会，可以让治疗师这个新角色促进个体的良性成熟过程，而这个过程会在安全和真诚的氛围中自然地展现。当患者因为其成长过程中的紧急状况所伴随的危险而被卡住时，治疗师和病人可以通过共同协作来找到促进发展顺利进行的方法。就像我的某位同事的一位明显对抗治疗、且非常喜欢讽刺人的来访者近来所说，"最终我明白了。你认为我需要一个新的体验。你认为**你**将是那个新的体验？"

尽管分析性治疗师希望自己最终被病人内化为"新客体"，也就是说，内化为与伤害病人的那些人明显不同的内部声音；但治疗师们承认，因为无意识假设的稳定性和粘滞性，他们将不可避免地被体验为旧的客体。因此，他们期望自己必须吸收来访者的与痛苦的早期经历有关的负性情感，帮助来访者理解自己的反应以便他们放弃这些反应，并学习到无意识图式水平的新东西。精神分析组织中的大多数人都迷恋 Jay Greenberg 的智慧，Greenberg 说，如果治疗师没有被内化为一个新的、好的、爱的客体，那么治疗永远不会真正开始；如果治疗师没有被体验为旧的、坏的客体，那么治疗可能永远不会结束（参见 Stark's，1999，有关治疗张力的迷人表达）。

随着时间的推移，每个治疗师都会印象深刻地发现，与回避进入旧有个人图式的人谈话是多么的困难！精神分析的助人方法有一个共同的治疗方向，它假设，在亲密的、高度个人化的、情感丰富的治疗关系中，双方慢慢意识到病人无意识假设的性质，帮助病人越过它们获得看待世界和处理事物的新方法。Young-Breuhl 和 Bethelard（2000）描写了"养育"的重要性，被一个全心全意的他人亲切地、个别地照顾，生成了改变的可能性和意愿。从弗洛伊德开始，许多精神分析师认为，爱在心理治疗康复中起着重要作用（例如，Bergmann，1982；Fine，1971；I. Hoffman，1998；Kristeva，1987；Lothane，1987；Shaw，2003），这里所说的爱更像是希腊人的**神对世人的爱（agape）**或是日本人的**儿童对母亲撒娇的特殊的依赖情感（amae）**（参见 Doi，1989），而不是在美国文化中普遍庆祝的浪漫的男女情爱。

　　约翰·鲍尔比开创了儿童依恋实验研究领域，玛格丽特·马勒提出了从早期的共生阶段中分离的概念；虽然与之同时代的大多数人认为他们偏离了弗洛伊德范式，但他们的工作却比其他批评者的工作对治疗实践产生了更多的影响。他们通过亲子观察来研究人类关系的努力，已经深深地促进了实验领域和理论领域的努力探索，同时也丰富了心理治疗的含义（参见，Fonagy，Gergely，Jurist，& Target，2002；Greenspan，1996）。例如，鲍尔比假设，以进化为基础的依恋，是情感调节器和探索世界的安全基地；这一观点让临床医生意识到，治疗关系本身比治疗师的解释更为重要。尽管心理动力学从业者对很多中肯的实证研究的漠视很明显，但他们却是依恋研究报告的热切读者，毫无疑问，这是因为关系是他们每天工作的媒介，根据每个病人的依恋模式调整自己是一个持续性的挑战。

　　随着我们对依恋了解的增多，我们对于为什么治疗师和病人之间亲密的情感联结在病人康复中起着关键性的作用有了新的理解方式。（参见，Meissner，1991）。我们天生是社会性动物，在关系矩阵中成熟，需要关系达到改变；这一点被广为接受的下述研究结果所证实，即与迄今为止研究过的治疗的其他方面相比较，病人和治疗师之间的联盟对治疗效果有着更多的影响（参见 Safran & Muran，2000）。奇怪的是，如此多的人认为精神分析治疗没有止境，是对一个人的童年经历在智力上的重处理，而实际上，它的一个核心假设关系到体验此时此地治疗关系的真实情感能力。

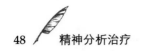

信　仰

　　我一直矛盾于是否写有关精神分析治疗中信仰的作用这样的内容，因为信仰（faith）是宗教和神学著作中非常根深蒂固的一个词，我担心读者看到这个词不舒服，从而产生被冒犯的感觉。此外，还因为很少有分析式思想家在精神分析理论的内容中写到信仰（重要的例外包括 Charles，2003；Eigen，1981；Fromm，1947；Kristeva，1987；D. Jones，1993）；相比我写的其他主题，我感觉自己似乎在心理治疗中信仰这一主题上的学术基础要薄弱一些。我曾考虑用信念（belief）代替信仰（faith），但是信念（belief）这个词对于我想要表达的现象来说太认知、太积极（完全不同的内涵和接受性）。"希望"（hope）一词是我的另一个明显的候选，它在精神分析著作中可能有更确定的位置（e. g., S. Cooper，2000；Mitchell，1993）；然而，与我所认为的精神分析敏感性包含的要素相比较，"希望"意味着更少对信仰的坚定，以及更多对某些特定东西的期望。

　　最终，"信仰"看起来是可以用来描绘我想在这里阐述的态度的唯一准确的词语（参见 Fowler，1981），尽管事实上很多例子可以说明精神分析从业者的治疗性信仰并非有神论者。宗教语言的确描述了体验的某些特定维度，而世俗的语言没有对此进行描述。弗洛伊德是一个理性主义的无神论者，但他在创建有关心理体验的理论时，选择 psyche（心理）一词而没有选择单词 mind（头脑）或 brain（大脑），绝非偶然，psyche 的最佳翻译为"soul"（精神）（参见 Bettelheim，1983）。所以经过考虑，我使用了这个单词，请那些即便没有宗教倾向的读者也注意到，在治疗中我们邀请病人做出某种信仰上的飞跃，并请他们部分地保留作为分析性治疗师的我们通常向其演示的信仰。

　　我所说的信仰（faith）是指在一个过程之中直觉水平上的信任，尽管怀疑、困惑、不确定、甚至绝望的时刻不可避免。正如 Lichtenberg（1998）和其他人所强调的，分析性治疗有一种重复指向真实性的自我复原机制。分析师们信任自己的治疗方案，因为他们已经亲身体验过。他们以一种类似于贵格会＊观察到的"期待的等待"的态度处理临床资料。分析师们不喜欢预言他们与每个病人的专业旅途将通向哪里；但是他们相信，治疗旅途将带领治疗师和病人进入一个领域，在那里，患者的诚实感、主观能动感、掌控感、自我聚合感、自尊感、情感耐受能力以及满足关系的能力将最终得到加强。在此过程中，治疗师了解到，个体寻求治疗的特定问题（例如，焦虑或抑郁或进食障碍）将会消失，亦或是问题的严重性将明显减轻。通常当来访者为了追求相关的、更进一步的目标（包括对将来问题的情绪上的预防）而决定继续留在治疗中时，靶症状会非常快地减轻，而更进一步的目标的意义将随着治疗过程的展开而逐渐加强。

　　通常，来访者最初设想的改变并不是实际发生的改变，这只是因为，实际发生的改变是来访者最初想象不到的。为了进入情绪上的新领域，来访者必须带着一种模仿来的信仰前行。如果从业者诚实推进工作，那么来访者最终将信任作为一个人的治疗师；同时，治疗师对来访者、合作关系和治疗过程的信仰也得到了例证。一个前来寻求治疗的女性可能想要学习怎样降低抑郁，相反她学会了表达以前没有系统描绘过的感情、在关系中为自己的利益而协商、识别可能让自己感觉抑郁的情境，理解了那些让她抑郁的情境和她特定的成长经历之间的联系，体会到她为超出自己控制能力的事情而责备自己的倾向，学会了控制那些以前不受她影响的事情，学会了心烦时安慰自己而不是斥责自己。随着治疗的进展，她逐渐丢掉了抑郁症中所有植物神经的、情感的和认知的症状。但更重要的是，她可能从没想象

　＊ Quakers 贵格会，是新教的一个派别，成立于 17 世纪的英国，因一名早期领袖的号诫"听到上帝的话而发抖"而得名。贵格会反对任何形式的战争和暴力，不尊敬任何人，也不要求别人尊敬自己，不起誓，反对洗礼和圣餐。主张任何人之间要像兄弟一样，主张和平主义和宗教自由。——译者注

到她真实的感觉可以达到现在这样的程度，而且这种感觉在她的情绪世界里变得更加稳固。

有时，人们来做治疗是希望能够帮他们摆脱某种人际关系，相反，他们发现自己学会了某些处事方式，能够让那种人际关系比之前想象得更令人满意。有时会发生相反的事情：人们来做治疗，希望能够挽救或促进某个关系，但最终发现，这么做的代价实在太大了，分开是他们唯一可接受的选择。治疗师的信仰不是依附于对某个特定结果的期待，而是依附于一种信念，即，如果两个人认真地努力工作，那么自然的成长过程将遵循它的自愈逻辑得以展开，而治疗之前这个成长过程曾被病人生活中的事故所阻碍而几近停滞。这种信仰认为，努力追求个人经验的真相，拥有其内在的治疗价值。

后现代以及其他学派的理论家们已经不再看重科学界所声称的"客观"、"理性"和努力发现"真相"的方式，而这一方式是启蒙运动时代的学者如弗洛伊德所希望的。但是，无论我们是否能找到有关任何事物的这个真相，我们都可以尝试着诚实地谈论它。正如 Edgar Levenson（1978，p.16）曾令人难忘地指出的那样，"获得的真相可能并不如获得真相的方式多，而后者才是治疗的实质。"情感上保持诚实，是来自分析性心理治疗的其他所有事情的源泉；在关系中才能逐渐接近情感诚实，所以关系的培养仍是心理治疗师的核心任务。我们可以在诸如防御的分析等自我心理学隐喻中讨论这个过程，也可以在自体心理学中诉诸于准确的共情来讨论，或是用关系学派用来讨论主观性的术语来讨论。我们可能对成功的治疗有这样的印象：在弗洛伊德的概念里这个人克服了压抑，在荣格的概念里他达到了个体化，而在比昂的思想里，他生存于理想化的终极现实 O 之中，或是成为了温尼科特所说的真我，或是达到了魏斯和萨姆森所说的放弃病理信念，或是具备了拉康所说的对后象征符号的简化。对于在何处进行明确的、头脑清晰的解释，不同的精神分析理论体系具有不同的观点，但他们却拥有寻找真相的共同的承诺。精神分析组织将信仰投注于这种寻找真相的努力上。

结　论

　　我希望我在前面的这些章节里不仅传达出了精神分析思想和实践的轮廓，而且传达出了精神分析思想与实践的基础。我尝试谈论了核心价值观、假设、信仰、气质倾向、解释偏好和情绪倾向，其中情绪倾向是心理动力目标心理治疗的特征。我也针对为何传统的特点经常不那么明显提供了一些反馈。最主要地，我讨论了精神分析工作方式的特色，它不是一套技术性的干预，而是从业者在多年沉浸于聆听病人、依照我概述的思想形式理解病人的过程中积累起来的知识体系。

　　还没有教科书涵盖这一领域，在写前面两章的内容时，我偶尔会想到来自精神分析传统内部和外部的批评之声，它们告诉我我已经超出了资料、或是严重曲解了材料、或是我将自己的敏感转嫁到这一学科上，而它们对学科的考虑非常不同。我能说的是那些对我而言是真实的内容。我时常乐于将许多人都有的、但是很少有人清晰表达出来的想法讲清楚，在本章中我尽了最大努力来讲述在精神分析传统中总是未被谈及、但又强大而热烈的暗流。

　　我深信，我所讨论的态度——好奇与敬畏、对复杂性的尊敬、共情式认同的倾向、对主观和情感的重视、对依恋的欣赏、信仰的能力——不仅仅是作为治疗敏感性的成分而值得珍视，而且可以成为当代生活中疏远、麻木的一种矫正。它们的反面——理智的被动状态、武断的简化、情感的疏远、客观化和漠然、个人的隔离和社会的混乱、以及存在主义的恐惧——经常被学者和社会评论家看作是我们为工业化的、消费导向的、科技先进的文化所付出的代价。不管一个人的心理治疗目标是什么，培养可以加强精神分析敏感性的重要态度（参见 Sass，1992），对于后现代的心灵是有助益的。

第 三 章

治疗师的准备

我认为，临床学家的核心任务是更好地认识他／她自己，这样才能够逐渐地以更深入、更有效的方式去体会他人的经验和感受。

这过程始于我们自身的不适，当我们发现自己在座椅上，不知怎的就被当成了"权威"：表面看起来我们掌控着什么，实际上仍没有开始理解正在发生的是什么。

——Marilyn Charles（付梓中）

尽管作为治疗师，我们第一次工作的体验可能非常不同，但焦虑的感觉是共通的。许多学生都描绘了一种令人不安的欺骗感，甚至有自己是冒充的心理治疗师的感觉；有人对新从业的专业人士的主观反应进行了实证研究，其中就描述了上述反应（e. g., Clance & Imes，1987）。新手们会担心，他／她们试图治疗的来访者会轻易发现，自己并不比来访者更加情绪健康、社会适应性强、独立、有智慧或心灵更自由。我们都该感到庆幸的是，没有任何证据指出一个人只有成为心理健康的楷模（或其他任何种类的楷模）才

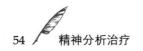

能在心理上帮助他人。训练运动员时，教练不必一定要是一个卓越的选手；同样，帮助来访者时，治疗师也不必一要更成熟、更正常、对生活更满意。事实上，以 Greenson（1967）的观察，即曾经经历过重大情绪困扰的人能成为更好的治疗师，这样的说法是有争议的。没体验过心灵上的痛苦和困扰的临床学家，面临的风险是与来访者在一起工作时感到共情不足。当然，如果一个治疗师和他／她的病人有相同的盲点，也会产生问题；但我们可以通过督导和个人体验解决这一问题。

　　许多新治疗师被一个疑惑所困扰：我能否像那些更有经验的治疗师那样行使自己的角色？这方面的安慰也是合情合理的。尽管大多数有经验的从业者认为随着时间的推移，自己会变得更有技术、更胜任这份工作；但是，人们对训练、经验和产出之间的关系进行了研究，得到的实证数据是形形色色的，极其复杂（参见 Bergin & Garfield，2000；Snyder & Ingram，1994）。初学者的热情与奉献精神能弥补许多随后将会被经验填充的空缺。并且，专门为心理治疗实践最初几年安排的督导与课堂讨论，能为新手治疗师提供充分的专业助益。Frieda Fromm-Reichmann 在 Chestnut Lodge* 工作时，曾尝试把那些最"没希望、无法治疗"的精神病患者指派给经验最少的治疗师，因为这些治疗师不知道这些人是没希望和无法治疗的，结果反而能有成效地帮助他们。

　　治疗师的角色本身蕴含了很多对病人有治疗效果的因素（我将在随后的章节里详细阐述），至少一个渴望把自己工作做好的治疗师会具备这些因素。很久以前，极具影响力的存在主义治疗师 James Bugental（1964）观察到我们学科的职业风险之一是，当我们逐渐掌握助人的艺术时，我们也逐渐为自己不能和以前的病人用发展得更好的治疗性自我工作而产生内疚和后悔之情。这是一个痛苦的悖论：从事我们这个职业的许多人都注定要永远在为经验不足而自我批评和为先前缺乏经验而感到懊悔这两种状态之间寻

---

　　* 位于美国马里兰州中部的精神病治疗与研究机构，1910 年初设。——译者注

找平衡。

　　如果有人以为新从业者在事业刚开始就能够有充分的准备，可以很好地适应治疗师的角色，这样的想法是值得怀疑的。就算一个人拥有足够信心，相信自己可以为他人提供某些帮助，他/她也不能确定谁将会走进自己的办公室；每个个体都是独一无二的，因此为下一个新来访者进行完全充分的准备是不可能的。（而且也没人想那么做，如果没有不同的病人带来的惊讶与挑战，心理治疗将会是枯燥和沉闷的差事。）当然，或许有一些注意事项能提高一个人在这样的角色中的信心和舒适感，就像分娩准备班可以提升一个人对于分娩这样一件无法精确预测、无法从情感上想象、只有发生了才晓得如何的事件的预备程度。在本章的前一部分，我将讨论一些新手较少察觉到的事项，或许可以帮助新手进入实践的过程变得容易一些。这部分包括一些观察与建议，旨在帮助新治疗师应对职业生涯早期通常会碰到的挑战。本章的后一部分，我会论述治疗师自己接受心理治疗是治疗别人的最好准备。

对定位的考虑

关于犯错误

　　对于刚开始从业的治疗师有个坏消息，那就是她/他一定会犯很多错误。而好消息就是，治疗师犯错误与外科医生、律师或工程师犯错不同。治疗师的大部分失误不会带来持久的伤害——至少，如果失误能尽快得到弥补的情况下是这样，这正是督导师的职责。事实上，错误（或来访者体验成治疗师犯的错误）是不可避免的，不论多有经验的治疗师都会犯错误。而且，在会话中讨论这些错误比（出于严格意义上的假设）"理想"的回应更具治疗作用（见 Safran, 1993）。并且，考虑到人们对很多重要事情是有冲突情感的，情况往往是不论治疗师做什么回应，都会令病人愿望和需要的某些部分受挫。治疗师如果能够真挚地尝试理解来访者，哪怕他／她的理解有误，也比传递一种信念——或更糟，劝说来访者相信——他们**确实已经**理解了来访者更有治疗效果。Edgar Levenson（1982，p. 5）引述 Harry Stack Sullivan 的话加以强调："上帝保佑我远离一个顺利的心理治疗，上帝保佑我远离一个聪明的治疗师！"

我有一个朋友，他因为通常会被诊断为精神分裂的症状出入精神专科医院数次。在回顾工作人员的哪些行为相对有帮助、哪些没帮助时，他强调即便在他精神问题最严重的阶段，他也能够分辨出"诚实的"错误和服务机构里的某些人为了操控或打发他而做的错误举动。人们不会为诚实的错误感到震惊或不悦，哪怕对于那些脆弱的、深陷痛苦之中的个体也是如此（他们清楚自己难以被他人理解），但是病人不会原谅那些恶意的操纵或缺乏关爱的错误。与思维上的错误相比，心灵上的错误会带来比大脑的错误多得多的毁灭性。用"为了你好"作借口来掩盖自私行为的做法尤其不可宽恕。为了表达"当我们试图从心理上理解别人时，我们总是会犯错"这个事实，Patrick Casement（2002）将他的新书命名为《从我们的错误中学习》。

我任教的研究生项目申请，竞争非常激烈。被录取的申请者们通常学术优异，并且他们中的许多人在工作中也称得上是典范。他们对于从老师那里获得 A 的成绩和督导师的称赞已经习以为常。他们倾向于更加完美，他们的追求完美几乎未曾受到过严肃的质疑。但在助人的专业领域，如通常的生活一样，对完美的追求其实是——借用一句圣经短语——陷阱和幻觉。在试图帮助他人的时候，不同的方式只有较好和较差的区别，而且即使是最好的干预方式也各有利弊和正负两面的影响。几乎所有的心理治疗技巧都是一种平衡。比如说：如果治疗师决定不回答来访者的问题，以便探索他／她为什么会问这个问题，可能会令来访者主观体验中的某一重要方面得以明晰，然而也可能并非有意地令来访者觉得，这个问题本身、以及来访者问这个问题的意识与推理是"有问题的"；选择回答问题可能会让来访者感到受到尊重，但其代价是不能了解来访者对什么的关注激发了这个问题。

尽管仍然有一些心理动力心理治疗的教师坚持认为有"正确"做心理治疗的方法，但实证数据以及你我身边的个体身上蕴含的多样性表明：有多种不同的、同等有效的方法可以促进心理治疗这个复杂过程，在这样的过程里人们对自己更加诚实、症状减少和自我损害减少，变得更有效能感。某个人的错误可能是另一个人治疗效果的巧妙之处。

Jonathan Slavin（1994）指出，对于新手治疗师来说，更多采取僵化的风格而不是采取他们自身的人格和态度决定的风格进行治疗是多么有吸引力。对于他供职的大学诊所里的那些实习生，他写道：

> 他们非常聪明、好学，但没有真正读懂精神分析技术文献；通常，他们持着一种有益的怀疑态度，怀疑自己听来的精神分析标准方法……尤其是……保持距离、冰冷、匿名、中立的概念，他们假定这些概念就是精神分析姿态的特征。
>
> 因此，当他们开始与病人工作时表现出的反差更让人震惊：他们突然变得刻板地遵守一大堆的规则、关于规则的假设，一些做法与举动恰恰是他们先前所质疑和反感的。（p.255）

他总结道，这份突如其来的遵守一系列规矩的内在压力或许折射出了一种对体验的反应：他们在情感上受到病人情感和移情的影响比自己预期的要大。换句话说，僵化的咨询方法的吸引力在于，它也许能够帮助治疗师防御焦虑感，这焦虑感产生于来访者的材料所激起的自身冲突——尤其是害怕自己会在来访者面前见诸行动。但隐晦微细的行动化是不可避免的，没有什么规则或惯例能令治疗师避开它们，习惯这个事实需要一段时间。而且，在这些行动化里蕴含着绝佳的素材，能大大地丰富治疗的过程。

有些人可能来自学习和实践上有明确的"正确答案"的领域，他们很难将自己的身份转化为学习一门**艺术**的学生。不管治疗师与病人的工作进行得多好，一些督导师仍会提示如果采取另一种干预方式，就能与来访者的感受贴合得稍微紧密一点，就可以涉及更多情感，或可以分担自恋创伤，或令

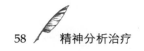

病人与治疗师免于步入当下所感受到的窘境。当一个人被反复地（哪怕是恰当地）告知他／她本可以做得更好时，保持自尊就会变得很难，但这是学习一门技艺的必经之路。

　　一种新手治疗师尝试抵挡训练带给他们的自恋损伤的方式是，他们变得在意识形态上认定存在某种"最好的"或"真正的"心理治疗。他们可能会抓住一位对于治疗中的干预谁对谁错坚持己见的督导师，或成为某种特定治疗观念的信徒，或变成他们自己的治疗师奴仆般的效仿者。只要他们能让时间和经验软化掉这些僵硬的部分，这种倾向应该就不会产生什么严重的问题。这种策略能让他们沉浸在这些特定观念的智慧里面，从这种专注于他们已经沉浸于其中的特定学说中，他们可以在日后充满自信地形成治疗的个人风格；他们深入地理解这些观念后，能够基于经验阐明其中的强项与短处。也就是说，学习心理治疗也像学习其他科目一样，首先学一种技艺，然后才是学习一门艺术。这是事实，人们不必为此感到羞耻。

　　也许，学习这门技艺的一个较好的方法是：首先学习已经得到实证检验、明晰阐述了的精神分析取向的心理治疗；对于那些只有很少作为来访者被治疗的经验的治疗师尤其如此。我的同事 Mark Hilsenroth 推荐 Lester Luborsky（1984）和 Howard Book（1997）的著作，他们对治疗过程中关于核心冲突关系的主题有翔实的研究。这些著作对于讲授解释什么内容，怎样有效地解释非常有帮助。在本书附录中，我列出一份有注释的精神分析参考文献索引，应该会对新入门的从业者有更多帮助。

　　对于我们当中有对抗倾向和轻微自负特点的从业者，当我们持续不断地被要求察觉自己作为一个治疗师的短处时，我们会把这当成是对自己的侵犯，会采取一种不同的适应方式；也就是说，这时候我们会在心里固守我们自己认为的病人的需要是什么，而不认同督导师、老师、治疗师以及教科书上提出的观点。对权威的怀疑精神有很多值得举荐的地方，且它们常常能激发出创造性思维。应用于心理治疗领域，这种挑战的态度至少有两点好处。首先，治疗师和来访者有着直接的接触，哪怕他是新手，有时也会比局外人对来访者有更贴切的感觉，这一点是即便拥有丰富的临床经验的外人也无法取代的。有时，一个有天赋的初学者对他／她的病人的直觉感受要比督导师给出的不着边际的推论更加准确。学会相信自己的内心是心理治疗师成熟的关键之一。其次，不套用那些来自他人的说法，而是用自己的内心去工作，新手治疗师能更切身地感受到他们自己和他们所作的干预是整合的。这个人的临床风格因此会更值得信赖、自然、自发而不是借来的、违背自身性格的、僵化呆板的。

　　然而，也至少有两个显著的劣势，令上述的立场不那么吸引人。最明显也最情绪化的问题是治疗师无法避免地会陷入自卑当中。当我开始做心理治疗时，通过做一些其他不同的做法和了解应用正统规则很困难的原因，我一次又一次地发现那些经过普遍验证的实践背后所蕴藏的智慧。我对Theodor Reik（1948）的说法非常有共鸣：

　　直到现在，在经历了37年的精神分析实践与理论训练之后，我才敢于著书论述关于治疗技术的内容，我的两个独特的性格特质必然地阻止了我更早地出版本作。第一个特质是我无法从别人的错误中得到学习。所有的智慧箴言、所有的劝诫和警告对我都不起作用。如果我要从别人的错误中学习，我必须犯同样的错误，随后才或许能够改正它们。第二个特质与上述提到的我心灵的愚钝和智力的顽固相呼应：我也几乎无法从自己的错误中学习，除非我重复地犯了多次。（p.xii）

　　第二个劣势是，这种"当事人懂得比更有经验的长者更多"的立场，虽然包含一些个体的独创性，却也和专业伦理以及风险管理的实践相冲突，这种情况下特立独行的举动对病人和治疗师都是灾难性的。有一些行为会带来违反边界的问题，比如说，出于某种良好意图做出的举动可能会带来意想不到的严重后果。一个处于依赖的理想化状态的来访者，劝说治疗师相信降低他／她的痛苦唯一可能的方法是一个拥抱，但我们也知道随后来访者会在他／她处于愤怒的贬低状态时，投诉治疗师违背伦理，指控治疗师通过拥

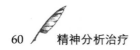
抱诱惑他 / 她。尽管我通常会建议新手治疗师，如果他们深信自己的做法能
够帮到他人，就相信自己的直觉、抛弃教条；但在关乎伦理实践的领域，不
遵从既往者的经验教训是莽撞蛮干的行径。在第 7 章我将讨论一些更危险
的情景。

做你自己

心理治疗师是有着很大特权的角色，相应地也责任重大。但是，成为
这个角色和扮演这个角色不是一回事。即使那些最经典、最"正统"的精
神分析治疗技术的作者（e. g., Eissler，1953；Fenichel，1941；Freud，1914；
Sterba，1934；Strachey，1934），不管他们如何强调中立、节制的价值，也
没打算说服治疗师消除自己人格本身的温暖，变成类似机器人的人。早在
1941 年，Fenichel 就描述了当他的许多受分析者为他的自然状态和自发性
感到惊讶时，他自己的窘迫之情。另一位正统领域的标志性人物，Glover
（1955）倡导一种放松、直爽的治疗态度，并抨击那些把'所有的安排（例如，
关于时间和费用）都完全是为了病人的利益而设立'作为借口的同行。

人为做作、故作姿态在精神分析取向的心理治疗里没有立足之地，主要
是因为这与精神分析心理治疗努力培养毫不畏缩的情感上的诚实目标不一
致。人们在新的角色里感到紧张焦虑是很自然的反应，用自己惯常的人格
面具去掩饰焦虑感是非常正常的防御，但作为心理治疗师，这样的防御会变
成阻碍。或许对这份焦虑最好的化解方法是，认识到精神分析心理治疗并
不要求一个人智力超群、或精于世故、或对技术文献掌握得滚瓜烂熟。精
神分析心理治疗里最基本的要素是治疗师真挚的希望帮助他人的愿望，以
及没有防御的好奇心。

学习实践心理治疗时最有价值的事情之一是，学会如何将个人的特质
与治疗师的角色整合在一起。任何一位拜访过很多治疗师办公室的人都会
对他们办公室风格的多样性印象深刻，每一个临床办公室都足够专业，同时
又独具个性。每个治疗师不仅在如何装修装饰自己的办公室上差异很大，

而且在他们的穿着，咨询时与病人的距离，与病人保持目光接触还是努力避免让病人觉得被审视，是否在咨询中做记录，第一次访谈时询问历史信息的详细程度，如何介绍自己的取消咨询制度，如何处理账务，如何告诉病人时间到了……等等众多方面都非常不同。在心理治疗领域，做这些事情没有某一种正确的方法，只有适合每一位特定从业者的方法。有些时候一个督导师会介绍他／她自己是怎样治疗的，并把这当成是标准做法；但这样的原型有时候只意味着这种做法适合这位督导师的人格特点、个人偏好以及当时的情景。

即使在大部分新手治疗师所处的工作环境下——具体来说，就是一系列没有窗户、很小的治疗室，里面摆放两张椅子、一个钟、一盒纸巾，由诊所设定付费的标准、由管理者指定来访者——仍然是属于治疗师的个人空间。我们已经深知治疗关系在情感修复上起到的核心作用，我们更应该明确地认识到，临床工作者在放松状态下的工作会更有成效，这种状态下他们独特的人格特质能够成为一种治疗工具。治疗师在情感上越真实，病人就越能不感到羞耻地开放自己。干预会随之变得顺畅，与此同时，治疗师基本的人文关怀会帮助他／她度过难关。

我需要强调的是，做我们自己并不代表透露个人信息或漫无章法地提建议。新手治疗师往往会为自己突然地、自发地对来访者的某个问题感到的同情而震惊（同时批评自己是"过度认同"了）——因为他们本身也经历过非常相像的挑战。我在心理治疗工作的早期，必须压制自己脱口而出的"我完全了解你的感受！"——特别是病人描述的是一些很罕见的生活经历，但刚好我也经历过的时候。当面对我曾经面对且成功解决了的困难的时候，不去推销自己的解决方案是非常困难的；当病人描述的冲突恰是一个我仍然饱受困扰、没有解决的问题时，不承认我自己的不足也很难。但是我们应该持续提醒自己，对于严重的情感困扰，那些有相似经历的人提出的建议和同情如果真的能起作用的话，就没人需要心理治疗师了。好的建议、温暖的认同往往是不乏供应的；大多数前来接受治疗的人是因为他们已经尝

试了这些资源，却没有用。

如何从督导中得到最大的收获

　　心理治疗师的培训机构对于受训者有多大的权限选择督导师，有着非常大的不同。研究生项目的管理者通常把学生指派给本院系的教师做督导（在我看来这样的安排是有问题的，因为教师同时负责在学术和学业上进行评估，这种情况下学生很难做到完全坦诚开放）；或介绍他们到有限的几个挑选出来的"领域内"治疗师那里。精神分析取向的机构及其他研究生水平培训项目通常会提供更多的选择。对于有条件的读者，在这个非常关键的督导领域拥有一定的自主权，我建议你选择一位至少能让你感到安全的督导师。如果治疗师不能开诚布公地讨论在治疗时间内发生了什么，以及他／她对来访者的感受如何的话，督导会变成一种空洞的仪式。（对督导过程中心理因素的书籍感兴趣的话，可以看 Frawley-O'Dea & Sarnat，2001；S. Gill，2002；Rock，1997。）

　　尤其是在接受训练的早期，找一位不会让你感到害怕的督导师，而不是花费时间与某个非常出色的、或很有名的、或在业内有影响力的督导师工作，是非常重要的。即使是和一位非常有支持性的导师在一起工作，对于一个新手治疗师而言，在督导师面前非常坦诚是很困难的；就像治疗刚开始时，病人也很难展开自由联想一样。如果新手治疗师不能安全舒适地向督导师如实报告自己在治疗中说了什么、做了什么，那么他们应该尝试和督导师讨论他／她为什么感到难以展示自己的工作中的缺点和不足。如果问题仍然持续存在的话，接受督导者则需要考虑换一位督导师。大部分学习心理治疗的学生都有强烈的自我批评特质，他们会事后对自己的反应感到不满，有些时候这种特质让他们在一个不起作用的督导关系中停留过长时间。

　　督导师如同治疗师一样，有很大的差异性和独特性。大多数有经验的心理治疗的教师很好地将自己的个性特质和工作整合在了一起，形成了自己的风格和方式。如果接受督导者感到和某位有自己工作方法的专业人士

"匹配良好"（参见，Escalona，1968），督导会变成一个兼具支持、刺激、挑战的滋养过程。多年以来，我的学生们向我分享他们的受训经历，我发现如果一个督导师无法区分督导和治疗的区别，这样的督导最可能使新手治疗师陷入督导的死胡同。在更高阶的督导里，对反移情反应做深入的工作是非常有价值的体验；但在一个人接受训练的早期，过分地在个人探索上施压是不必要的。如果督导师持续不断地偏向探究治疗师的心理，特别是以教学为借口，只会进一步强化治疗师的不确定感，而不能提供一种从事这份工作必需的基本自信。

可以想象出一幅这类督导的精神分析版的讽刺画，督导师再三询问在治疗中治疗师可能的潜意识态度（"你对你病人的症状感受如何？这是否让你想到你的生活里的某人？"）。如果让这类问题取代那些本可以帮助新手治疗师形成帮助来访者的基本方法的信息，督导带来的害处就多过益处，哪怕这个过程中受训者学习到了某些关于他／她自己的内心情况。被这种好似治疗的督导折磨的学生倾向于转变成慢性的自我怀疑、脱节、情绪低落，并且通常他们要花很长的时间才能从这种类型的督导中解脱出来，因为他们持续地发现例证，证明他们的确需要做更多的自我反思。督导师做出的关于被督导者心理情况每一个观察、每一丝真相都被他们当成证据，说明自己必须继续接受这个督导，直到他们自己被"治愈"。

非精神分析取向的督导也可能有相似的失误。在我受训的一个阶段，我按照合同接受一位自称罗杰斯取向的治疗师的督导，她是一位优秀的诊断医师。但结果我发现，她不是一个很好的督导师。我与她的第一次督导就像这个样子：

　　我：我很难找到一种方法来喜欢这个病人。

　　督导：你对这个女人很难产生温暖的感觉。

　　我：是的，我甚至感到自己生她的气。

　　督导：你感到生气！

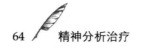

　　　我：我需要你帮助我理解她，这样我才能共情她。

　督导：你真的希望得到帮助。

　　　我：你听了她的成长史和病史。你是怎么理解她的问题的？

　督导：你希望我可以告诉你如何理解她。

　　　我：是的，她让我非常有挫折感。

　督导：你感到非常有挫折感。

　　　我：现在我开始对**你**感到受挫了——你只是在重复。我已经知道我的
　　　　　感受，我希望找到一种感觉不同的方式。

　督导：现在你对**我**感到生气了。

　　一点儿也不意外，我炒了这位督导师，找到另一位更愿意教我如何和这样的我正在治疗的能够激发治疗师痛苦的负性反移情的病人工作的督导师。这位从业者反映式的工作方式也可能能够帮助到那些对情感镜映有更强烈需要的人，这不是不可能的事，但我更倾向于相信她这样的人本的、来访者中心的惯常做法，是对一个富有同情心的罗杰斯主义治疗师的拙劣模仿，展现了她本人作为一个督导师的不足。不管怎么说，我们互相非常不匹配，如果我继续和她工作，我很怀疑我能学到什么有用的东西。相反，我为了应对我的困难病人而求助的下一位督导师是一个接受精神分析训练的社工，他听到我的描述后的第一反应是，"这简直是一个无法进行工作的病人！"——这是一个更加真实、更加平等的共情表达。我们一起富有成果地工作了若干年，逐渐地我开始喜欢我的这位病人，我和她的治疗从来没有变"简单"，但她最终从治疗中得到了明显的收获。

　　对于那些在受训项目里面，没有权利选择或者更换督导师的读者来说，前景比较暗淡，但绝非无望。如果治疗师非常幸运，被指派给一位他／她感觉有"好的化学反应"的督导师，那么督导过程将不仅是愉快的，还是极其有用的。如果受训者被指派给某个不合拍的督导师，他／她则应在这样的劣势里寻求最好的应对。这种情势并不轻松，但是"直面逆境、锻造性格"这

样的说法不只是一句合理化的套话。具体来说，寻找到一种方式从你明显感觉不认同或不舒服或不尊敬的人身上学习的能力，是一项极具价值的生活技术。没有哪个督导师是你无法从中学到任何有用的东西的。（即使是我先前那位机器人似的罗杰斯主义治疗师也教给我在督导的时候不要做什么。）一个人可以满心愤恨地认为自己的督导师应该做得更好，并因此感到理直气壮，但这于解决问题无益。使自己适应实际工作对象的局限是一个心智逐渐成熟的过程，人会慢慢地接纳这样的事实，即这个世界由真实的人类构成，而不像幻想的那样由充满智慧的家长所掌控。

Mark Hilsenroth（私人交流，2003 年 8 月 19 日）告诉他的学生，帮助督导师提供有效果的督导的最好方法之一是问，"能否举一个例子，这个情况下我可以怎么说（或做）？"这样追求确切、实在的努力对做出模糊的论断的督导师格外有效，比如他／她们会说"当时你应该解释一下阻抗"、"你需要让她思考自己的全能感"或"你必须令那个症状与自我分离"。帮助一个督导师在他／她的角色里更有效率和帮助一个病人变得更好其实没有太大的差别。这需要你愿意对督导师优秀的一面给予真诚的反馈，同时也委婉、适时地提醒督导师注意自己表现不好的一面。

对于新手，挑战最大的问题可能出现在对于某个具体的临床判断，你和督导师的意见明显不同的情境下。在美国，督导师要对受训的学生负有法律责任；也对经过多年训练、拥有执业资格，自愿雇用督导师的治疗师负有重大责任。因此，从伦理的角度需要治疗师遵从督导师的判断。在这样赤裸裸的现实中，产生的问题就是，治疗师基于自己对某个特定病人的切身体验，确信督导师给了个坏建议。在这种情景下，督导师的建议不会被诚心实意地执行。如果缺乏诚心，无论治疗干预在理论上看起来多么合适，也不可能有实际的工作效果。

在这种令人痛苦的情况下，一个人首先需要应对的应该是说出自己的担忧，并且尝试去说服督导或者准备被督导说服。然而，有时候想要讨论不同想法反而不可避免地会使双方的争执更加明显起来。我记得我曾经和一位心理学家遇到过这种问题，当时他督导我的一个边缘型问题的女病人，女病人带有几分武断地取消了最后两次治疗。我的督导坚决认为我应该给病人写封信，告诉病人她的行为是一种控制并且是不能接受的。我则认为这样的信会让病人感到被批评和看不起，这是对于任何可能使得她来赴约更加困难的恐惧不够敏感。督导师确信命名病人的控制行为将会促使她回到治疗来，而我认为那样做无异于使我们的治疗关系彻底终结。（后来我了解到，这种两个专业人士之间似乎不可避免的分歧，尤其是他们各自认为自己是完全正确的对方是完全错误的时候，是一个和边缘型病理结构相关的典型的反移情现象。）这位督导师的强势和固执己见很像我的父亲，我一直很害怕父亲的拒绝，而且我用了一种不成熟的方式来处理我的不舒服：我按照他的意思写了一封信，给他看了，但是没有邮寄出去。

这种非主流行为是一种退行的象征，对于一位还在接受培训的治疗师来说这种退行现象很容易发生。有时候，作为学生，很难从情感上坚持成人感：有太多东西需要学习了，在很多情况下，权威人士会提请治疗师注意到自己的不足、害怕依恋的病人会在会谈中贬低治疗师、还有很多情况使得治疗师为自己的错误和疏忽而感到羞愧。而且，训练项目中的候选人通常会在自己的个人治疗中减弱他们习以为常的防御，使得他们感觉有些稚嫩和脆弱。他们在自己的治疗师那里被鼓励退行是非常正常的，而有时候这种退行会渗透到其他领域。尽管所有这些因素都会导致婴儿化，但我想强调的是，作为学生保持成人感和个人的自主性是可能的，而且，一个人越是能够将作为结构上的从属角色和被"退化"的孩子的情感位置区分开来，效果就会越好。

大多数督导师都愿意与成熟的、为自己行为负责的治疗师一起工作，当这些治疗师发现自己和权威观点不同的时候，可以表达自己的不同意见而不采取对抗的态度。我渐渐了解到"我曾经以这种回避的方式和我的督导工作，后来我意识到我的移情反应已经伤害了他；和我称赞他的时候相比，他给我更多的是思想上的回应（而不是情感上的）。最终，当我鼓足勇气去坦率而直接地表达我的不同意见的时候，他变得的确有些挑剔但却更加尊重，而且，比起我表面的顺从和掩藏着反抗的跟他进行督导来，我们的督导实际上变得更加富有成效。

从我个人作为督导的经验来看，当被督导者带着很强的防御跟我督导的时候，我能够感觉到她／他的内心状态，就好像如果我们处于不一致状态的时候，就没有共同找到解决方法的空间一样。在这种情况下，督导氛围就会非常微妙地变成弥漫着 Benjamin（1995）所说的"去做"的口气。有时候，直到几个月后，学生才有勇气告诉我，我一直在反复强调某些不必要的东西，或者当他想要情感帮助的时候我却在给他讲理论，或者给了他一些他心里不太认可的建议，那个时候我对于被浪费的时间而感到恼怒。同时我意识到被督导者采取的是防御性的适应风格而不是我能够轻易识别出的对认可的需要，我也会有一些我认为在督导中间并非少见的本能水平的自恋反应。然而，当我知道到我可以容忍自己去了解自己的缺点，而我了解到的自己的缺点又促使我变得更真诚时，我的自尊切切实实地受到了支持；而当被督导者因为觉得我不能容忍被质疑而将怀疑隐藏在顺从下面时，我内心则会因为病态的自恋而受到审判。（事实上，在后面的情形下，是我受到了照顾，而我的防御反应就像一种诱惑，使得我颠倒了督导中的动力，对待被督导者更像对待小孩子而不像对待成人一样对待他。）和心理治疗一样，如果督导不能在双方都很诚实的氛围中进行，精神分析督导就会变得一塌糊涂。因为对督导的移情可能非常强烈，被督导者要提出一点批评可能需要很强大的道德勇气，但是有机会领略一位权威人士非常优雅地对消极反馈做出回应，还是值得的。

然而，还有一种可能，就是督导师不但是"错了"，而且还因为特别防御而不能本着共同解决问题的精神找到一个解决争议的方法。我的一位同行（Thomas Arizmendi，私人交流，2001 年 12 月 15 日）记得，在他做实习医生的时候，他的督导给过他非常愚蠢的建议，并且把他的不同意见看作是他忽视了一些非常明显的心理动力标准的关注的证据。当时，他正在一家诊所治疗一个有攻击和冲动行为的 8 岁男孩，那诊所坐落在一条非常繁华的城市街道上。在那次治疗中，那个男孩非常生气地离开了治疗室，我的同事非常担心病人的安全，就在后面跟着他。他向督导师汇报到这一点时，督导师就告诉他说，作为治疗师是永远不应该离开治疗室这个"容器"的，他应该就在治疗室里，至于那个孩子是否回来，什么时候回来是病人自己的事情。当我的同行争辩说那个孩子可能会遇到车祸时，督导师只是变得更加坚持认为"治疗原则"要求治疗师在治疗室里等待病人。他听从了督导师非常自信的建议，在下一次治疗中，当他的病人跑出去以后他留在了治疗室而没有跟出去，但是他却被焦虑淹没了。他和诊所主任就这一点进行了讨论，那位主任对于这样的建议感到非常害怕，他通过跟督导师讨论而最终解决了该问题。幸运地是，我同事的病人在他留在办公室里的那天没有受到伤害，但他之后还会对自己勉强同意督导的意见不寒而栗，同时他也应为碰到了一位可以帮他呼吁的人而感到幸运。

因为听到了太多类似的故事，我将不会拒绝作为治疗师的个人选择权，自己决定做什么而不是只遵从督导师的指导，尤其是在我们根本没有时间获得第二个选择的紧迫的临床情境下。尤其是那些营业额和经济方面压力比较大的机构，可能没有经济能力聘请高水平的督导师，他们的新手治疗师可能是比他们的督导受到的培训还要好，或者比他们还有天分。但是治疗师挑战督导师会有以下两个方面的风险：（1）督导师实际上是正确的，或者（2）无论督导师的方式是否有用，治疗师的愿望都会失败。接下来，由于自己的独立而引发的损失你根本没有地方去诉说。正像对于不公正的法律，非暴力反抗是一种受到尊重的反应，不顺从糟糕的督导也是一个合理的反应。但是在所有情况下，一个人必须要做好承担坚持自己立场的后果。以修订完善法律规则的名义从事非暴力反抗时，人就要准备好为他们造福于人的信仰冒被逮捕的风险，同样，一个不服从权威的被督导者也要愿意承担与督导师建议相反的行为后果。在我起草本章内容之初，我过去带领过的咨询小组的成员——三个临床医师回忆起了他们本人在咨询机构从事专业服务的早期经验，在那期间，他们的督导曾经要求他们做些什么，他们在有着强有力的道德证据的基础上拒绝了，结果他们或者被从原来的职位上免职或者辞职离开了。

对于新手治疗师来说，处理这个问题就像逆水行舟。一个人从有经验的同事那里得到的帮助越多越好。一个人希望信任指导者的判断是很自然的愿望，再加上被精神分析这一行吸引的大多数人都有自我怀疑倾向，这两个因素就会使得新手治疗师在自己的判断足以反对督导师的时候表现出顺从，就像我的同事一样。对自己的"俄狄浦斯叛逆"或者"对立"进行分析的倾向可能会使一个人决定做什么变得更复杂；初学者往往会担心他们的独立思考可能反映了一种潜意识中的凶险动力。当然，避免治疗师的成熟、健康反应被未觉察的动力损坏的最保险方法，乃是治疗师最大程度的自我了解。这就引出了我们的下一个主题。

治疗师的心理治疗

我们了解一个人越多，能帮他越多。正是因为这个原因还有其他原因，精神分析治疗师一直都在强调营造一个氛围的重要性，在那个氛围内，病人暴露他们最恼人的秘密时也能感到安全。病人觉得治疗师越理解他，他们那最恐惧、最憎恨、最羞耻的个人体验——无论是内心深处的还是现实生活中的——就越有可能在治疗关系中暴露，并且去改正能够改正的，去接纳不能改变的。向我们的病人传达出我们能够听到他们可能认为难以形容的内容，有助于让他们从情感上感觉到我们"在那儿"。

可能一个治疗师带给来访者最具破坏性的影响就是轻蔑。潜意识的轻蔑尤其具有毁灭性，因为它往往使得治疗师不小心滑到自己努力做到的温暖和接纳的界限以外，因为它来自于自己认为是支持性人物的蔑视，所以更加具有毁灭性。分析学派学者们（e. g., A. P. Morrison, 1989；Nathanson,

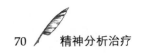

1987；Wurmser，1981）很久以前就指出：轻蔑态度的作用就是对羞耻的防御。
当我们为从来访者那里看到的我们自己的某些方面感到羞耻的时候，无论
我们如何自我强调说我们应该努力去做的是传递无条件积极关注，但这种
微妙的轻蔑，我们是不可能不传递给来访者的。没有来访者能够轻易忽视
或者容忍治疗师的轻视。然而，当我们需要防止自己因为意识到病人的问
题与我们自己的问题没什么太大差别而感到不安的时候，蔑视是不可避免
的反应。即使是非常明显的精神病性的病人，他们看起来跟我们几乎没有
明显的相同之处，也会激起治疗师无意识地认同防御性的贬低。

　　确保心理治疗不是在一种傲慢氛围中进行的传统惯例就是，治疗师要
进行自己的心理治疗或者精神分析。这个思想过去已经被如此广泛地接
受——无论是在精神分析业内还是业外——以至于它在心理治疗领域几乎
是不必强调说明的一点。人本主义治疗师认为深入地了解和处理自己的深
层情感将会加深自己能够提供治疗的深度。很多家庭系统从业者在培训过
程中建议"对某人的原生家庭进行工作"。但是随着认知行为治疗和生物精
神病学的崛起，一个非常不同的假设被提出了；也就是，一个人必须精通一
套已经被证明具有短期"实证"效果的技术，并按照指南中描述的干预方法
去解决问题。为了说明认知行为治疗和建立在关系和寻求理解的协作基础
上的治疗是根本不同的，Louis Berger（2002）称这些方法为"技术治疗"。因
为年轻人特别想成为治疗师，他们正与日俱增地被通过这种技术心态而介
绍到这个领域中来，尤其是在大学的心理学系和医学院；在这种情况下，向
心理动力性从业者提供有力而可信的原因，以说明"无论他们生活中是否有
一些可以确诊为障碍的严重问题，心理治疗师都应该进行经典而持久的治
疗"非常重要。

　　欧文·亚隆（Irvin Yalom，2002）最近也这样做了。在一本书中，他以"一
封给新一代治疗师及其病人的公开信"为题对此问题进行了说明*。在阐明了

---

* 中文版同由"万千心理"翻译出版。——译者注

治疗师最有价值的工具是治疗师本人之后，他总结道：

> 治疗师必须熟悉自己的短处并能够共情全人类所有的愿望和冲动。个人治疗能够使正在学习的治疗师坐在来访者的位置上体验到治疗过程中的很多方面：理想化治疗师的倾向、对依赖的渴望、对关心和关注的倾听者的感激、治疗师所给予的力量。年轻的治疗师必须修通他们自己的神经症问题；他们必须学会接纳的反馈、觉察自己的盲点、向别人看他们那样看自己；他们必须能够识别他们带给别人的影响并学会如何提供精确地反馈。最后，心理治疗是一项对心理方面要求很高的事业，治疗师必须不断发展他们应对这个职业固有的职业危险的意识和内部力量。

我同意亚隆的观点，但我还是应该强调一些职业要求。我认识一些非常有天分、且天生具有共情能力的治疗师，他们没有做过个人治疗，但好像也能非常有效地从事心理治疗工作。他们往往拥有支持性的父母和与生俱来的共情的人格特点。我还碰到过一些治疗效果平平的从业者，他们好像从他们自己在躺椅上被分析的过程中获益很少，或者是因为他们和他们的治疗师不匹配，或者是因为他们是以完全理智的方式参加"精神分析培训"的，或者是因为他们顺从了培训机构的规则而没有作为一个痛苦于明显的心理病理问题的来访者同样的动机来参与分析或治疗。这些主张中的真理就是对分析师而言坚持所有的精神分析候选人都应该被分析是自私的（这样就给培训师创造了一大批病人，这个现象已经被一些评论员讽刺地将精神分析训练比作金字塔骗局）。把个人分析的功能比作是社会化过程也是正确的，这是一个进入一个独特的亚文化的启蒙，在这个亚文化圈中，人们共享的信念更多是思想意识形态的投注而不是科学的投注。

最近，很多主体间及其相关运动的分析师令人信服地争论说，无论我们如何"好地被分析"，我们都不能指望我们自己不受在治疗或分析中攻击我们的强大的心理力量的影响。近些年，有关完全客观、彻底地被分析的治疗师的假设已经被慢慢丢弃了。尽管弗洛伊德希望他的自我分析使得他自已对于病人疾病的情绪影响有了免疫力，有关他作为治疗师的行为的报告中却充满了看起来让人怀疑的无意识的见诸行动。我们这些不是由自己分析（像弗洛伊德那样）而是由其他人分析的人，尽管在抵御移情－反移情反应中没有取得更好的成绩，但是令我们感激的是，无论如何我们已经了解了治疗过程。因此，尽管弗洛伊德希望从业者能够通过个人治疗获得"分析性提升净化"，一个世纪以来我们对于诸如"主体间"和"中立"等概念理解基础之上的心理治疗经验和一些重要变化，使得我们不再怀疑'根本没有不受观察者需要影响的观察'这个现象，在临床工作中保持自己不受主体间情绪影响是不可能的。

尽管我认可这些现象，但我还想在这里说说经典精神分析，因为我相信尽管既是来访者又是治疗师的我们拥有作为人类的所有弱点，但是我们为了增强我们的理解能力和治疗范围的最好机会就是，尽可能深地了解和接纳我们自己。个人治疗可能不能给我们灌输"客观"，但是它可以最大限度地增强我们的观察能力，使我们很好地利用工作过程中不可避免地激起的动力。即使有所有这些危害和局限，个人治疗对我而言依旧是最好的走向成熟和共情式倾听的路径。可能这个证据对很多读者而言有些不证自明，但是考虑到这个时代的主旋律，我还是想在亚隆的基础上加上我的声音，提供一些关于认真对待这个历时已久的告诫的想法。

通常，我会建议治疗师做精神分析而不是心理治疗，那就意味着进行更高频率的会面、使用躺椅、对自由联想和梦进行工作，这比面对面的每周一次会谈要好，也就是说，如果没有妨碍分析的个人原因——如明显的边缘倾向、既有创伤史使得个体过于迷恋被虐待的角色、或者没办法解决的诸如缺钱或者没机会接触任何经过训练的分析师等现实问题——那就做个人分析。这个建议的经典理论基础是：高频治疗和躺椅的使用是和可分析的移情联系在一起的，移情现象会加剧治疗中的相遇，使得治疗师能够同调于病人强烈的移情反应和体验，无论治疗频率如何。有几项实证研究已经表明，分析频率的增加能够产生更快更深远的治疗进展（Freedman et al., 1999；Roth

& Fonagy，1996；Sandell et aL，2000；Seligman，1995，1996）。如果高强度的治疗不可能实现，那么每周一次的治疗依旧是有价值的，尤其是一个人动机水平高的时候。

当前，一些被某些经典治疗的专业评论家支持的保险公司已经成功定下了一个基调，即除每周一次（或更少的）以外的治疗必须由临床上的极端情境证明是必需的。持这个立场的基础很明显是商业利益而不是出于经验的或者临床的证据。不让公司利益损坏我们对于什么在临床上是有意义的理解是非常重要的。然而，即使是对于那些精神分析的热爱者而言，频率也不是一个简单问题。事实上，几十年来，这已经成为精神分析政策中一个棘手的问题。弗洛伊德最开始每周看病人6次，接下来由于实际的原因，发展成每周看病人5次，然后是4次。我并没有意识到弗洛伊德曾经抱怨说，伴随治疗频率的变化治疗活动有重大损失，尽管他没有指出，病人一天不来就会产生一小部分防御，在他每周6次的分析阶段，他提出"周一硬壳"的说法（意思是说，小数量的压抑就会使之前的开放生了外壳）。一些精神分析师培训项目要求最少一周两次的治疗；另一些培训机构则坚持要求每周四次或者更多。没有相关研究数据表明一周5次的分析效果好于一周4次或者3次，但有研究表明，一周3次的分析效果好于一周2次，一周2次的治疗好于一周1次（Sanddll et al，2000）。

适宜或者有效的治疗时长，几乎是与治疗频率类似的问题。没人知道"平均"病人（并不是真有这样的生物存在）在什么时候或者是否达到了受益减少的那个点，但是一些实证数据表明，对大多数人而言，两年是个标志，经过两年的治疗或分析后，人们将会取得非常明显的改善，临床症状减轻以外还会发生很多良好变化。（Freedman et aL 1999；Howard，Kopta. Krause，& Ohnsky，1986: howard. Lueger. Maling.& Martinobich，1993；Ilossard. Moras. Brill. Martinosich，& Lutz，1996；Kandera，Lunheri，& Andrews，1996；Prrrv，Hanon.& lanni，1999；Lueger，Lutz.& Howard，2000；Scligman，1995，1996）多数处于精神分析从业者训练课程中的人，一旦他们和自己的

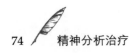

治疗师建立了良好的治疗联盟并且看到了治疗的好处时，都会选择在治疗中呆相当长的时间，以检验他们自己那些未曾在生活中给他们带来困扰、但在和病人一起工作的过程中可能会受到刺激或被唤起的各个方面。

在临床文献中，Frieda Frornm-Reichmann（1950）已经做了非常多有说服力的、全面的阐述，她认为治疗师应该接受分析。尽管她的书有些过时并且她的书是针对严格的精神病学读者的，但 Fromm-Reichmann 关于作为一名心理治疗师需要具备的品质的观点永远不会过时。她关于个人分析的基本原理包括四个方面。第一，治疗师的自我认知能够减少诸见诸行动的可能性而不是减少反移情反应的可能性（p.6）。第二，个人治疗可以增加治疗师拥有足够安全和满意的职业范围以外的生活的可能性，从而增强了倾听能力、降低了利用病人来满足自己的自恋的诱惑力、降低了依恋需要和性渴望（p.7）。第三，有效地治疗可以产生日益增强的自我尊重和现实的自尊，从而使得从业者能够没有防御地吸纳病人怀有敌意和贬低的交流，由此向病人展示出在面对挑衅的时候如何维护自尊（p. 16）。第四，熟悉自己的动力就使得识别他人身上的类似的过程成为可能（p.42）。

这些都是支持治疗师接受治疗的原因。然而，我认为弗洛姆·莱克曼遗漏了一些其他的原因，她并没有在文献中特别强调这些原因。最根本的原因是，治疗师能从内心深处了解**身处病人的角色**是什么样的感觉，对治疗师而言了解这一点非常重要。在弗洛姆·莱克曼撰写了教材几十年后，自体心理学家用一个很有说服力的案例说明了在治疗过程中共情的核心作用。对处于病人角色的某个人达到共情，其捷径是自己扮演那个角色。当我第一次走进分析师的办公室时，我震惊地注意到，尽管我在意识上认为见一位治疗师没有什么可羞耻的，但我仍然希望没人注意到我进入了咨询室。再多的知识体系都不能让我们做好准备，以面对自己伴随求助者这一角色的脆弱感及暴露感。与成为一个来访者伴随而来的还有依赖感；不管是其性质的积极方面还是消极方面，我们都不能间接地体验到。采纳病人角色为我们的共情提供了最好的基础，即使我们自己的核心动力学系统基本不同于我们的来访者所需要处理的。而且这是对轻视的最好预防。

　　同样重要的是，心理治疗的经验让我们了解到它的工作模式是如何起作用的，这是任何教科书都无法替代的。分析协会的候选人一致评论说，在他们自己的培训中，他们所接受的个人分析给予了他们最丰富的知识资源，让他们了解到如何做敏感的治疗（他们往往提到，督导经历在其受训过程最有价值的部分中排在第二位；课程学习排在靠后的第三位）。"我知道要说些什么，因为我知道在同样的情境下什么帮助到了我"，这种评论可以经常从获益于个人治疗的治疗师那里听到。他们报告说，回顾自己被帮助的经历，可以降低他们做这项工作的焦虑，减少他们的欺骗性感觉，允许他们更连续地处于 Csikszentmihalyi（1990）所说的"流动"状态。如果读者对更加深入讨论这种现象感兴趣，那么不要错过 Tessman 引人入胜的质性研究"**分析师的内在分析师**"（The Analyst's Analyst Within，2003）。

　　我相信，与在督导、临床理论或治疗指南所建议的认知研究的基础上进行决策相比较，根据自然激发的认同而来做出持续的、每分钟都在进行的临床决策，是一个非常不同的内在过程，也会以不同方式被病人感觉到。治疗师联想到自己所处的与病人类似的状态、回忆起什么是深入有效的，这像是一个自然的、有机的过程，让治疗师与来访者保持基本的密切联结。它将可能是自我意识的、不自然的、生硬的评论改变为更加自然的、未经演练的谈话。当谈话进行顺利时，治疗双方会感觉心理分析治疗是源自心灵而非头脑的一场对话。

　　David Ramirez（私人交流，2002 年 8 月 24 日）在斯沃斯摩尔学院训练实习医生和咨询师时强调，在心理动力治疗中，最主要的治愈工具是治疗师的人格，而不是治疗师使用的客观技术（当然，该观察的事实绝不是要反对技术训练）。就像使用任何一个工具一样，一个人越了解这个工具是如何工作的，就越能得心应手地把它用来完成每项任务。他指出，尽管学生们通常会很兴奋、很感激地了解到，他们可以仅仅凭借自己固有的资源来帮助他人，但以这种典型的精神分析视角来看待这样的治疗，棘手之处在于治疗师会

感受到个人责任感的破灭。如果一个人能将治疗中的困难和失败归因于外在技术的限制，或归因于治疗技术与来访者的不匹配，而不是将自我看作是改变和成长的工具，那么这个人的自尊能够得到更好的保护。通常，一个人接受越多的个人治疗，他就能越好地使用自我，也能够在因治疗失利而自恋受伤时更快地痊愈和更好地成长。

我经常好奇，如果治疗新手没有从功能良好的心理治疗关系中内化互动的节奏，那么他们是怎样决定干预的时间和方式的。就我个人而言，我不能想象，在没有内化自己作为病人的个人经验的情况下，我该如何做治疗。即使在个人治疗中遭遇了过分的痛苦或破坏性的方面，我们也能从中学习到一些重要的东西：什么是不能做的。Casement（1985）强调治疗师内在督导的持续过程，这是对于我们不管适合与否都运用喜欢的理论的倾向的受欢迎的替代选择，它假设治疗师能够从经验中学习。不管他们说自己的理论倾向或思想体系是什么，大多数分析师在咨询室中的实际行为，几乎都是对他们自己的分析师（们）的认同或反向认同的综合体现。

与减少轻视同等重要的是，有效的个人治疗或个人分析的经验，让我们对治疗过程和治疗效果的力量持有深深的敬意。我们知道心理治疗有效果。我们对专业的默默欣赏会带给来访者信心，这种有希望的感觉是来访者从情感痛苦中复原的关键要素。Sheldon Roth（1987）写道，"在以不确定性、怀疑和自省为特征的不断努力之中，确信治疗会产生效果为治疗师提供了深深的信念和希望。"在治疗中、尤其是在治疗的早期阶段，存在着治疗师没有任何线索来确定应该说哪些、不该说哪些的情境；这些情境如此之多，以至于我不能想象，在没有个人暴露以达到治疗性的改变和成长的情况之下，初学的从业者们是如何应对他们不可避免的低落消沉的。

从自己的治疗经验之中，我们还可以"了解到"无意识过程的普遍存在和它的力量。我们与自己对改变的阻抗做斗争，我们与使用早期的认知情感方式将新的经验重新解释为旧的经验的模式相对抗，我们敬畏于见证自己对治疗师的反应的细微差别；所有这些让我们最终深深地理解到，治疗是多么艰难，要有明显的内在变化需要花费多少时间！这种理解锤炼了我们的耐心，使得我们能够传递给来访者两方面的信息：我们知道我们能够帮助他们，我们不会惊讶于要花费很长一段时间才能达到每个病人希望达到的治疗深度。富有天赋的治疗师能够认识到，不进行个人治疗、仅仅通过使用足够的时间来做治疗就可以让治疗有效果。在与几个病人进行了几年的工作之后，他们有能力使病人产生的明显而深远的改变令人难以忽视。但是治疗师可以通过自我体验更快地学习到这点，同时遇到更少的困难。

Alice Miller（1975）认为，成为心理动力治疗师的人经常在自尊方面遇到困扰，这种困扰与他们在情绪上的天赋、以及他们被父母当作一种自恋稳定器或被当作家庭治疗师这两者有关；如果这一观点正确的话，那么对于心理动力治疗师来说尤为重要的一点是，给予他们自己一个场所，在那里他们自己的情感能够根据自己的意愿被理解，而不是被利用于为他人的自恋服务。爱丽丝·米勒的《天才儿童的戏剧人生》（*The Drama of the Gifted Child*）很快在心理治疗师中达到一种几乎让人顶礼膜拜的状态，这一事实说明，Miller 意识到有关个人经历的一些重要的东西，这可能指引着个体成为一个治疗师——事实上，我所有的同事都发现自己与米勒的描述是一致的。Miller（1979）在文章中叙述了对治疗师的治疗这一问题的观察，这引起了临床医生们的兴趣，他们发现自己对她的概括产生了共鸣。

最后，在个人治疗中日益增加的情感坦诚和情感表达的经历，提高了治疗师管理情感状态的能力，而不会采用否认或冲动的方式。依恋研究证明，我们的关系在一定程度上提供了人类需要的情感、表达和详细描述情感体验的环境氛围，这些关系不仅包括我们的早期关系，还包括我们当下的成人关系（Fonagy 等，2002；Tyson，1996）。同时，越来越多的临床观察者和临床研究者记录了情感耐受力对于心理健康的核心地位（Ablon, Brown, Khantzian, & Mack，1993；Kantrowitz, Paolitto, Sashin, Solomon, & Katz, 1986；Krystal，1997）。病人的面部表情、声调和身体语言会反复激活存储在我们的杏仁核上的痛苦的内隐记忆；作为治疗师，当我们保持诚实、抑

制被病人激发的"战斗或逃跑"的反应时，我们不得不承受一系列强烈的、有害的情感。关于治疗师的治疗这个问题的实验研究，可以参见 Norcross、Strausser-Kirtland 和 Missar（1988）以及 Norcross、Geller 和 Kurazawa（2000）的文章。

荣格（1916）写到了"超越功能"，指当面对想要行动或防御的内在压力时，一个人能够保持开放的主观体验的能力。温尼科特的概念"潜在空间"和"游戏空间"，以其他的方式谈论了这种避免将情绪转化为冲动的习得能力，通过容忍在临床情境中投射和内化的内容，以保持创造性的和变革性的经验的可能性。比昂提到，治疗师是来访者的情感"容器"。治疗性的成功多数来自于一种塑造容纳情感状态的能力，那些来访者的情感状态早先没能得到系统阐述、是淹没性的或是解离的。个人治疗或个人分析提升了我们做好容器的可能性。

许多接受分析的人在意识上认为，这么做是为了继续深造或获得某种职业目标；与他们中的大多数人一样，在接受分析后我震惊于这个经验是如何彻底地提升了我自己的生活。Julia Kristeva 在《纽约时报》（Riding，2001）的一个采访中做了类似的评论："出于职业原因，我开始接受心理分析，以获得另一个分析性工具……当然，一旦你躺在诊疗椅上，不久之后你也会发现，自己的确也有这方面的需要。我了解了自己很多。最后，分析不仅促进了我在文学、哲学上的长足进步，甚至使我更加来理解了我们的时代；我同时发现，治疗对于我自己也是非常重要的"（p.B9）。这种谦虚的经验和理解改变过程的模板的结合，是难以通过其他方式获得的。

其他有价值的实践基础

最后，我支持最早由弗洛伊德（1926）所提出的观点，即如果治疗师尽可能多地接受文学、神话、艺术、人文学科、自然科学和社会科学领域的教育，那么他们能够从中获益良多；这一观点也被弗洛伊德的后继者们（e. g., Chessick，1969；Sharpe，1930）不断强调和重申。治疗师们倾向于接受"三种学科"（医学、学术心理学、社会工作）之一的狭隘训练，这些训练往往并不包括有关意义、情感、意志、关系、自由、公平和限制等深刻问题，而这些议题是几个世纪以来伟大的哲学家、神学家、艺术家和作家一直倾心研究的问题。托马斯·奥格登（Thomas Ogden）（2001）以绝对严肃的态度写道，当他想要加深对人类困境的理解时，他阅读的诗歌与精神分析文献一样多。很多富有创造力的心理治疗师都是从其他领域转到该专业的，这些人中包括了如下杰出人物，例如安娜·弗洛伊德（教育）、罗伯特·瓦尔德（Robert Waelder）（物理学）、埃里克·艾里克森（Erik Erikson）（艺术）、汉斯·萨克斯（Hans Sachs）（法律）、温尼科特（儿科）、约翰·鲍尔比（人类学）、斯蒂芬·米切尔（Stephen Mitchell）（哲学），就此而言，斯金纳（创意写作）和卡尔·罗杰斯（神学）也是如此。我的一位澳大利亚籍同事靳·雷斯尼克（Jan Resnick）（私人交流，2002 年 12 月 30 日）写道，他的哲学背景有助于他"进行价值反思，追求真理，重视探究，避免教条的独断主义，提供了一种持有'元认知'视角的心智训练——换句话说，尝试根据自己（看待病人的态度、性格、方式）的视角来获得整体观点。"

虽然即将成为治疗师的人认为，没有任何必要去思索被一贯认为是文科传统精髓的重大主题，但是他／她也会很快遇到以这些主题为核心议题的病人。这些人中，有些来访者会在整个治疗小节中一直谈论他们对电影、书籍、音乐的反应及他们对此的反思；虽然成为好治疗师不一定要非常博学，但对于自己尝试去理解的个体，涉猎于他们投注热情和活力的领域将有所帮助。同样的观察也适用于某些领域的基础知识，例如运动、商业、投资和其他人们普遍关注的问题。对于一个治疗师来说，有关人类的主要追求的任何知识最终都不会是多余的。涉及这些领域最边缘的收益之一是，在能激发来访者热情的领域里接受教育。

拥有广泛的生活体验，接触拥有不同年龄、职业、宗教、种族背景、文化、

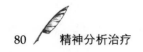

社会经济水平和性欲的人们，这些也是非常有利的。在和平组织服务、在夏令营中工作、沉浸于另一种文化体验，都是从事心理治疗职业的良好准备，这些准备工作和在住院病人病房中工作对于从事心理治疗的准备工作同样重要。大多数治疗师对人性及其所有表现拥有巨大的好奇心，这也是他们倾向于选择该职业的气质的一部分。他们探求人类异质性的兴趣越浓、机会越多，在遇到特殊病人时感受到难以理解的时候就越少。

　　来自于社会少数民族的治疗师实际上在该职业中具有得天独厚的优势，他们花了整整一生的时间来感受自己的边缘化，感受占优势的为数众多的群体的仪式和教条带给自己的不舒服的感觉。具有精神分裂倾向或具有害羞气质的人们也同样在该职业中具有无比的优势。与众不同塑造了对基本的人类问题进行深思熟虑的习惯，而这是治疗师必不可少的资源。此外，如此多的病人描述了"没有归属感"，要共情这种普遍存在的感觉，局外人的情感体验则是一个很好的准备。近期有证据显示，亚伯拉罕·林肯可能曾与同性恋体验相抗争（Katz，2001），这让我清楚为何他具有认同流浪者和奴隶的体验、并为之雄辩的惊人能力。

　　就像在其他领域一样，在这个领域之中，一个人的个人痛苦最终能够深化他／她的工作。事实上，心理治疗是可以将一个人最大的不幸重组为专业优势的极少数职业之一。Elvin Semrad 被 Sheldon Roth（1987，p.7）称为"具有献身精神的移情治疗师、一代在波士顿受训的治疗师的楷模"，他说，他能够容忍病人剧烈而痛苦的情感，这种非凡的能力来源于"悲伤的生活，以及一些人给予了我克服它、应对它的机会"（Semrad，1980，p.206）。幸运的是，这项工作本身具有疗愈功能。正如好老师们所说，他们从自己的学生身上学习到很多；大多数分析治疗师认为，他们的病人给了他们巨大的帮助。对来自于民族、种族、文化、宗教或性方面的少数群体等某一特殊情境的心理治疗师而言，他们的童年期或青少年期生活在"偏差的"环境里；从事心理治疗可以打破存在某种超出他们接受范围的"正常"心理学这一令人窒息的假设。在证明论点"多样性是正常的"上，没有任何事情能像临床工作一样有效。

海因茨·科胡特（1968）曾鼓励他同事的十四岁儿子写信给安娜·弗洛伊德，告诉安娜·弗洛伊德他对成为精神分析师很感兴趣，并询问要为这一职业做些什么准备。这个男孩收到了安娜·弗洛伊德的回信，下面是信中的一部分；我引用这部分不仅是因为信件的内在魅力，还因为我赞同它的观点：

如果你想要成为一名真正的精神分析师，你必须热爱真相，既包括科学真相，也包括个人真相；你对真相的欣赏必须高于遇到不愉快的事情时的任何不舒服的感觉，不管这些事实是属于外在世界还是属于你自己的内在本性。

而且，我认为一个精神分析师应该对社会学、宗教、文学和历史等领域的事实（感兴趣），否则他对病人的看法将太过狭隘。

你应该成为喜爱读书的人，熟悉多个国家和文化的文学。在伟大的文学形象中，你会发现他们对人性的了解与精神病学家和心理学家所努力了解的至少一样多。

总　结　评　论

在讨论了治疗师的全面性所具有的价值之后，我仍然想要回到在本章我所开启的主题，换句话说，不管新心理治疗师的背景具有怎样的局限，他／她都具有从事这项工作的天然资源。世界上的人类更多地团结在一起，而不是各自独立的。来访的病人可能比治疗师年长三十岁、或只受过基础教育、或热衷于种族歧视、性别歧视或厌恶同性恋的言论、或参加古怪的性行为，或崇洋媚外，虽然面对这样的病人令人生畏，但心理痛苦是一个巨大的平衡器。即使治疗师年轻而又缺乏经验，大多数人也能从他们那里获得帮助，前提是治疗师能够带着尊重地接近病人、承认错误、真诚表现、有效利用督导。

不仅任何经验水平的个体从业者能够帮助到乍看起来没有任何共同之

处的病人，分析性治疗师还能够带着如此的畏惧来帮助人们，避免问题发展为精神病发作、成瘾、复杂的创伤后应激障碍、边缘性人格结构以及严重的病理特征。在深层治疗的悠久传统中，可以找到所有这些领域的智慧。在尽力帮助困难的病人时，他们往往使我们陷于无能和焦虑的混乱中，而我们中大多数人都能找到督导、顾问和文献，从中获得解脱的秩序感。虽然心理治疗训练项目的申请者们因为"想要帮助人们"而想成为治疗师，这可能是个陈词滥调；但像大多数陈词滥调一样，这是真实的。来访者将感受到从业者真诚的、想要有所帮助的愿望，并给予治疗性的回应。一个人能够一直有所帮助，这是白日梦；但一个人努力去帮助则是一种态度，它让心理治疗成为可能。

注　释

1. 我很感激玛丽·洛顿（Mary Lorton）（私人交流，2002年9月28日）让我知道有这封信的存在。

第 四 章
帮来访者做好准备

治疗"不可能完成的任务"之一就是帮助来访者建立资源，使其有可能忍受治疗。

——Michael Eigen（1992, p. xiv）

心理治疗的实证研究一致表明，病人和医生之间是否达成愉快的合作关系是评价治疗是否有效的关键。（Gaston, Marmar, Gallagher, & Thompson, 1991；Hovarth & Symonds, 1991；Safran & Muran, 2000；Weinberger, 1995）。在这种研究出现以前，精神分析作家们就已经经验性地注意到了这个现象，并认真地关注着治疗的这个方面。在1915年弗洛伊德写到，来访者在与其他权威人物积极交往经验的基础之上所形成的对医生普遍的信心，是取得好疗效的必要条件。他将这个现象称为"可接受的正向移情（unobjectionable positive transference）"，并含蓄地比较这种基本合作态度与其他治疗中出现的典型移情之间的差异。

对于移情的一种看法就像弗洛伊德提出的一个术语，他将某些行为称为刺激物泛化（stimulus generalization）。意思是，我们期待着与新的权威人物发生我们与先前的权威人物所经历的情况，即从过去的经验来推演。弗洛伊德区分了可接受的正向移情（基于过去与权威的积极经验而信任现在的治疗师）与负向移情（基于过去的痛苦经历而预期会遭到治疗师的误解或伤害）、以及有问题的正向移情（比如浪漫幻想或原始理想化）。负向移情和不现实的正向移情都妨碍着治疗目标的实现，因此我们将其视为"阻抗"而另作别论。

医患双方对治疗过程的共识很重要，如果没有这个意识，医生一方的才智就无法产生效果。很多人对精神分析技术进行过详细的描写，他们曾强调治疗关系中的这种意识在静静发生作用。例如，Fenichel（1941）记述过"理性移情（rational transference）"的重要治疗意义；Nacht(1958) 强调病人对分析师的支持性"在场"（supportive "presence"）的感知力具有关键作用。在20世纪中叶，Zetzel(1956) 和 Greenson(1967) 分别提出了"治疗联盟"和"工作联盟"的概念，以强调治疗师对于这种共同努力意识的重视，如果有必要也可以加以培养。虽然弗洛伊德在 1913 年就已经提出了对抗色彩小一些的概念"友好关系（rapport）"用于描述心理治疗的双方关系这一维度，但 Greenson 的概念意指两个联合者联合在一起对抗其中一人的变态心理，这个概念似乎既已具有精神分析式的想象。近年，Meissner(1996) 对这一概念进行了详尽透彻的学术研究。在对反对意见表示尊重的同时，我也很赞同将治疗联盟作为职业关系进行讨论，在概念上与移情反移情进行区别，这样做是有意义的。

人们来见从业者的时候，往往带着各种各样的态度、背景、自己曾经试图解决问题的努力，以及向其他专业人士求助经历。在初始访谈中，来访者可能处于一个高度情绪唤醒状态（克制着羞耻感、麻痹着恐惧感、严重的敌意、紧急需要等），或者他们也可能表现得试探和节制。来自接纳和认可心理治疗价值的家庭或亚文化的个体，则可能会表现出从渴望参与到自恃甚高等不同态度。由他人（朋友、亲戚、医生、雇主或者法律系统）要求来治疗的来访者，会表现的更猜疑和防御，在他们顺从的外表下，往往能感到掩藏着冷酷的拒绝。对于有些人来讲，其中包括很多青少年，开始交谈是非常困难的。因此，建立工作联盟的艺术不能简化为一些公式化的程序；治疗师必须依靠共情、智慧、直觉、灵活、对不同人格及环境的理解力去鼓励来访者，让来访者对心理动力学治疗可能提供的帮助有兴趣。但是不管怎样，有一些新的实证研究证据表明，结构化临床训练对治疗联盟建立有积极影响（Hilsenroth，Acherman，Clemence，Strassle，&Handler，2002）。

　　如果问我新治疗师最常见的错误是什么，我认为是他们经常在治疗关系稳固之前急于"做治疗"。新手常常急于按照技术程序进行操作，而这个时候可能治疗师还没有帮助病人理解进而接受治疗师的某种治疗方式或治疗师选取某个特别的焦点。他们这样做有可能是因为他们假设来访者会根据直觉理解他们的好意，或者他们急于让治疗深入，又或者他们在如何向来访者解释治疗过程方面尚未得到督导帮助。例如，心理动力学技术的一个关键部分，就是反复考察来访者对治疗师有什么感觉，以及他们想象治疗师有什么感觉。分析型治疗师们不断这样询问，是因为我们了解人与人之间进行着多少投射，我们希望理解来访者正在投射着什么样的过往经历和内心状态。当治疗师问病人"你对我有什么感觉？"或者"在你的想象中，我对你刚才所讲的会有什么感觉？"时，如果来访者还不了解其中的原理，那么这样的提问很有可能被来访者判断为治疗师正在寻求赞扬或安慰。接下来的结果也就不足为怪了，大部分人不会配合这样一个自恋的问题，也无法在答案中进行探索。然而，如果来访者被告知了为什么要问这样一类问题，大多数人都会很快体会到这类问题的价值所在。

　　心理治疗是一种特殊的对话。心理治疗不同于社会交往，不同于拜访一位给出直接建议的专家，也不同于跟随教师、导师或者心灵顾问学习。来访者往往没有既有经验可以与之相比较，特别是当他们处于敏感、暴露、易怒的状态前来寻求帮助的时候，对于治疗师的做法就更容易产生误解。有些精于世故的来访者曾经有过被治疗经验，或者在一个具有心理治疗悟性的家庭或者亚文化中成长起来，他们可以马上明白，治疗师为什么可能用另一个问题来回答病人提出的问题，为什么拒绝暴露个人信息，为什么问有关梦的问题，为什么推动病人表达感受，或者询问病人对治疗师的反应，或者询问他们的性生活，尽管此时病人来诊是为了治疗别的方面的问题。但是对于大多数来访者，或许从某种意义上讲对全部来访者，都需要针对这个奇怪的过程做一些清楚的教育工作，以及／或者帮助来访者适应。

很多心理治疗的初级教材，没有多少篇幅用于讲述如何向病人传达怎样能够更有成效地参与到治疗中来的问题。（我猜只有 Ralph Greenson 在1967年出版的精神分析教科书在这个方面有比较多的讲述。）但是，有些作者似乎理所当然地认为，大部分潜在病人来到治疗室的时候，就已经对治疗联盟的实质有所了解了。或者，他们假定一旦心理治疗师开始了这个过程，心理治疗的本质和好处就会自动显现给来访者。也许在所谓的精神分析全盛时代，这曾经是合理的预期。那时候 Eissler（1953）的"基本模型技术"十分规范，使大部分受过教育的西方人，特别是美国人都多少了解一些心理治疗过程中发生的情景。数不清的漫画、笑话、媒体的描绘以及其他弗洛伊德模式的资料，证明着精神分析的这些观点普遍为人所知。但在当今，获得认可的治疗方法种类繁多，令人眼花缭乱，即使在精神分析领域内也广泛存在着不同方法指导的心理治疗。我们没有办法期待来访者提前了解他们与心理健康工作者之间将会发生什么。即使他们曾经有过治疗经历（特别是如果他们只接受过一般医疗卫生机构提供的最简单的干预），他们的期待也不免是模糊的、不准确的、或不现实的。因此，我专门撰写这一章，论述如何帮助病人进入治疗关系，为承担自己的角色做好准备。我将相关内容归纳在安全感和教育两个题目之下。

建立安全感

亚里士多德提到："好生活"的前提条件是"纯粹的生活"。首先我要引用沙利文的观点——只有当安全需要得到满足以后，人们才能追求对其他事物的满足。弗洛伊德似乎多少将基础安全感视为理所当然（Breger，2000），比起安全感，他更多强调满足感议题（寻求驱力释放的途径，通过合理方式满足需求，从而减少内疚感），但是，对于很多病人——也许是大部分——安全感问题是心理治疗中首要关注的问题。在本章，我将讲到生理的安全和情感的安全。

生理安全

对于大多数来访者而言生理安全不是问题，但对于某些人来说这就是个问题，生理安全往往是紧急和首要的。对于那些身处严重身体危害之中的人，或者感到基本的安全受到威胁的人，我们首先要建立必要的生理上的安全感，否则没办法提供心理上的帮助。对于那些受解体和毁灭焦虑煎熬着的精神病人（参见 Atwood，Orange，& Stolorow，2002；Hurvich，1989），治疗师也许需要表达说自己能够体会他们害怕专业工作者们会伤害他们的感觉（参见 Fromm-Reichmann，1952；Karon & VandenBos，1981）。甚至那些有良好药物控制的精神病倾向的病人也心怀这样的恐惧。Bertram Karon（私人交流，2002年8月23日）在开始与一名孤僻的精神分裂症病人谈话的时候，首先宣布："我希望你了解，我不会杀害你，也不会允许别人杀害你。"治疗师可以询问心怀恐惧的来访者，怎样做可以减轻他们的毁灭恐惧，这样的询问经常会对治疗有帮助（例如坐远一些，不去凝视来访者，开着房门，不记笔记等）。要用尊重的态度与精神病性的来访者协商在怎样的条件下他们会感到足够安全并能够交谈，这件事情可能会花上几个星期、几个月、甚至

是几年的时间。

　　这样的对话帮助来访者为随后自我探索的合作过程做准备，我们往往认为那才是真正的治疗，然而从另一个角度讲，这种对话本身就是治疗。正如在说明违背治疗联盟的行为时可以加强这种联盟，协商安全问题会创造出一个更安全的氛围。获得安全感本就是一个重大的治疗成果。了解到一个权威能够以尊敬的态度去适应一个人的个人需要，这对来访者而言可能是一个解放性的启示，他们的父母及其他养育人极少了解如何适当回应他们的独特性。在与严重创伤病人建立工作联盟的时候，这种协商也很关键，创伤病人可能进入短时解离状态，在这种状态中，他们无法区分当前情况与创伤记忆。最终（有时候在很多年以后）甚至最棘手的个案也能体验到治疗师的办公室是他们的庇护所。当治疗陷入困境或者偏离轨道的时候，有必要再一次就工作联盟进行协商，将双方带回正轨。协商中应特别注意重建关系中的安全感。在关键时刻，比如当一方或双方感觉到治疗进程陷入困境、或者出现"游离"、或者没有效果的时候，安全感可以是一个值得探索的宝贵话题。

　　对于有自杀危险的严重抑郁病人，为了病人的安全给予权威干预是非常关键的。病人有可能需要住院治疗，并且/或者需要反复坦率地讨论，当他们非常想将自杀想法付诸实践的时候，接下来该做些什么。由于一些原因，这些步骤不应该仅仅依靠治疗师的持续有效的干预。其一，病人有可能当时联系不到治疗师，或者治疗师对当时的情况无能为力。在这种情况下，事先鼓励病人电话联系就会变成一种灾难性的方案。这个时候，病人会对治疗师不能够遵守这个默许承诺感到创伤性失望。其二，治疗师自己充当热线救援者这一做法迎合了一种理想化倾向，会使病人感觉自己更加无助和有缺陷（经过与自信而大度的临床工作者相比较），并因此增加自杀行为。最后，这样的安排给治疗师精神上太多负担，治疗师免不了产生怨恨情绪。人很难全心全意帮助一个自己怨恨的人。在这种情况下，急救服务机构是比个人的善意好得多的安全网络。但治疗师相信有必要住院治疗，就一定要坚持，不要犹豫。如果病人的保险对住院有限制，又有个脾气执拗的保险经纪人，治疗师需要提出强硬的保护，为了达到效果而对病人托管的医疗保健部门大声说："我要把这个记录下来，你反对我给出的专业建议，拒绝让这位急性自杀病人住院。"

对其他存在急性生活威胁问题的个体，也要考虑类似的问题，比如体重过于偏低的厌食症病人、严重的自我伤害病人、有过量服用毒品危险的毒瘾者、会酒后驾车的酗酒者、以及匿名寻求不安全性行为的人。有时候治疗师需要采取额外的治疗措施，比如让严重厌食症病人住院，直到体重增加到一定水平才可以做心理治疗；有时候治疗师只能在治疗环境中说出来访者的自我毁灭倾向，比如在不断地坚持要求来访者监视自己寻求危险的性行为这一模式时。为将自己置于危险之中的人进行治疗，首要任务就是保证他们活着。一些有经验的治疗师在同意治疗这些病人之前，还要求对方做一些特别承诺，比如让病人承诺参加匿名戒酒会，并做到在特定时间段保持清醒状态。另一些治疗师同意会见自我伤害倾向病人的条件是他们要明白，除非病人找到方法减少对自己的生命威胁，否则治疗师会坚持谈论这一点，而不会谈及任何实质内容（参见 Isaacson，1991；Levin，1987；Richards，1993；Washton，1995，2004）。

"安全协议"是让有自杀危险的病人保证不伤害自己，以此作为治疗的前提条件，我对这方面的经验印象不佳。我通常会感到这种被专业工作者或雇佣制的执业机构要求签订的协议，仅仅是为了减少责任或者减轻治疗师焦虑，实际上对于保证病人的真正安全效果甚微。在这样一个诉讼成风的年代，减少治疗师的责任没有什么不对，但是曾经有很多有自杀倾向的人告诉我，他们迫于压力签署了不杀死自己的协议，但是私下里仍然保留自杀作为一个选择。实际上，一些病人说他们愿意活下去，是由于他们知道如果精神痛苦变得非常严重，他们还有一个办法解脱。由于心理动力取向治疗基于诚实，为了达成风险管理的目标与病人共谋并不是坦诚的表达方式，治疗师也许需要容忍病人拒绝给予不自杀的保证。否则，治疗师的做法是在告诉病人，不诚实是建立关系的代价，这样教训必定会破坏心理治疗的核心。特别是，当病人不愿意放弃致命的企图，治疗师应该反复、甚至是毫不留情地调查目前的自杀风险，并且愿意送严重的自我毁灭倾向病人去住院。

与此同时，治疗师在营造相互坦诚的气氛方面可以多下功夫，这个方面可以增加来访者活下去的可能性。有经验的治疗师的保留曲目之一，就是通过对话使自杀危机病人获得有效资源以保持其安全。来访者经常希望进行问题解决方面的讨论，包括如果他们的病情变得非常严重，可以电话联系或者拜访哪些朋友；做什么事情可以让他们从自我伤害的压力中分散注意力；以及哪些危机干预服务或者热线可以24小时提供服务等。我知道一些案例，病人随身携带一个写着各种急救电话的清单作为某种过渡性客体（Winnicott，1953），像是冷静的治疗师的一个便携式替代物。一般情况下，严肃对待病人的风险，真诚并具有创造性地讨论如何避免伤害，可以加强工作联盟并且使来访者感到被充分倾听了。

治疗师对来访者总体人格类型和具体心理障碍的诊断印象，对于评估生命危险具有深远意义。报告有自杀冲动的双向情感障碍病人或者抑郁症病人会因为治疗师理解他们有希望死去的权力而感到欣慰；而边缘型人格障碍病人会以自杀相威胁，因为他们已经学会用这种方式唤起强烈的注意和关心。当边缘型来访者面临着将要与很重要的人物或事物分离的时候，来访者表现出"自杀姿态"是很常见的情况。有时候，仅仅简单谈论面临失去的时候他们极度忧伤的感受，就足以解除自杀威胁了。实际上，如果过快进入通常的危机干预计划条目和方法、以及方法的可能性，具有相对边缘倾向的病人往往会感到自己的话"没有被倾听"（因为治疗师没有提到来访者孤独和痛苦的感受，这些才是自杀威胁所要传达的内容），并且继续将自杀威胁升级以确保让治疗师听到。有些人表达自杀想法是想交流他不想活下去的直白愿望；而有些人则是用隐喻的方式表达一种现有的内心死去的感受。当治疗师对来访者体验的本质真心感兴趣，而不是焦虑地冲向危机管理程序，无论哪个人格类型的危机来访者通常都会非常感激。

尽管事实上边缘型人格病人表达自杀企图并不意味着他们真的站在死亡的大门前，但是治疗师仍然不能对自杀风险掉以轻心。即使是自杀姿态也必须认真对待。人们已经知道具有自我戏剧化倾向的边缘型人格病人会或多或少有所"疏忽"地去做一些导致死亡的尝试——比如过量服用他们认为起效会比较慢的某种药物（有足够时间被发现、送医院，并且戏剧性地被抢救回来）却反而引起了突发心脏病。如果边缘型人格来访者不同意克制自己"与自杀纠缠"的行为，那么他们需要知道，很显然他们还没有准备好投入严肃的治疗。如果治疗师确实将这样一个来访者带入治疗，那么需要告知来访者，他或她每一次实施自我毁灭的行为将会有什么样的后果（参见Clarkin，Yeomans，and Kernberg，1999；Yeomans et al. 2002）。

我们最后还要谈一下，有些病人表现出对治疗中两个人的威胁。他们和他们的治疗师都必须保护自己，避免受到来访者潜在杀人倾向的伤害。对暴力最好的预警方式，就是了解病人的暴力行为史。对于有过伤人记录的病人，一定要告知他们，在治疗中不允许伤害治疗师。一些有这类伤人记录的来访者会出现解离的心理状态，害怕进入一个充满敌意的意识状态，在这种状态中来访者会攻击自己本来很尊重的专业工作人员。还有人本质上是反社会性的，没办法信任他们能控制自己不在某些机会下释放其破坏力。有些人具有这样一种情绪调节方面的严重问题，那就是到了情绪激烈的关键时刻，他们不能区分敌意感受和侵犯行为。**治疗师的安全感与病人的安全感同样重要**。治疗师不要在与外界隔绝的办公室或者在大家都离开大楼以后单独会见一名有伤人记录的来访者。医生给明显情绪不稳定，或者不可预料的来访者做会谈的时候，在办公室安排上不要将病人的位置安排在治疗师和房门中间。任何人如果曾经体验过被"困在"办公室里给三百磅重狂怒中的偏执型精神分裂症病人做治疗，那么一定会知道，假如没有一条清晰的逃生之路，这样的治疗就无法进行。

我曾经给一些私人开业的治疗师提供建议，一旦来访者显露出破坏潜质，他们就要报警，并且在他们桌子或者椅子下面装一个"呼救按钮"以便在被病人威胁的时候尽快获得帮助。他们告诉我，他们感到有这样的装置有助于保持冷静，也有助于自己和来访者双方的安全感。拥有这样一个求助装置，可能更不太可能用到它们。当然，这类考虑主要基于治疗师的工作特点。我的一个同事为很多危险的、虐待狂、以及态度高调的反社会型人格障碍病人做评估，他的办公室甚至使用了防弹玻璃。我们大多数人不需要小心到这个程度。但是，即使一个治疗师的来访者主要由具有较强动机、关注自我的人组成，也不免突然被某个来访者搞得不寒而栗。要尊重直觉带给我们的信息，对待来访者足够严肃认真，这是非常重要的。对治疗师来说，否认不是一种适应性防御机制。

有一次，一个律师朋友请我给他的委托人做一次会谈，他代理的犯罪嫌疑人被指控谋杀。此人刚刚因为谋杀妻子而被逮捕，而他的律师相信那是一个悲剧性的意外。被告说，当时他的妻子威胁用枪自杀，在他试图夺枪而与妻子扭打在一起的时候，枪走火了。考虑到我的朋友有可能错用了他的信心，所以我让我丈夫在面谈期间坐在等候室。这样，如果万一我受到攻击，可以向他呼叫求助。无论我的担心是否获得保障，只要我知道我有保护途径，就可以比没有这些条件时更好地做会谈。（碰巧，那一次我支持了律师对这个人无辜的判断。很明显，这个人深深地爱着他的妻子，她是一个听起来明显边缘人格的女人，并且正在因为有自杀倾向的抑郁症接受治疗。显然他遭受着双重悲剧——首先妻子死在自己手上，接着是警方调查。当然，我之前有些担心，怕我的律师朋友被老练的反社会病人欺骗了。）

情感安全

更微妙的情感安全问题几乎与每一位心理治疗病人密切相关。病人们根据各自的生活史，可能会有意或无意地担心有可能重复以往的痛苦经历。治疗师会不会很无趣？挑剔？傲慢？冷淡？易惊？担忧？好怀疑？有魅力？没能力？正如 Weiss，Sampson 和 Mt. Zion 心理治疗团队（1986）曾经的实证研究记载，来访者具有一种识别力。他们按照自己的需要进入治疗过程，接着他们"测试"治疗师，看看治疗师是否有能力推进他们的情感恢复计划。一般并不难发现，来访者对于把自己托付给治疗伙伴存有恐惧。重要的一点是想办法说明，治疗师理解来访者最坏的担心，担心他依赖的关系会出现什么问题，因此治疗师要表达将会努力不让这样的幻想变为现实。很多治疗师将工作联盟清楚地解释为一种治疗师和来访者之间"契合度"的问题（Schafer，1979；Kohot，1984）。举一个例子，我的一个同事特别重视告诉每一位新来访者，治疗过程中会发生些什么有至少百分之五十一是取决于治疗师和来访者的匹配程度；在几次治疗之后，他鼓励来访者谈一谈他们对治疗关系的体会如何。

有时候治疗师一下子就知道了病人将会遇到什么样的绊脚石。即使不是所谓心理学高人也能从这些挑衅语言中判断出来，"你从事这个行业多长时间了？"这说明来访者在担心治疗师经验不足；"见鬼，他们给我约了个女人"这表明性别是个问题。对于比较内敛的来访者，评估最初的工作联盟出现与否最简单的方法就是在第一次治疗将要结束的时候询问他们："你和我一起工作感觉怎么样？"或者"和我交谈，你感觉舒服吗？"如果来访者表达了负性感受，那么接下来就有机会就此进行探索。比如，来访者会说："我不太确定我可以舒服地和一个男人（或者白人、非亚洲人、非宗教治疗师、同性恋治疗师、学生、上年纪的人……）在一起。"或者"我感觉自己在担心，你是否理解成为一名严肃的佛教徒对我的重要性。"或者，心理治疗初学者都害怕却又几乎必然遇到的问题"我担心你太年轻（或者经验不够），不能帮助我。"

如果一名来访者对治疗师表示自己对于治疗关系感到十分满意，但是治疗师感到存在某些潜在问题，尽早对可能存在的问题进行讨论，这是非常重要的。比如，"你说你的母亲这样的侵入和控制，我有点奇怪，你可以对一个女人开放到这个程度。"或者"你曾经经受这么多男性白人的虐待，随着我们工作的推进，这一情况可能会使你和我一起工作感到不舒服，如果开始出现这种情况，请让我知道。"或者"让我们看看，会不会发现我们不经意

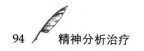

间在治疗中重复了你描述的这个模式——自我专注的父母和拼命讨好的孩子。"这些重复可能发生在这一类治疗中。

读者可能注意到了，这些回应的例子并不是明确的保证。也就是说，治疗师不会说，"我保证，我不会像你妈妈那样做，我不是一个具有侵入性的、控制性的人。"从事过精神动力学治疗的人，无论从事时间长短都会了解这一点，治疗师很难避免被来访者拖入他们早年的人际关系当中，重复体验痛苦的情感。当然，我们可以保证对来访者不会有躯体攻击和性利用，除了可以保证这些公开的行为，其他的事情我们都不能确定。关系学派分析师重视处理"活现"（enactment）（而不是心平气和的解释），这是众多鉴别精神分析治疗的标志之一，在治疗过程中熟悉的模式重复出现，通常不易察觉。尽管我们全能的自我不希望这样，但我们知道这里并行着两种力量，一方面来访者理想化地期望治疗师不同于令他失望的童年爱的客体，另一方面总是会有一种更为强大和顽固的动力将现在的客体拽向早年人际关系的内部工作模式（Bowlby，1969，1988；Bretherton，1990；Main，1998）。促成治愈的力量不仅来源于来访者有机会在将治疗师体验为与其早年依恋客体所不同的权威，也来源于当治疗关系不可避免地被移情为旧的模式并在治疗过程中重现的时候，治疗师愿意去容忍、命名、讨论、探索，以及表达怜惜。

至少追溯到 Wilhelm Reich(1932)，分析师就曾经记录过，在最初的几次会谈中，讨论负性移情尤为重要，否则，病人可能不会回来了。功能比较好的来访者常常需要一种许可，可以用在其他情境下可能被认为"不礼貌"或者"不适合"的语言表达。严重人格障碍、边缘型人格的病人、或者精神病倾向的病人也需要感到他们可以安全地发泄他们的不信任和敌意，尽管与这样的来访者工作，治疗师很少能够互补性地感受到与他们不那么有敌意的部分连接。治疗师越是能够证明对于敌意、轻蔑和贬损的宽容，且不加报复，病人就越容易感到安全。

许多特别不幸福的个体会一上来就展示他们最坏的自我，借此探寻治疗师的尺度。不用受虐式地屈服于这样的语言虐待，治疗师必须能够表达他们的自尊可以承受这样的攻击，并且尽管被辱骂确实毫无快乐可言，但是最终将能够和病人一起从他的敌意中获得意义。"哇，你真是善于列举我的所有缺点！"或者"与一位你认为是白痴的治疗师见面一定是件很不容易的事。"或者"考虑到你有多不信任我，我们还是先停一停。"诸如以上这些回应可能是最好的方式，接纳来访者的负性感受，既不反击也不与对方合谋贬低自己。

　　如果从契约双方角度考虑，在理想环境中，治疗师显然受雇于来访者。因为治疗师是被雇佣的一方，所以假定对双方都没有负面影响的情况下，病人拥有最终责任去决定治疗的频率和时长。治疗师对这一决定提供自己的专业意见，忠告来访者每周超过一次的治疗频率的利弊所在（频率可以增强效果，对于理性防御的人可以保证连续性，但是对于那些亲密感关系方面有深刻冲突的病人可能引发急剧退行），以及如何判断是否结束治疗（多大程度上结束治疗的愿望可能是回避一些重要的事情，而多大程度上可能是健康的动力，希望依靠自己的翅膀独立飞翔）。在不那么理想的环境下，参与双方就必须与合作中的频率和时长限制作斗争。当治疗受到武断地限制，来访者可能会因为治疗间隔不够短，或者治疗时间不够长，而难以获得安全感。在这种条件下，治疗师最好努力向来访者传达对他不安全感的理解和接纳，鼓励他自由、充分地表达不信任和焦虑的感受，并避免将病人的警告和怀疑当作针对自己的。

　　我在前面提到过与那些有精神病性困扰的人们协商的重要性，要讨论在什么样的条件下他们能够耐受治疗？这个过程对于非精神病性来访者也同样重要。有些个案会明确告诉治疗师怎样能让他们感到安全。"如果我感到非常不安，我需要可以调整一下"；或者"如果我表达困难，我希望你引导我讲出来"；或者"我必须坐在靠门近的地方"。有时候这些担心以提问形式出现："病人在两次治疗之间打电话给你，你会感觉怎样？"或者"考虑到我的时间安排不确定，我们是否可以每周确定下周的时间？"对于这些担心，有时候治疗师只需要简单的同意，而有时候需要进行协商。在协商过程中，

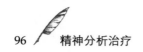

治疗师要小心避免过于同情来访者，以至于忘记了尊重自己的个性和个人需要。保护自己的"劳动条件"（换言之，让治疗师感到舒适的工作环境）是治疗师的责任。例如，"我可以在两次治疗之间接听电话，但是晚上九点以后不可以，一般情况我只能通话一两分钟"；或者"我能体谅你无法控制出差时间，但是我需要确定我的工作安排。我们是否可以定一个每周的常规治疗时间，再商定一个'备用时间'作为你取消治疗的调整？"这种治疗师尊重自己的示范，本身就是具有治疗作用的交流。抑郁和自我挫败的来访者总是将自己的需要放在最后；而够得上病理诊断的来访者则需要意识到一个事实，世界并非总是遵从他们的愿望。

　　有时候病人会直截了当地问："你能帮助我吗？"除非治疗师感觉到病人的问题是无法医治（比如，器质性障碍被误诊为精神障碍的情况）的，治疗师最好回答："我想可以"或者"我会尽力"或者"如果我们两人都尽全力，我想我们可以做到。"考虑到来访者认真合作的重要性，简单回答"可以"也许会误导来访者。心理治疗大师也不能单靠自己而带来改变。对于那些可能有帮助但预后不乐观的来访者，比如有严重的自恋问题、明显的反社会倾向、或者有过治疗失败经历的来访者，最好这样回答："我不知道。我会尽力，但是我想治疗可能会比较艰难。关于治疗是否有效以及会出现什么样的问题，你自己有怎样的猜测呢？"在《精神分析案例解析》（1999）第二章中，我描述了我自己的初始访谈方法，读过这一章的读者一定了解，我相信一位病人决定是否与某一位治疗师开始治疗，取决于一些帮助他做出这个决定的信息。新治疗师一定不喜欢这个观点，如果是这样他们将面对一个不怎么美好的前景，因为来访者会问"你有多少临床经验？"或者"我是你的第一个病人吗？"或者"我怎么知道，你知道不知道自己在做什么呢？"用"经典传统"回避方式回应可能会感到舒服些（你对我的培训有什么想象？当你需要拷问我的能力的时候，你的脑海中会出现什么？），在治疗中很多地方用回避的、探索性的回应都是适当的，但是在初始访谈中，消费者有权利了解专业人士的资质。

在这些互动中，也许最好的方法是给出最诚实并且鼓励性的回答，同时探索来访者的担心。例如，可以这样回答："我还没有太多经验，但是我的热情也许可以弥补这一点"；或者"是的，你是我第一个正式的病人，你也将很荣幸地成为我最有决心去努力做好的案例"；或者"也许在我们合作一段时间以后更适合判断我到底在做什么，当然，与此同时如果你认为我所做的对你没有帮助，我希望你告诉我。"再给出这类答案之后，应该了解了来访者听到刚才回答的感受，以及对他来讲较少经验的治疗师意味着什么。有一个非常有用而且方便使用的问题是："我愿意回答你的问题，但是首先我很好奇，你问题的背后是什么样的想法和感受。"

有些来访者不相信有人可以帮助自己，在他们的经历中，自己的痛苦从没有被关注过。他们会问治疗师一些问题，比如治疗师是否经历过性创伤，是否有过宗教顿悟，是否尝试过引发幻觉的药物，有没有被诊断过重度情感障碍，有没有带大过一个难养育的儿童，是否流产过，或者因为成瘾而苦恼。治疗师可以对这种想法予以共情，并同时指出没有两个人有完全相同的经历，即使是他们的生活包含相似的特征。一个有用的回应是，"我希望从你那里了解到的是，对你而言这样的经历意味着什么，并不对此强加我的看法。"我时常惊讶地发现一位充满关爱的治疗师，对于那些与他非常不同的人具有多么大的帮助。例如，我的一位同行带着敬畏讲述了一位他认识的贞洁的天主教修女，她具有非常好的能力去帮助性方面有问题的来访者。当然，也有很多情况下，当与治疗师的共同性对病人而言非常重要，那么在初始访谈中最好进行协商，将病人转介到具有更多相似经历的治疗师那里治疗。这些共同特征包括人种、性别、宗教、种族、以及性取向等。

当来访者的问题具有过多侵扰性（你住在哪里？你被性虐待过吗？你自慰的频率是怎样的？你与宗教领袖有过私人交往吗？）时，治疗师可以简单地回答说，"我很抱歉，回答这些过于个人的私密问题让我感到不舒服。但是，我很想知道为什么这些问题对你很重要。"不同的治疗师在暴露多少的问题上界限不同。我们每一个人都需要寻找一种方法，带着尊重的态度

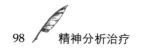

阐述病人关心的话题，而不会因自己过多暴露和被侵入而感到难过。如果来访者因为治疗师拒绝谈论自己的私生活而发怒，那么这让他或她给自己找到了一个理由充分的机会发怒，因为他人在谈论私人议题方面加诸了界限；同时，来访者也借此机会观察治疗师是否可以容忍这样的爆发。任何有思想的幼儿和青少年的父母都知道，对限制的愤怒是孩子走向成熟重要且不可避免的一个阶段；很多被娇纵的、忽视的以及过分压制的父母养育长大的现代来访者，往往错过了这个阶段。

对病人进行治疗过程的教育

如前文所述，有些病人进入心理动力学治疗的时候，就对治疗的预期和自己在其角色中做些什么都有非常精准的理解。但是，大部分病人需要了解治疗过程。尽管事实上几乎所有治疗师都进行简短的讲解和描述，让病人理解治疗协议，但是心理治疗中关于这方面的技术性教程却不多。在这种情况下，大多数从业者可能会沿用自己的治疗师对他们使用的方式进行讲解。在与同行组成的督导和讨论小组中，从业者们常常有兴趣交换一些类推比喻和寓言，用来减少来访者对治疗过程的迷惑。也许是因为好的隐喻可以穿透来访者大脑中前额叶以外的部分，所以一个好的隐喻总是顶得上一百句理智的解释。例如，我在第一章提到过的将心理治疗与开荒所做的比较就具有这样的功能。

其他推论在这个领域内是普遍存在的；每一位治疗师发展了一些自己喜欢的表达方式，在治疗需要教育性干预的时候讲述。就像其他赋有魅力的教师一样，弗洛伊德是一位隐喻和比喻大师，他用故事、笑话和暗示传达意义的能力高度发达，以至《弗洛伊德著作标准版》有一个专门关于类比的索引。他的很多精神分析传人都传承了这种教学风格。然而，不同的治疗师找到适合他们个人背景和人格特点的不同方式，来向来访者讲述心理治疗不同方面的基本原理。来访者往往不具有心理动力学从业背景，没有基础能够做到自动接受这种特殊的专业关系。

知情同意书

用书面方式协助治疗师做一部分教育工作也是一个不错的办法。最近，不少从业治疗师要求来访者签署一个知情同意书，上面列出了精神分析治疗的特点和方法。开始实行这样的做法，往往是由于某一名报复性强的来访者、前来访者或者来访者家属鼓动了专业委员会进行调查。根据美国法律，心理治疗从业者在进行非面对面的、电子化的治疗前都必须和病人签订一个知情同意书，告知病人警方可能对其隐私的介入范围。有些个体会发生一种特别的风险，即滑进恶性退行的漩涡，并指控治疗师虐待了他们。有的来访者具有严重的解离症状、或儿童期受过严重虐待、或给人明显的边缘人格印象、或满怀敌意、或反复不断自杀、或与权威有过诉讼史，如果治疗这样的来访者，则建议签署书面治疗知情同意书后再进行治疗。基于多次代表同行进行的法务工作，Bryant Welch 说道：

> 对心理治疗师提起的诉讼日益增多没有什么不对或者并非不公平。在很大程度上来看，人们认同了这样一个事实——心理治疗非常重要，如果进行的不当就会给来访者的生活带来严重影响……（但是）如果认为只有在取得执照之前、或者由于治疗师的玩忽职守才会引发这种谴责，那么这种想法是一个幻想。作为一个好人或一名称职的治疗师，并不能保证不会被迫为自己的职业辩护。并且我们常常是在危险中继续进行治疗，任何一位与边缘性人格病人、家庭、孩子或严重疾病病人工作的治疗师都冒着一定的风险。这一点非常简单，并且只有否认这个事实的人才处于极大危险中（Hedges，2000，p.xiv）。

针对不同治疗、督导安排、篇幅要求的文档范例，可以参考 Lawrence Hedge's（2000）关于风险管理的实用教科书。我在《精神分析案例解析》一书中，附加了一份原始知情同意书样本。Hedges 的书中包括更多协议范本，内容更加详细，着眼于保护治疗师逃过饱受折磨的来访者最糟糕的影响。在美国，近来遵从医疗资料电子传输方面最新联邦法律的从业者激增，各种各样的专业机构和私人从业者纷纷起草这一类文件。不满意的消费者或法律机构对精神分析的影响，与其说是威胁不如说不吉利，最近我听说热衷于实证治疗方法和宣扬药物的同行传播了太多关于精神分析治疗"不道德"的看法，所以也许我们还应该动脑筋保护自己，避免受到其他治疗取向教条主义同行的伤害。（比起我们某些教条的精神分析前辈对待早期行为主义者的做法，有什么理由期待他们对我们更好呢？）

说明充分参与治疗的早期障碍

尽管有大量临床和实证文献论述"可分析性"和"可治疗性"（Bachrach，1983；Bachrach & Leaff，1978；Doidge et al., 2002；Ehrenberg，1992；Erle，1979；Erle & Goldberg，1979；Paolino，1981），但大多数文献得出的结论是，我们不能预测哪些病人会在心理动力性治疗中获得好转。尽管近来很多学者努力将最佳治疗方法与问题类型相联系（做什么工作，在什么条件下，为谁——参见 Roth & Fonagy，1996），可还是有那么多诸如治疗师的人格特点一类可归结为不可控因素的变量影响着治疗，以至我们很难说哪些人适合接受精神动力学治疗，而哪些人又最好采用其他治疗形式。大多数精神分析师基于这样的信念，总会认为某个特定的病人值得试一试，看看是否他可以对精神动力学帮助做出反应——假设这个病人已经了解还有别的治疗方法。来访者往往能最好地判断哪一种治疗方法对他们最有效。

也许大多数精神分析从业者都会承认，非常现实的人很难接受动力学治疗，并且那些持续询问治疗师"告诉我应该怎么做……"或说"只要让我恢复正常就行"的个体，非常挑战治疗师的临床技术。可能这样的人更适合某一种认知行为治疗。在认知行为治疗中，有更多现实的技术训练，治疗师也更能接受类似教师的角色。但是，在将他们转介给认知行为取向的同行之前，大部分偏爱精神动力学的治疗师都会考虑是否可以让这类病人加入这种我们更看重的工作方式中，希望滋养他们发展受阻的一些能力，包括内省、反思和基于自我推动的情感成长。

阻抗是精神动力治疗的一个关键概念。这个概念在很多专业人员中被不规范地使用，用来指代病人与治疗师之间任何缺乏合作的现象。但是弗洛伊德最初定义阻抗概念时，假定这主要是一个潜意识现象，更接近于物理学家描述的阻力，而非故意做出固执行为的抵抗。弗洛伊德用这个术语来定义一种内心过程，而不是一种人际间过程。当然任何一个试图对他人施加影响的人，都能体验到人际间的阻抗。这个概念表达的事实是，我们的内心结构吸收新的经验不是一件容易的事情，相反我们会用旧的经验重新定义它们。治疗中的阻抗有时候具有意识层面的因素，但并不总是拒绝的表现。一个人没办法决定是否阻抗，就像天热没办法决定不出汗一样。值得在这里指出的是，阻抗并不只是心理治疗师的敌人，还是一种强有力的保护现象。如果人类在被新方向影响的时候没有内在的抗拒，面对洗脑或煽动行为，将会变得极易被诱惑。当然，基于众所周知的原因，有一句临床格言是这样说的：治疗师需要讲出任何阻碍来访者投入治疗的阻抗，越早越好。

有时候，表面上抵抗的病人并不是在进行经典精神分析意义上的阻抗，（例如忍受参与治疗和因此产生改变的潜意识恐惧）而是，在他们的脑海中根本没有共同治疗约定这个概念。在这种情况下，有时候让来访者意识到治疗中可能进行怎样的互动也许会带来突破，使治疗关系从困惑及抵抗状态转变为愿意合作的状态。如果来访者所处的亚文化鼓励顺从权威，或者不信任模棱两可的状态，或将反思自己的动机视为一种自我放纵，那么，治疗师有必要详细解释为什么要进行这样的合作探索过程，并将这个过程与其原有文化中不能被接纳的行为区别开。帮助一个人进入病人角色，不仅要探索出过程中的恐惧与期待（传统的阻抗分析），而且也要传达一个信息，至少用理智方式挑战他内心的声音。这样的信息不会解决冲突，但这会使他的自我与从前不同。在经过深思熟虑而最终取得进步之前，那些被心理

防御坚固保护着的态度，被认为是有问题的。

举个例子，艺术家、学者和激进主义分子经常怀有一种恐惧，基于成就他们职业的敏感直觉，他们认为如果失去自己神经质的特质，就会失去灵感。诗人 Rike 拒绝接受精神分析，因为他觉得这样不仅会消灭他内心的邪恶，而且会毁了他的诗歌天赋。鼓励怀有这种保守态度的来访者表达他们的担心很有意义，但是仅凭充满激情的表达无法减少内心的恐惧，他们还需要听相反的意见。面对从事艺术创造的来访者，如果他们希望获得内心平静又表现得犹犹豫豫，治疗师可以理直气壮地讲，在一般的精神分析治疗过程中，随着内心一些矛盾的方面被摒弃掉，个体的创造力会随着治疗逐渐增长。Gordon Allport(1961) 似乎是正确的，模式都是生发于内心，并且一度被潜意识冲突所喂养，而这些模式能够达成机能自主（functional autonomy）。

当然，不能期望新手治疗师掌握如何正确处理所有类型的来访者对于进入治疗所存有的迟疑，但是，在一个治疗时段识别出来访者内心的顾虑，而接下来接受督导，然后再在下一次面谈的时候对来访者担心的主旨进行回应，这样做肯定没有什么问题。也许只是对来访者简单的讲："我一直在思考你上次讲到的对参与这个过程的疑虑，而且，我过后和一位资深治疗师讨论了一下，她说这是一个常见的担心，但是根据她的经验，这不是现实的危险。很显然，有创造力的人接受心理治疗时，总是反馈说治疗只会增强他们本来具有的力量。"尽管可以理解，新手治疗师不愿意承认自己对资深同行专业知识的依赖，但病人通常会很感动，因为治疗师用业余时间思考他的感受，非常关心他们的想法并寻求他们问题的答案。

我想重申一下，我并不认为这样的教育性干预可以解决一个人内心深处长久以来的冲突（实际上，我认为这是认知治疗的一个主要局限。它的支持者们低估了治疗师努力挑战和重建病人既有想法时病人怀有的的阻抗），但是我想说，这样的干预可以使犹犹豫豫和对心理治疗感到不舒服的来访者下决心给心理治疗一个机会。

鼓励自发、坦诚、聚焦情感的表达

我在其他著作中提到过，一般我会在与病人的第一次会谈中试图了解他或她现在面临的问题（包括这个问题的历史和这个人之前解决该问题所做的努力），并让自己表现得具有帮助他的潜力。在第二次会谈，了解详细历史，接下来，我会对病人陈述一下这段话：

"我想我已经收集了足够信息，对你想要解决的问题背景有所了解。从现在开始，我会跟随你的引导。也许你可以来到这里，尽量自由地讲述这件事的任何方面，或者可以讲述任何出现在你脑海中的事情，我会倾听其中更加情感化的一面，看看是否可以说点什么帮你对讲述的事情有新的理解。当我试图了解你对这件事情的想法的时候，我也许会颇为沉默。对你来讲最重要的是，是要记住让自己尽量保持开放和诚实。在任意时候，都可以自由地谈论你对治疗过程的想法，以及感觉我是否有用。"

如果这个人在接受精神分析，我会明确地鼓励他自由联想，方法非常接近弗洛伊德运用的方式（1913，p.135："讲出在你脑海里浮现的任何事情……，努力不要遗漏任何一件事，因为由于某些原因，有些事情我们并不乐意讲出来。"）。如果这位来访者每周治疗少于三次，那么就需要有限地聚焦到现实问题上，但仍然要鼓励他诚实地表达。有些人需要很多鼓励才能自由地交谈，他们会不停问："为什么这样做会有帮助？"我通常这样回答："我们很难在没有真正理解一个问题的情况下解决这个问题。我认为我们还没有充分理解，为什么你会在这个时候陷入抑郁（焦虑、自伤行为的冲动、解离反应、强迫、恐惧、与伴侣出现的问题，等等。）"换言之，我含蓄地传达我对多元决定理论的假设。或者，有时候我只是简单地说："首先我们得努力理解这个问题。"无论哪种情况，表达意见之后，我都会关注到病人受挫、愤怒、不耐烦、恐惧或者其他任何引发这个问题的感受。

有时候我告诉来访者，尽管我深刻地感受到他们是多么努力地去理解自己所体验到的东西，尽管他们似乎懂得很多正确的理论，能解释他们的问题是怎样形成的，但是我仍然惊叹于他们理智知识与情感能力之间的分离。我对他们解释，我的工作的一大部分就是帮助他们将认知生活与情感生活相链接。我还会补充解释，这就是为什么我坚持询问他们对所讲事情的**感受**，并要求他们告诉我此刻经历了怎样的情绪，而不只是询问他们这一周在为什么事情挣扎。当治疗师确认知悉来访者有能力的部分时，大部分来访者似乎能够得到安慰，例如来访者的智力、或者尽管处于严重的抑郁之中仍能做到继续发挥功能的部分。因为这样做能够提醒来访者，他们在治疗师的心中并没有被简化为一堆病理学名词。

　　大部分人知道精神分析师（通常还有人本主义治疗师）会努力推动来访者表达感受，但是有时候人们不知道这是为什么。这是又一个工作点，治疗师需要通过解释他们这样做的原理（通常用隐喻的方式）来加强治疗联盟。Babette Rothschild（参见 Rothschild，2000）在与创伤受害者工作的过程中，发现受害者们害怕被有害影响淹没，就使用隐喻方式进行解释：摇晃一瓶碳酸饮料，然后演示如何通过每次拧开瓶盖放一点气而使瓶中的压力降至安全水平。我的同事 Michael Andronico 通过排空游泳池过程的比喻，向家长们讲解镜映（mirroring）孩子感受的重要性。当我与非常理智的来访者一起工作的时候，我喜欢引用一些有关情感的实证性作品（e. g.，Prey，1985；Pennebaker，1997），因为我发现当用理智化防御的病人有了一个"适当理由"之后，他们才更愿意去发现和表达情感。一直以来，大部分治疗师所做的有关情感的工作包括帮助病人命名和整理他们的情感（参见 McDogall，1989；D.B.Stern，1997），帮助他们去容忍和容纳强烈的情感唤起状态（Maroda，1999），帮助他们理解、接纳甚至享受他们先前认为羞耻的情绪反应（Silverman，1984）。当然，首先病人理所应当需要了解，为什么治疗师看起来如此着力于情感话题。

　　治疗师每过一段时间就询问一下"你觉得治疗进行得怎么样？"不会有任何害处。有时候来访者的回答是简短而粗鲁的"挺好"，而有时候，治疗师可能从来访者对治疗的回应中，了解到始料未及的事情。有时候，通过询问治疗师甚至了解到病人因为感到有了进步而非常高兴，并且病人也非常惊讶治疗师并没有自动知道治疗进展得如此顺利。询问另一个问题也十分有用，那就是在治疗的任何时候都可以询问来访者，是否发现自己有很难谈及的话题，特别是当治疗师发现来访者的叙述中有某些生硬不自然的部分时。类似"我怎样做可以使你在这里更加自由地表达？"这样的问题可以在病人的心中增强一个信念，无论当前移情是否起着相反的作用，现实中治疗师将在自我探索的过程中助他一臂之力。

推荐使用躺椅

这个章节与新手治疗师的关系不大，但是我发现本行业的新人，特别是那些被他们的治疗师要求卧式治疗的人，对"躺椅"都非常好奇。考虑到弗洛伊德时代遗留下来的这一古色古香的用具确实带着某种神秘感，我觉得有必要在阐明教育病人承担治疗角色原则的过程中，对躺椅做一些揭秘工作。

当代治疗师在是否使用躺椅这件事上意见不尽相同。有些治疗师不喜欢使用躺椅，因为他们发现如果处于来访者的视线以外，就容易走神；有些治疗师不推荐使用躺椅，因为他们自己被分析的时候不喜欢躺在上面的感觉；有些治疗师认为使用躺椅会从画面上强化来访者内心认为在治疗关系中自己处于次等地位的想法；还有些治疗师根据母婴目光接触和有效交流的有关理论，认为心理治疗应当面对面进行，从而有机会纠正早期情感镜映（emotional mirroring）的失败。我喜欢使用躺椅，而且用传统方式使用，坐在病人后面（更准确地说，我也在一张躺椅上伸展开身体，几乎平躺着）。这样做主要是让我自己从一个时段接着一个时段的觉察自己面部表情的疲劳中解放出来。这样做还可以让我可以闭上眼睛，参与到病人由自由联想引导出来的类似恍惚的状态中去，这是一个大脑中类似冥想的状态，弗洛伊德称之为"均匀悬垂的注意（evenly hovering attention）"，而 Ogden(1997) 称之为白日梦（reverie）的状态。不与病人目光接触的工作方式，还允许我在感

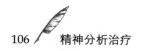

动的时候热泪盈眶，在感到有趣的时候露齿而笑，而不用担心我的反应让病人分心。（弗洛伊德最初也是因为类似原因推荐使用躺椅的，他说总被人盯着太累了。）有一部分来访者，我可以躺在后面，而不是坐在前面治疗，还可以使我的背部免受长期坐姿带来的损害（参见第12章）。

当我推荐病人进行卧式治疗的时候，我的表达包括以下三个部分：（1）我喜欢这种形式，因为我感觉这样不那么累；（2）他们也许会发现，至少最后一定会发现，仰卧姿势有助于他们放松自己，允许自己进入一个稍微不同的，多些自由流动少些理智的意识状态；（3）当他们不容易看到我的脸的时候，也许可以更清楚地察觉出，他们想象我会有什么想法和感觉，或者害怕我会有什么想法和感觉。我还会补充说，这些有关我的态度的幻想可以让我们看到，他们时时刻刻心怀怎样的期望却不曾注意到，因为他们时刻注意他人的面目表情和身体语言而忽略了这些期望。最后，我会说如果他们感觉不喜欢用躺椅，随时欢迎他们回到椅子上。我的经验表明，尽管大部分人选择这种方式的时候都战战兢兢，但大部分尝试过躺椅的人都喜欢这种方式。

介绍对移情进行的工作

如我先前提到过的，如果治疗师简单要求病人表达在他的幻想中治疗师有什么想法和感受，而没有向他解释为什么要这样做，那么来访者可能会把提这个问题的动机归结为治疗师对于认可、信心、或者被人赞赏的神经症性的需要。在人际交往中，被对方反复询问他或她怎么样，这种经历只能出现在与非常自恋的人的交往过程中。他们太渴望得到别人的肯定，以至没有剩下任何心理能量去对别人产生真诚的兴趣。就像一个笑话中讲到的，一位足球运动员已经用了一个小时时间与别人谈论他在最近一场比赛中的每一个表现，接下来他宣布："关于我我已经说得够多了。**你怎么看待我的表现呢？**"

认为治疗师是个具有自恋需要的人，这本身就是一个可以解释的移情（"你似乎觉得我问的这个问题，证明我是个非常自我中心的人"）。但是，在移情解释起效之前，他必须明白他的想法并非必定代表客观事实。换言之，对于这种问题的原理治疗师需要做一些解释，否则病人会继续将此视为治疗师自恋的表现，并对此越来越有兴趣。尽管当代关系学派的理论家们强调了病人能够精确地接收治疗者真实的潜意识动机（Aron，1991；I.Hoffman，1983），尽管 R.D.Laing(1960) 等写道，病人的投射中总会有一些真实的成分，但是按照传统理解，认为诸如投射和歪曲等移情现象基于病人的成长历史和个人需要（参见 Chodorow，1999；Jordan，1992），仍然具有重大意义。新手治疗师对于投射中歪曲的部分更为印象深刻，因为这对他们造成了戏剧性的影响，例如当他们竭尽全力去成为支持性的角色时，却反被来访者体验为批评甚至是虐待的角色。为了让病人能够重新思考他们理解别人的自动方式，病人们首先需要将这些方式看作是源自于他们特有的生活经历的想法。

当我第一次注意到来访者因为我问他或她对我的感觉而看上去惊讶或者愤怒的时候，我会做以下说明：

"当我问你对我有什么看法，包括在一般社会交往中不适合表达的负面感觉，你看起来很吃惊。心理治疗基于这样一个思想，你对他人的看法和感觉会被带进治疗关系。当它们被带进来的时候，我们就有机会在专业治疗室的安全氛围下仔细观察它们了。所以，请尽量不要抑制你对我所说的以及其他有关我的任何反应，无论在一般情况下你是否会保留这样的想法。"

大多数人都能理解这些话，但是，唉，属于边缘型人格的病人是不能理解的。他们坚定地相信我根本就是他们投射给我的形象，从而在我内心引发出他们认为我已经具有的感觉。换言之，对于那些用强烈的投射性认同和内射性认同机制为主要交往方式的病人，这种治疗过程的教育工作也不能使治疗关系避免被这种心理机制影响。但是，即便是最具攻击性的边缘型人格障碍来访者，也值得我们在意识层面去解释治疗师的行为在治疗方法上的依据。而且，我的一些边缘型来访者多年后告诉我，尽管我在努力解

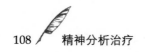

释为什么要这样做的时候，他们激烈地反抗，但是当时他们的某些部分听取了我所声明的道理。

Elio Frattaroli(2001) 最近关于心理治疗的价值发表了一些争论，这是此类干预的又一个好例子。他的病人 Mary 刚刚意识到她对治疗师有一种强大的情感反应，这和先前与其他男性权威的反应一样。她问治疗师这意味着什么，治疗师回答如下：

"嗯，我们还不知道这真正意味着什么，但是这让我们了解到，你早晚会跟我发展出以前与你生命中其他重要男士之间类似的问题。这就是所谓移情。无论来治疗的人问题是什么，最终这个问题都会在他和治疗师的关系中再次出现。这是件好事，当我们可以一起经历这个问题，就可以有更好的角度来理解它，而不只是简单地讨论你在过去经历了什么。"

我们注意到，治疗师并没有简单地将病人对治疗师的感觉作为一个移情进行解释；他的讲解让来访者乐于见到这样的恼人情况，而不是对自己的反应感到羞耻。这种积极的、教育性的减少羞耻感的方式本身就是治疗，并且这已经被证实与来访者从他或她的人际强迫性重复中学到的东西同样重要。这是治疗的艺术中不可缺少的一环，很多技术高明的治疗师都这样做，但是相比之下很少有人把这个技术写进著作。

结　　语

本章内容试图包括有关与病人，特别是新病人建立关系的内容。这些内容在治疗技术方面的著作中经常被跳过，但这些在心理治疗方案中是非常基础的方面。有些作者（e. g., Adler, 1980；Dewald, 1976；Greenson, 1971；Paolino, 1981）在"真正的治疗关系"题目下讨论过这类主题，还有一些作者和我一样，把这个问题作为治疗联盟的一部分进行讨论。也许撰写教科书的作者们认为，个体督导师会向新治疗师建议一些对病人说明他们行为用意的方法，但是我发现有时候督导师们更重视学生学习标准的技术方法，而不经意地忽视了有关治疗约定中更基础的细节处理。

根据我的来访者对其他治疗师做法的描述、书本内容以及有关病人讲述治疗经历的文献（e. g., Kassan, 1999），我不断地发现，人们往往会在不理解的情况下，简单地服从治疗师的做法。比如，很多人讲到过前治疗师的沉默和被动状态让他们感到不舒服。但是，一般他们从来不抱怨，假定这种风格是某种令人费解的心理治疗文化。他们的治疗师可能根本不知道，在沉默中来访者感到的不愉快。如果治疗师提前解释，他的意图是避免打扰病人自己获取领悟的思考能力，此外，如果治疗师提前告诉来访者，在对治疗关系的任何方面有任何不舒服的时候，可以尽量坦白地表达，那么很可能有些病人在治疗陷入沉默的时候，可以感到舒服一些，并且有些病人可能能够说服治疗师对他们更多谈话的需求作出更加积极的回应。

我自己的分析师曾经对我说过一些最有帮助的话，包括教会我在治疗过程中去期待什么。他的这些干预使我可以更自由和开放地工作，并且也支持着我的感受，即无论我有多么神经质，我也是一个正经历着某个过程人，这一过程具有特定可预见的内容。比如，当我第一次意识到在我的分析师放假期间自己有所退行，我将此模式视为我个人独有的羞耻。而他提醒我注意到，过去发生的特定丧失和分离事件使我对于他的缺席变得敏感；更重要的是，为了我的自尊他还表示，有些事情是与作为病人角色有关的，特别是一个人全心投入病人角色时，在与治疗师分离的时候发生这样的反应，实际上是不可避免的。

我认为，努力帮助来访者理解治疗师做法的首要原因，是这样的理解可以帮病人减少被控制的感觉，并增加他们坦诚投入工作的可能性。病人越是觉得治疗师躲在某种解释不清的神秘规矩后面，他们就会越少地投入治疗。相反，病人越是感到治疗师坦率面对发生了什么及其原因，他们就越会冒险做相同的事情，以及越多地袒露自己私密的动机。弗洛伊德意识到病人在

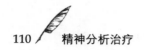

治疗中隐瞒了一些信息，部分地因为这个原因，他最终通过贯彻自由联想这一"基本规则"的方法，保证治疗的坦诚。我认为，通过建立规则来减少人们对被深刻了解的阻抗效果可能欠佳，当病人对权威和规则大部分持有负面经验时尤其如此。但是，当治疗师自己可以做到开放和不带防御地讲话，就可以自然地邀请和激发病人们也这样做。

第 五 章

边界 I：框架

我将分析师与病人之间治疗关系涉及的总体现象称为精神分析情境。这个情境包括一个过程和一个框架。分析过程包括被研究、分析和解释的现象；框架是一个"非过程"性的，它代表的是一个常量，分析过程就在这个框架中发生。

——Jose Bleger（1967，p.518）

所有从事心理治疗工作的治疗师都必须对以下方面做出决定：工作效果最佳的条件是什么；我们需要遵照做的安排和协议是什么。治疗的有些方面是必需的（例如，治疗师的倾听，治疗师对保密的遵守），有些方面则根据特定医师或治疗双方的特殊需要，具有可选性和很大的灵活性（例如，治疗师的工作日程，取消会谈如何收费，欢迎来访者以电子邮件作为联络方式）。当弗洛伊德最终（有些不情愿地）描写有关技术的内容时，他描述了许多通过自己长期反复试验和失败才获得的可选步骤与方法，并给出了选择这些步骤的基本原理。弗洛伊德以后的其他治疗师，特别是那些在实质上与神经症群体相差很大的患者领域内工作的治疗师，他们调整了弗洛伊德的方法，而且记录了他们的技术和可供选择的治疗条件，给出了他们的工作方法和建议。例如，Fromm-Reichmann（1950）详细阐述了针对精神病人的精神分析性治疗的拓展性工作；科胡特（Kohut，1971）开拓了一条治疗具有明显自恋动力特征的患者的治疗方法；戴维斯和弗劳利 (Davies & Frawley，1994) 讨论了对在儿童时代受过性虐待的成人幸存者的工作方式。

正如我在第一章中所描述的，当精神分析的威望到达巅峰的时候（特别是美国近代史中），对很多精神健康领域的专业人士来说，把一些弗洛伊德的个人观点看成是不容挑战的"规则"已经变得无法抗拒。这种倾向是可以理解的，不仅因为这种做法已轻易地被心理分析家用以理想化弗洛伊德，还因为其中大部分做法都是合理的，作为一般规则来操作相当有效，特别是对于神经症水平的患者而言。然而，弗洛伊德并没有把大多数的个人经验作为规则来呈现，而是当做建议提出的。Lohser 和 Newton(1996)进一步指出，弗洛伊德的英文翻译所使用的"建议"一词，其德文原意最好被翻译成"一些点或片段"——换句话说，是指不那么系统的反思。弗洛伊德对有关技术和实践条件的试探是很智慧的：精神分析治疗是崭新的而且正在发展中；他知道自己是在一个特定的社会、文化和历史背景下工作；他欣赏这些体现出自己特质的工作方式。在给费伦茨的信中，他评论到：

经过深思熟虑，我认为最重要的事情是强调什么是一个人不应该做的……我基本上把一个人应该做的所有积极的事情都交给"机智"（tact）来处理……结果，那些"听话"的分析师并未察觉和理解到我给这些规程留有的灵活性，而把它们当作禁忌一样地遵从。有时所有这些都需要修改……废掉我提及的一些条款（引自 Lohser & Newton，1996，p.15）。

弗洛伊德尝试在他的论文清晰阐述的技术部分的内容，就是后来所说的治疗框架（Bleger，1967；Chasseguet-Smirgel，1992）——也就是进行治疗的基本规则和可靠情境。弗洛伊德和病人做出的那些安排是为他作为一个特殊的治疗师而服务的。例如，与现代的临床医师不同的是，弗洛伊德从没想过禁止在会谈中吸烟，因为他无法想象自己不抽着心爱的雪茄进行工作。在这一章，关于框架，我强调更多的是关于如何表达个体咨询师的个人要求，而关于对所有病人都显得非常必要的时机和经验方面强调的则相对少一点。那些关于如何对时机和经验进行理性回应的普遍规则，相信你们可以在大部分教科书和督导那里获得。

虽然有些精神分析作家主张只有一种基本框架，他们能够详细描述其维度 (e. g., Langs，1975，1979)，但是我从不同从业者之间看到了太多的不同以至于我对此不是那么有把握。我知道自己的边界，我也了解很多其他工作效果显著的从业者，他们的原则和程序与我的会有所不同（参见 S. Pizer，1996；Shane，2003）。这些差异也许源自于以下种种：他们各自的工作环境、来访者群体、个人所处环境、自身的性格气质、对各自治疗师或督导的认同与反认同、或这些因素的某种结合。随着时间和历史的推移，来访者的敏感性也会有所改变。有些英国的分析师就曾在治疗过程中织毛衣，而这种行为对于大部分当代从业者来说，是一件对来访者很无礼的事情。Gabbard (1998；Gabbalxl & Lester，1995；Guthiel & Gabbard，1993，1998) 对"越过边界"和"违反边界"作了一个有用的区分："越过边界"可能会促进治疗进一步发展，尤其当对"边界"进行常规审查的时侯；"违反边界"有可能明显地伤害到病人，而它通常是不能得到谨慎处理的。也许借给病人一本书是普通的越界行为，而治疗师倾诉衷肠、或者向病人提供一杯波旁烈酒、或做出性诱惑的姿态则是违反界限的行为。大部分人会有相当好的直觉来判断这种不同。

刚刚从业的治疗师往往只有较少的维度来界定他们的边界参数。他们通常在其工作所在的诊所、代理机构、咨询中心、学校或医院制定的设置内进行工作。一个临床医师接受了一个组织机构的职位，同时也就意味着他或她接受了该机构决定的收费方式、发送账单给病人的形式、办公室的工作时段、对突发事件的应对方式、如何处理治疗师的电话以及类似事项

等等。但因为很多重要的心理动力问题都是在这些实际的安排中产生、被观察到和见诸行动，这些问题并非没有意义，需要对其仔细思考，以及理解它们产生的理由。

对于尚未开始考虑独立开业的初学者，开始考虑他们的个人边界范围也是很重要的。在公共机构从业多年的临床医师可能是一位杰出的咨询师，但他们开始私人从业的时候依旧会面临重大的新问题。在我看来，一个人拥有稳定的边界比边界内容本身更加重要。病人和治疗师都需要在对他们来说安全的工作条件下来工作，双方都需要受到预先设定的边界提供的保护以免于焦虑。埃德加·李文森（Edgar Levenson，1992），用自己的毕生精力来阐述一个道德平等的精神分析视角，他主张治疗师与病人一样需要框架。我同意他的说法。如李文森所说，我并不假设治疗师在情绪方面是比来访者更健康的，或必须要比来访者更健康，我也不认为双方在治疗关系中会谈时，只有来访者的焦虑需要降低。我们设定的边界，反应的是一种合理努力，以使我们在进行高要求的心理治疗工作中感觉到足够舒适。

对治疗师和边界的总体观察

虽然偶尔听说过一些治疗师的故事，他们因为固执而逐渐破坏了他们的工作（如病人因为反对他的僵化条款而脱落，令那些留下来的来访者产生孩子般的服从，强化了病人先前和不共情的僵化的养育者在一起时的致病体验），据我观察，对大部分治疗师来说，更常见的问题在于以一系列合理的安排来坚守设置。选择这个职业的人大都软心肠，让他们选择是挫败那个已然受着煎熬的人，还是忽略边界而作出温暖和理解的沟通，他们通常会选择后者。有些时候，这是个正确的选择，特别是对神经症水平的病人，他们或许有着专制的父母，他们会测试这个照顾者是否能够更加包容他们。但是有些时候，这就是一个有问题的甚至是危险的决定，而且这两者难以区分。

框架与源于偏离框架的问题

在治疗的早期，通常是在第一次会谈的时候，大部分来访者会测试这个治疗师——有时是有意识的，有时候是无意识的 (Weiss，1993；Weiss eta.，1986)。 很自然地，大部分来到治疗师面前的个体，都会在某些层面上会问自己这样的问题："我可以信任这个人不会（像以前我被伤害的那样）伤害我吗？"，而且他们都暗暗地想到了一些测试这个问题的方法。有时候治疗师甚至不知道自己在被测验，他们可能轻易就通过了测试，那是因为在来访者的生命中，一些司空见惯的善意和体贴是如此的不寻常。一位来访者，在她说到我办公室有点冷，而我为她关小了空调的时候，决定了我是个可以接受的治疗师。后来她解释说，她的妈妈会因为她对房间的温度与妈妈持有不同意见而攻击她。有的时候甚至是治疗师的过失使得他或她成了来访者可接受的治疗师。一位男士会因为我在初始访谈后忘记了给他账单，就因此认为我是值得信赖的，因为他觉得我对钱财的漫不经心与他父母的贪婪是如此不同。

这些关于治疗师是否有能力避免来访者童年养育者的过失的早期测试，往往会涉及边界问题。让治疗师觉察是否通过了测试的一个方法，就是仔细倾听他们的个人史，以找到他们关于他们父母的具体局限性的主题。在通常情况下，寻常的友善、感兴趣以及温暖的敬业精神已经足以通过此类测试。除此以外，在会见那些声称自己的父母是不可控的父母时，治疗师要学会表现得更加训练有素；而在会见那些说自己的养育者是如何令人痛苦的僵化的父母时，治疗师就要学会相信自己的自发反应。

然而，治疗师常常感觉测试太早而并不能分辨出是否"通过"了这些要求边界灵活或者不灵活的测试。例如，一位有乱伦史的女士问治疗师，当她正处在特别痛苦的性虐待情节的回忆或者哀伤中时，能否额外延长几分钟会谈时间。她是需要临床医师对她的情绪进行回应吗，不像她那不能保护她的父母那样允许乱伦发生？还是她需要治疗师保证时间边界的稳固性，

不像与她发生性关系的父母，会无视限制、破坏规则？在千分之一秒内要决定说什么，想好要如何回应，真是太困难了。而有时候没有可能的"正确"答案。很多人，特别是那些处于边缘水平的人，非常擅长地把治疗师置于任何回应都会导致病人暴怒或者受伤的捆绑之中。

凡是涉及治疗边界的问题都不简单。一旦咨访双方对框架有了清晰的了解，治疗联盟的安全就要依靠治疗师持续地观察双方彼此明了的边界设置。但多少有些矛盾的是，事实上很多促进治疗进程或者治疗中治愈的时刻，往往发生在治疗师做出例外事情的时刻，如发生在当治疗师迈出了治疗的框架并以一个无意识的姿势对病人进行了回应的那一刻 (Winnicott, 1960)。当病人和康复后病人被问及他们在治疗中最关键的事件时，他们都倾向谈论那些治疗师让他们惊讶的时刻，这常常就是偏离框架衍生出来的。

我的一位朋友，一位有些抑郁和解离症状的女士，曾接受过一位男性分析师的分析，这位男分析师擅长治疗解离患者，非常留意解离患者对于清晰边界的特殊需要。比较有代表性的是，他从来不会打断她或者触碰她（即使那不一定是他的惯常风格，这是因为她的性虐待史而需要留意的）。然而，她告诉我，一旦她进入某种自我憎恨的紧张状态，她就会打自己。当时她的分析师抓住她的手大声说："你不可以伤害我的病人！"她记得这是她分析过程的一个转折点，这使她产生了一种顿悟的效果，她领悟到分析师不像她父母的任何一方，而是积极地站在她的利益那一方。从那个事件以后，她能允许自己认同分析师那种令人震惊的保护态度，她也发现自己能够拥有更多的自尊。我的另外一位同行与一位接受过严格训练的分析师工作了很多年，在分析过程中，这位分析师除了探究、澄清或者解释几乎不和他说话。在他将要面对一个令人畏惧的专业考试前的那一次会谈结束时，分析师简单地说了一句祝你好运，令他深受感动。

如果说这些时刻拥有任何力量，那这一定是出于真诚的自然反应，而且这些反应一定是与以前的已经建立起来的模式有所例外。这就意味着必须有一个模式。Irwin Hoffman (e. g., 1992) 已经清晰地阐述过，在完全理解一本书以致不需要它之前，是不可以把书扔掉的。因此，尽管我同意，例外的治疗行为会产生巨大的力量，但我依然会强调稳固一致的重要。换句话说，在有疑虑的时候，最好还是保守些。精神分析的当代关系理论中最具有说服力的观点可能留给读者这样的印象：只要他们所做的是真诚的，最后就不会有问题（参见 J.Greenberg，2001）。但有些时候，即使治疗师是真诚地、充满爱心地离开了常规，来访者却不是这么体验的。值得注意的是，关系理论的领导者都是受过训练的分析师，进行的是精神分析和高强度的分析性心理治疗。他们关于出乎意料的偏差的动人描述，通常指的是发生在与病人一起进行了几个月或几年稳定常规的心理治疗之后才发生的事情。除非它能够被看做是一个例外事件，否则不能期待来访者能够理解这种自发反应的意义。

　　这种保守的倾向，也适用于治疗师的其他工作，比如在工作场所，治疗师就要遵守那些已经由当前或者以前的管理者制定出来的规则。除了机构设置的管理的稳定性，来访者常常会促使从业者破坏机构的规则。比起为自己的边界辩护，维护其他人的边界条款情感层面上来说会更加困难，尤其是自己的设置与他人的设置不一致的时候。那些感觉被机构评判的治疗师，尤其当他们有意无意地感到，如果他们不指向机构，来访者也许就会以治疗师为反叛目标的时候，也许会倾向站在病人那边，让机构成为反抗行为的标靶。尽管从雇员的角度去想，一个机构应该承担一定的敌意，但治疗师很少是从来访者的利益出发促成违反其程序的。带着歉意地描述这些规则并且依旧坚持这些规则是没错的。

来访者与治疗师之间的心理差别

　　我也想说明在治疗师与病人之间，由于性格不同而产生的问题——尤其是，在精神卫生专业人士中抑郁型人格特点是如此常见，这种情况会使我们更加难以使用治疗性的语言来回应某类人群，这些人的心理学基础与我们自己的心理学基础非常不同，特别是当抑郁只是他们呈现问题的组成部分，

而他们又邀请我们立刻给予认同的时候[1]。根据我的非正式观察，很多被吸引来做心理治疗师的人，都是喜欢亲近，不喜欢分离，害怕拒绝，以及容易因内疚而痛苦的人。他们倾向于自我批判，过度承担，把别人的需求看得高于自己的需求。他们更多时候会感到自己没有资格，而不是值得的。他们尝试逃避感受贪婪，愤怒，和其他"自私"的念头，当他们意识到自己有竞争或敌意的时候会变得不安。他们偏爱反向形成这种防御机制，企图通过照顾来访者心里的小孩来滋润他们自己心里的小孩。他们认同受害者而不认同暴君，认同孩子而不认同父母。比如说，我的一位同行，宣布他要"为那些暴力家庭的孩子建立 Bill Taylor 之家"的愿望。

心理治疗师会在付出中获得快乐，却不大敢索取，害怕他们的渴望会引起对抗。当别人特意靠近他们时，他们会深深地被打动，因为，私下里，他们认为自己不值得获得这些。当病人有所进步时，治疗师会倾向把事情归因为病人的个人动机和成长的能力，而当病人情况进展不是很好时，他们往往责怪自己。就像我在第三章提到的，像 Alice Miller（1975）在"天才儿童"的画像里形容的那样，那些在精神卫生中心工作的绝大部分治疗师对米勒所作的画有着深深认同，这幅画里，年轻人 Empath 为了照顾父母的尊严、维护家族的秘密，牺牲了自己的真实需要（authenticity）。治疗师对真诚、诚实赋予了很高的评价，有时候即使是面对一个过失或者错误，也带着一丝不苟的正直去处理。

我的同行 Pat Miller 告诉过我以下的故事，她发誓这个事情千真万确。有一次她从国外回美国过海关的时候，已经通过了报关台的她，突然想起手上戴着的从欧洲买的手镯还没有报关。于是她就返回报关台跟工作人员说："不好意思，我刚想起来我忘了申报这个手镯，这有可能超出了我的免税额，需要付费。"那个报关员怀疑而又气恼地看着她，摇了摇头，对她说，"这位女士，你是心理治疗师吧？"米勒被这种准确的直觉震惊得说不出话来，她点了点头，定了定神，问他为什么会这样问。报关员回答，"因为他们是唯一会这么做的人！"

当一个抑郁型的病人从方方面面去抱怨他们得到的不够多的时候，治疗师容易尽力为他们提供得更多。投射一个人的需求太容易了，比如治疗师很容易经自己渴望亲密、不能寻求关爱的需求投射给病人，而那个病人就会表现得渴望、孤独、主观上觉得自己不值得。当觉知到病人这些需要以后，治疗师很自然地会立即竭尽全力为他们提供他们所需要的。激活这种动力常常会引起关于边界的问题，包括费用、工作日程、结束、取消、电话需求、电子邮件联系、紧急程序、礼物、邀请还有其他特殊要求。病人或许会要求降低费用，欠费的自由度提高、要求额外的会谈、延长会谈时间、以非常规的方法来处理保险。他们也许会在感到不安的时候就给治疗师打私人手机。如果个体是在舍弃往日特质的情况下寻求特权（例如：抑郁性来访者第一次在两次会谈之间给治疗师打电话，一个反依赖来访者终于冒一点风险去要点什么），这种现象是预示着显著的治疗性成长。在这种情况下，治疗师可以对这种非典型的要求表示感到荣幸，以传达出对这种新的、更加利己的行为的赞赏。

但更多时候，一个要求免个人税的病人，特别是在咨询的早期阶段，其实是在表达一种无所不能的特权感，或者是看看能否反对治疗师，或者在寻找机会来感受正当的气愤、或者因为害怕治疗边界不稳定而测试治疗师，或者类似动机的结合体。在这些情况下，治疗师的抑郁性倾向有可能促使他们与病人沟通的时候产生误解。病人实际上也许是饥渴的，但他同时也感觉有特权的、怨恨的、恶意或是决心激起一场争斗——临床医师可能不是立刻能清晰地觉察到所有这些特质，因为他们也有这些冲突的情感，他们的共情雷达是为探测需要，而没有准备探测憎恨。除非很认真地在寻找治疗师关爱他们的证据，或许来访者会被关怀吓到，因为他们在童年时期获得的照顾，总是伴随着强烈的感情代价一并而来。如果从业者假定病人需要感到被关心，需要通过测试治疗师的意愿来走得更远，治疗师或许可以尝试着去调整自己。对一些特别的人或者精神病性病人，或者那些希望能找到释放出强烈愤怒的方法又不至被别人认为他是疯子的人，或者那些需要确

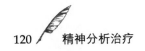

保边界不会被变动的人来说，类似这种适应其要求的回应，不但不能促进信任，反而会导致致命的倒退。

如果来访者只是为了找到真正的边界界限所在，而治疗师的目的是希望示范自己是多么优秀的、深思熟虑的、关注的专业人士，这会令来访者感到迷惘，最终变得非常愤怒，从而其要求渐渐升级为一系列不合理的要求。有些来访者需要了解治疗师的柔韧性和灵活性，并且要知道治疗师是否有足够的力量照顾好他们的利益。再说，适当限定的设置可以表明从业者不认为来访者是如此的可怜或者绝望，以致无法对他们说出的要求说"不"。

我大女儿两岁的时候，一次她因为我设定的一些限制大发脾气。我对她的暴怒感到绝望，开始我就尝试用这种说法来处理它，我说："我理解你为什么生气，苏珊，但是……"。她用尽了所有的力气大喊，"你不理解！"我一下子明白了，她需要有人反对她、跟她打架，我的"共情"姿态只会让她感觉到，她不得不放弃她真实的感受或其他的什么——她因为折磨一个自己爱的人而痛恨自己。真的，即使她只有两岁，她也能感觉到在她让我这么为难的时刻，我尽力保持一种合理的、支持性的姿态是一种反向形成，而她用她那原始的方式告诉我我应该更诚实地对待自己。

特殊的边界以及它们的变化

框架会根据治疗的性质是探索性治疗还是支持性治疗而有很大不同。这些参数还会在某种程度上因为来访者的不同而有所不同，取决于治疗师的现实灵活度和对每个人独特的内心世界的理解。例如，我曾经允许一些认真负责的来访者，在他们突然有财政困难的时候降低一点治疗费或者在一段时期内欠我钱，但是对任何一个在费用上有见诸行动的倾向、或有边缘特质、或其成长史显示其有受虐倾向的来访者，我都不会如此通融（关于对边缘和自我挫败的来访者坚持边界的基础理论，请分别参见《精神分析人格诊断》中相关章节，McWilliams，1994）。有些治疗师会因为能对来访者保持同样的边界而感到更加舒适，而且保持一致对记住和解释他的基本原则来说就会更加容易。再次说明，边界无论对治疗师还是来访者而言，都是很重要的利益保障。对于治疗师而言，无论从来访者的角度看有多么合理，做出一个自己心存疑虑的安排永远不是一个好主意。

隐私与不可侵犯性

病人有权利在整个咨询过程都成为治疗师注意的焦点。他们也应该可以期待自己的整个会谈不受打扰。有些临床医师在会谈中接电话也许曾经是可以理解的，但是在有应答机、语音信箱和静音功能的今天，打扰是完全可以避免的。为患者保密的内容之一，就是病人有权利拥有一个隔音的环境，或者治疗师应尽力减少治疗对话偶然被他人听到的可能性。同楼的其他人应该被告知——最简单的方法是挂上"请勿打扰"的标志——在会谈过程中不要敲门，不要制造出隔着墙也能听到的声响而打扰到治疗师和来访者。在等候室的音响设备应该是可能有助于解决基本隐私。治疗师的座机电话和手机应该设置静音，来电可以转接到语音邮箱。虽然来访者是否带着他们自己的手机来治疗室取决于他们自己，但很多治疗师会提醒病人考虑关闭手机，以使他的治疗时间不被打扰。

在极其罕见的情况下，如果从业者正在处理一个非常极端的专业或个人问题而肯定会打断会谈，病人应该在会谈一开始的时候就被告知，同时要为此向病人道歉，因为这种非比寻常的情况，今天治疗师必须把电话或者铃声设为打开。所有那些因为处理突发情况而占用的个体会谈时间，都应该尽早对其作出补偿。我发现来访者对这种突发情况都表现得非常慷慨大方（事实上，他们很享受在某些小的方面反过来照顾治疗师），只要来访者能感受到对他们隐私的持续保护，只要他们了解治疗师正在从常规中要求一个非比寻常的偏离。

从业者会用不同的方式来保证他们在会谈期间不被打扰。有的人会把注意力放在做笔记上。而其他人发现在会谈期间做笔记会转移注意力（弗洛伊德建议不做笔记，因为笔记会妨碍分析师的原始思维过程以及感官接受力），因此最好是在两次会谈之间写个摘要而不是当着来访者的面写。有的人会喝点咖啡，也许还有一些人会吸烟，虽然其他人强烈地感到治疗师在治疗期间应该放弃所有"口欲满足"。我就会整天地饮用药茶，在两次会谈之间续上一杯。至今，没有一位来访者会感觉我喝茶会影响我的倾听能力，我也不这么认为。

偶尔，隐私会制造出富有挑战性的两难问题。例如，一位前来治疗的男士，在初始访谈一开始，治疗师意识到这位男士是他一位病人的朋友，而且他们两个还有复杂的竞争关系，而治疗师的那位病人正陷入与其兄弟姐妹有竞争问题的麻烦之中。尽管这两位男士之间交往频繁，这位未来的来访者并不知道他的朋友正在看治疗师——更别说是这位治疗师了。临床医师意识到，把这位男士带进治疗将会是一个错误，因为如果他当前的病人知道了这种安排，病人是会感觉到被治疗师背叛。假如同时要求治疗师诚实而又是能保守秘密，在保密原则的基础上，我们又怎么能解释这个建立在保密原则基础上的决定呢？对此不做解释，这位未来的来访者会感觉自己被拒绝了。也许最好的方法是说："我很遗憾，在我们交谈的时候我意识到我必须告诉你一个意外而棘手的问题，对我而言把你作为我的来访者不是一个好主意，但由于个人原因我不能告诉你为什么。对此，我感到非常抱歉；我想我应该愉快地和你一起工作（而不能心有疑虑）。我会想想谁不会有这样冲突而能够跟你很好的匹配。"

一个威胁到病人的临床隐私和不可侵犯原则的特殊情况就是，有治疗以外的人员想从治疗双方要求获得信息。我认为当保险公司、残疾鉴定人员、收养机构、警察局或代理律师希望获得这些特殊信息的时候，治疗师的工作是在法律允许范围内尽可能小心翼翼地保护来访者的隐私，坚持这些专业人士用来达到他们目的方法和手段与心理治疗的保护原则相符[2]。任何时候，即使来访者强烈要求治疗师合作，治疗师也应该尽可能拒绝这种要求。尽管在教科书中有太多可以想象的侵入场景，我还是要指出一个关键点：当被外界——即使是有执照的委员会或者职业群体——要求的时候——被问及保密信息，在做任何事情之前，治疗师应该首先咨询熟悉精神健康法的律师，这的确是一个复杂性日益提高的专业（参见第十二章）。各行各业的州立协会通常都有熟悉这类专业知识的律师列表。因为通常已经有保护病人和自己的正当途径，治疗师通常不需要知道这些知识，除非当治疗师处于潜在的妥协情境中，那就值得花一些费用去找法律咨询了。

然而，关于治疗师从律师那里获得帮助的一般要求，我还要说两句。律师就像治疗师一样，无论其合法程度如何，他们都会把顾客的利益看得高于一切。因此，他们常常要求治疗师站在他们顾客的立场上去为残疾诉讼或其他法律评估作证。对于一名律师来说，这只是一个简单的问题：有谁能比一个治疗师更清楚这个人，更同情这个人呢？从法律顾问的角度来说，使用客户的治疗师比雇用外面的专家更节省时间和费用。但是一旦治疗师为了病人的利益作了证，治疗师就毁了治疗业。离开专业角色，试图以拥护者和拯救者的角色去理解和传达理解，会导致很多严重的，意想不到的后果。对于美国心理学家来说，以一种遗憾的口气通知那个一直坚持的律师是有效的方法，美国心理协会的伦理道德法规定，一个人不能同时扮演治疗师和证人两个角色。

就像先前提及的，如果知道治疗师会写关于他们的报告，来访者是不可能自由流畅地谈话的；他们将会有意无意展示自己最好的一面，而且还经常最低限度地谈及最初找治疗师要谈论的问题[3]。大部分从业者会直觉地感觉到这些，因而为了来访者的利益，治疗师会尽量避免撰写报告和出庭作证，不过来自律师的压力往往令治疗师难以招架。这种情况下，有经验的治疗师会学会利用法律事实，没有部分保密这回事；所有放弃保密特权的决定，都会要求治疗师写出真实的报告，以及坦率地回答法官和反方律师的所有的问题。治疗师通常可以用这样的评语来劝阻那些执著的律师：

"你不会希望我那样做。因为我不但知道很多关于我们双方当事人的正向的、开脱的事实，我还知道一些临床信息，而这些信息是非常不利于他（或她）的。如果我提供证据（或写一份声明），我将不得不说出那些话，相信我，你不会希望这些话被写在法律档案里的。我建议你雇用一名法庭心理学家或者法庭精神病医师去做独立评估。再说，法庭会认为治疗师的证词有所偏倚而怀疑的。"

出庭作证将会毁了心理治疗事业这个事实，对于律师来说不是什么特殊而重大的事情，多数心理治疗伦理道德法典禁止未经法律辩论训练的从业者从事法律辩论活动这个事实，对于律师来说也不是什么特殊而重大的事情。但是心理治疗师的参与将会降低胜诉的几率这个事实将会引起律师的重视。

对于那些恳求治疗师在法庭上为他辩护的来访者，治疗师要坚信，比起严格地运用心理学方法来理解和帮助来访者来说，涉及其他任何相关日程安排都只会损害心理治疗。另外一点要向来访者指出的是，陪审团在投票的时候会存在倾向，认为由来访者自己雇用的专业人士会存在偏袒，因此临床工作者的贡献是会被大打折扣的或不信任的；在这种情况下，与其他中立的专业人士相比，治疗师的影响要小得多（这个现实也许让那些存在理想化移情，把能力不加区分地赋予了治疗师的病人感到惊讶）。这样的情形可以让治疗师更加自由地帮助病人处理他们的情绪和幻想——为了法律目的被一个陌生人进行心理学评估的幻想。据我自己的经验，在来访者希望得到拯救的正常的愿望受挫而向治疗师表达过愤怒以后，他们通常会感觉到轻松和感激这两种截然不同的情绪，因为他们已经意识到治疗师正在保护治疗边界。

最后一个建议：对那些被要求出示来访者保密记录，或者被卷入法律事务的治疗师，明智的做法是，先把这种探寻真相看做是有着良好意愿的，然后再依情况行事。把不合作的责任推到其他人身上，也许既可以保护病人又可以保护治疗进程。Bryant Welch（2003）建议我们可以用热情友好的态度说："我很愿意帮助你，但是请允许我先查一下州法律以及专业伦理守则；对我而言，这好像有些利害冲突。"在这样的情况下，赢得时间以后，去咨询自己的法律顾问或者向当地专业协会寻求建议，是非常关键的。

时间

分析性心理治疗的一次会谈时间已经从"1小时"变成了45或者50分钟，这样，治疗师就可以用剩余的10～15分钟时间来记笔记，写概况，去洗手间，回电话，将自己的情绪由上一位来访者转换到下一位来访者（参见Greenson，1974）。在会谈之间有充足的间隔时空，可以减少来访者在进出时互相碰面，来访者相互碰到的体验让很多人觉得尴尬和不安。虽然45分钟或者50分钟的会谈时间工作效果很不错，但是它并不是圣旨。一些有经验的治疗师（e. g., Hammer，1990）就曾建议过更长的会谈时间——1小时或者1小时15分——会更适合强迫性防御的病人，因为这些病人要花很长时间才能进入他们的感受。其他人（e. g., Putnam，1989）也曾建议，过对于经历解离和创伤的病人的宣泄情感会谈，一个半小时或者更多的时间安排可能更适合，这样可以用来接近创伤内容，体验感受，回忆发生的事情。有些为夫妻工作的治疗师会用双倍时间见他们，这样能让每位配偶都感觉自己有足够的个人时间，治疗师也有充足的机会去发现双方之间的动力，除了知道他们各自的心理运作状况。

我通常的时间是每次会谈45分。过去，我常常给一些病人，尤其是那些长途跋涉而来的人，一次做两个小节，一个半小时。尽管我注意到，心理治疗的进程在某种程度上符合帕金森（Parkinson）定律（即工作将会延展至用完所有可用的工作时间），但是根据来访者的参与度而工作，效果还是很满意的。看起来好像如果一个人有一个小时，重要材料会倾向于在最后10分钟出现，如果一个人有2个小时，重要材料还是倾向于在最后10分钟出现。在俄罗斯，那些不顾本国分析师稀缺的现实，想得到心理分析培训的专业人

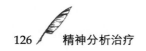

员，被国际精神分析协会允许，做"穿梭式分析"，不是一周四次地见当地分析师，而是每个月延长一个周末，飞到国外的城市去见他们的分析师，每天3～4小时，每轮3～4天。

有趣的是，无论咨询时间安排是什么样的，无论路上的时间要花多长，无论临床医生有多认真和精细地为这种行为赋予过意义，有些病人总是很规律地迟到5或10或20分钟。就好像他们在用滴定法测量向治疗师暴露的数量，以使暴露保持在一个可以容忍的水平一样。我发现这些解释，即使来访者接受了，对这种现象也没有作用。只有一种情况会影响这种迟到现象，就是长期、缓慢的吸收治疗师的可信任体验。

关于这些行为的有意性观察表明，动机水平高的人能适应多种不同的时间安排，而那些害怕治疗的人们，会找到各种方法来阻抗任何的时间安排。因此，控制自己时间安排的从业者应该首先考虑自己的方便来安排他们的时间表。当我的孩子还在喂奶的时候，我会连续做三个45分钟的咨询，而不是每个小节后间隔15分钟，这样我就能保证在连续三个咨询小节后至少有1小时的间隔。所以我可以只离开孩子2小时15分钟，而不是3小时。（就像他们每个人都明确的让我知道，三小时比起他们宁愿不吃饭就去咨询来，包括了更多的时间。）

同样的好心肠，促使很多治疗师为他们的来访者作出例外安排，从而影响了治疗师的时间安排。我们当中就有很多人因此延长了太多自己的工作时间，在周末、早的出奇的早晨，或者很晚的晚上去接待来访者。当有人要求额外的会谈时，对治疗师而言，尽可能地延长自己的工作时间以适应来访者太常见了。在我的印象中，这种情况发生在女治疗师身上比男治疗师多一些（有可能是女性更愿意为低廉的费用而工作的动力在起作用，见 Liss-Levinson，1990）。我的同行 Elinor Bashe（1989）在关于治疗师怀孕为主题的博士论文中，她和十位女士进行了高密度访谈，这些人在治疗病人期间都至少经历过一次怀孕。她的偶然发现之一就是，几乎是她所有的被试都主动承认，一旦她们是为了自己的孩子而不是为了她们"自私"的目的时，她们都发现根据自己的意愿设置时间容易多了。更重要的是，她们也了解到病人是很容易适应她们的限定的。"我希望我早十年就知道这些"是个经常被重复听到的说法。想想，能够控制自己的时间，是作为治疗师最有吸引力的方面之一，如果因为我们的弱点而不是因为病人的终极利益，让病人的喜好而不是治疗的必要性控制了我们，那是非常遗憾的事情。

每个治疗师结束一次治疗的迅速性也是不一样的。有些人非常明白他们对会谈间隔的需要，因此他们讨厌超时，他们就像钟表一样非常精确地结束每次会谈。那样呆板地遵守时间设置，我是永远不会舒服的，我选择工作45分钟的原因，是因为它可以使我结束会谈的时间有些弹性。当我与一个潜在的未来客户进行初始访谈时，我会解释说，我们的会谈时间是45分钟，通常情况下我会准时结束，但有时候我会加一点时间，如果我们刚好谈到一些意义重大的事情中间的话，我们也可以多工作几分钟。病人看起来会欣赏这样的安排，我也感觉以那样的方式结束每次的会谈会更加自然流畅。当然，当我意识到我与一些特别的病人在一起超时太多时，我也会思考其原因；这里通常会有有意思的动力，那个人和我上演的这些动力是需要转换成语言并直接表达出来的。

偶尔地，我会遇到一个来访者，他喜欢看着时间，并且在我宣布会谈结束之前就结束会谈。有的喜欢在视线范围内有一个钟表；有的会故意避免看时间，因为他们希望在自由联想的时候，能够沉浸在一个没有时间感的状态中。不论人们对时间安排作何反应，考察他们对时间的反应总是很有价值的。再次声明，这里没有任何统一的规定，专业评估与治疗师的个人喜好应该结合起来规定时间，因为无论是什么样的设置，不论时间设置有多宽松，他们或者高兴地接受或者是不情愿，但大部分来访者都会以自己的方式去安排咨询时间。

关于如何让来访者离开咨询室的问题，我想说几句，通过我的观察，这是很有艺术性的，而且这些在通常的培训课程中又没有教过。无论从业时间长短，每个人都会遇上一些治疗结束时不想离开的病人，至少在没人提醒的情况下不会主动离开。有些人会在最后5分钟时扔出一个爆炸性信息，或者突然情绪变得非常激烈或动人，让治疗师觉得病人好像一个不懂礼貌的人，甚至想象着去打断病人继续倾泻那些东西。有的人会等到治疗师宣布会谈结束，直到那个时候才想起来还需要讨论时间安排的问题，或者有一个朋友需要转诊什么的。有些人会花过多的时间去找他们的支票本，然后再去找他们的笔，接下来再努力回忆今天的日期，最后才慢吞吞地开始写支票，而治疗师则一直尴尬地站在那里等着收咨询费，然后好去洗手间。

　　一旦这种拖延的模式变得非常明显，对治疗师来讲强调时间边界就显得非常重要了。可以用一些相对优雅的方式来处理这些情况。对那些没有处理完情绪的病人，我学会了这样说："我感到非常抱歉，要在你处于如此强烈感受的时刻打断你，但是我们确实不得不结束了。如果你愿意在等待室里坐一会儿，让自己静一静，以便自己不用带着那么尴尬难受的情绪离开，那么你需要多久就坐多久。"对于那些在我因为急着上厕所而尴尬地交替挪动我的双脚时还在慢吞吞地写支票的病人，我比较擅长这样说："我注意到你在这里写支票会花费你额外的时间，而我在会谈中间会经常有些事情要处理。而我又不愿意提早结束我们的会谈以便给你留出时间来写支票，那么你在来之前就把它写好怎么样？"对于那种会谈结束了还倾向呆着不走的病人，我还学会了一种有帮助的做法，就是我站起来，走向门口，为他们开门，同时用温和的语调说一些关于下次会谈的事情——比如："看起来今天的会谈很沉重，我期待着在下周二多谈一些。"

　　假如，无论我如何机智老练和善解人意地作出上述这些努力，有人依然粗鲁而麻木地看着我，也许在这个人的生活中有一个粗鲁麻木的权威人士，对于这样的人，在他的成长工作中，治疗师需要被用作代替品。换句话说，能够发生的最糟糕的事情就是来访者将会获得指责我的机会。对于那些只有通过反击或离开，其早期照顾者才能接收到批评的来访者来说，能在一定限制下表达愤怒，是非常有价值的治疗体验。更多的是，大部分病人到最后会感激自己有这么一个机会，去认同一位在尊重自己的情况下能把事情照顾好的人。"我在你身上学到的就是"，一个来访者在与我做了几年分析后这样对我说，"就是你仅仅把事情完成。你照顾好了自己，我一直在努力那样做。"

在有界限的设置下进行干预，有时候病人会简单地顺应治疗师的意愿，有时候病人会有些反应，这个反应会映射出一些重要的且之前没有被注意到的动力。有些人会对诸如时间这些边界不敏感，是由于以下这些比较直接的原因——例如，因为从来没有人要求过他们去注意界限，或者因为他们以前的治疗师对限制比较随意，或因为在他们的文化中，在分离时磨蹭或者表现出不愿意离开是一种礼貌。其他一些在会谈结束的时候表现得不愿离开的情形中都蕴含着一些情感意义，通常包括：对依赖感的羞耻，或者对服从一个权威的愤怒，甚至是——对于那些失去了时间感的解离患者而言——他会对会谈已经结束感到十分惊讶。通常，在触碰界限的行为显露之前，治疗师就应该强调这个界限。对治疗师新手来说，认为一些解释将会影响病人变得更加合作而无需设置外在的限制，这种想法是一个非常普遍的失误。我的临床经验一直都和弗洛伊德式的最初观点一致，那就是人们会将他们不记得的或者不允许自己去感受到的东西见诸行动的。它遵循的规律是：只要人们能够把动力表现出来（在这种情况下，大部分频繁的否认依赖或者冲动会得到控制），他们就无需思考他们为什么会持续着一种特别的行为。只有当他们的行为没有消极结果时，解释才能对他们起作用。

金钱

那些从代理机构的设置转换到自己设置和收费的治疗师，常常没有为那些在他们和病人之间产生的，有关金钱的很多事情作好准备。那些可以毫无障碍地讨论自己的怪异性行为的人，在谈到财务话题时，舌头就完全打结了。弗洛伊德有一个更为敏锐的观察，当治疗师把金钱看作是生命中的现实物体而不是肮脏的秘密时，对病人来说是很有帮助的（也见 Dimen，1994）。再次声明，治疗师的抑郁倾向特质也许会让他们难以以实际的态度要求收费。特别是新手治疗师，常常认为自己没有资格收费，因为他们认为看似自己知道自己在干什么，其实是一个给人误导的假象。一个新手治疗师首先要带着敬意去做的有关费用的事情，就是记住做心理治疗是他赖以为生的方式，心理治疗是受人尊敬的和经过了严格培训的方式，这是需要接受广泛大量的培训的，这比提供快餐有着更多的价值——即使心理治疗在开始的时候感觉就像"只是坐在那里尝试去理解"。在当代的西方文化，尊重的倾听应当获得体面的酬劳得到的证明太不充分了，而比起以行动、生产、制造和获得等这些为基础的行为，我们会倾向贬低倾听这种行为收费的可接受性。

就像很多从业者提过的，钱是治疗的一个关键方面。它的意义在于让实践双方得到某种精神上的平等，一种真实的互利。治疗师在感情方面照顾着病人；病人在财务方面照顾着治疗师。因为治疗师已经收取了病人费用，病人不需要用其他任何方式来照顾治疗师了。当治疗师接受了一定数量的费用，就意味着这些钱将被认为是对治疗师专业服务的平等交换。不收费就打破了这个简单明确的平衡，制造出了双方的不平衡，实际上病人是被剥削了。除了费用以外收取的任何事物（股票内幕、贵重礼物、特殊服务）都会使两个相反方向上的关系倾斜：治疗师被剥削了。收取东西或服务来替代费用，已经被发现会造成很多问题，这些问题本可以用简单的货币安排避免的；因此，美国心理协会会把物品交换认为是道德问题。

几年前我读了一些研究，其中显示内科医生的收费与他们的资格、技巧水平与专业声望完全无关。我认为治疗师的收费也是一样的事情。有些刚结束培训的新人收费标价是我的两倍，而有些比我更有经验的从业者收取的费用比我还低。科恩伯格（1987）已经明智而审慎地建议到：一个治疗师不要按照市场可以承受的最高价格收费，那样就带有了自大和贪婪的味道，而且会让病人认为治疗师的治疗可以达到神奇的效果；也不建议按照市场的最低价格收费，否则他的行为将会被许多病人理解为是从业者觉得自己所提供的服务是没什么价值的。现实中，一个人的同行会憎恨那些收费高于市场价格的人，因为当其他人的行为使他的价值很不成比例时，他感到被侮辱了。同时，他们也会憎恨那些把收费远低于市场价格的人，因为低价格造成总体上会贬低心理治疗的价值——其结果乃是管理型医疗保险公司不再需要额外的帮助来完成目标。

同样实际地，一个人的收费应该足够支撑他的家庭开支，也应该能反映出他个人的消费。个体从业者的家庭办公室实际上没有包括日常开支，但如果咨询室在一个城市的高租金区域，特别是秘书工作也属于办公室管理的一部分时，那开支是非常昂贵的。那些看重被工作室在林荫大道的治疗师接待的病人，能够预料到要为这种特权而支付费用。比起那些有三个孩子在上大学的工作者，没有孩子的临床工作者收费额度会更加灵活。治疗师通常需要考虑的是为继续教育、督导和个人治疗而不间断的花费；他们的收入必须足以补偿他们那些花在诸如保存记录和写报告的不计酬劳的小时数。

为挣得得体的工资收入辩护之后，我同样想强调一下以低廉费用接待一些来访者的价值。对很多治疗师来说，他们对作为一名精神健康专业者认同的很大一部分，包括了能够接触到贫穷和无法接受服务的人群的愿望。这些日子，精神健康机构严重超负荷，有时候，那些想获得真正心理治疗的穷人的唯一选择，就是找一个设有收取低廉费用工作时段的个人从业者。想平衡一个人的利他理想，同时又可以赚取生活费用的一个方法，就想办法找到一个可以赚取高收入的角色，以保证另一个角色。这样不仅可以提供充足的财务来源和减少一些不满的借口，而且，那些知道他们的治疗师有其他收入来源的更贫穷的来访者，也许就减少了不必要的内疚了。一位我以前的学生，一位在一个极度贫穷的家庭中长大的拉丁人，他每周用一部分时间为企业的各种各样的不同问题做收费很高的咨询，而其他时间则为郊区的穷人做基本上不收费的治疗。

许多有经验的治疗师认为，免费治疗，起码个体执业治疗师提供的免费治疗，在很多方面是不明智的，而且可以感到在无意识地贬低病人的人格。

我曾认为这种辩论是对贪婪的合理化，认为免费治疗当然起作用，但我也渐渐尊重前述观点的有效性。有一些机构，例如那些由学费为资金基础的学校咨询中心，提供的"免费"治疗并没有那么多副作用，员工常常在权益方面有所抱怨，这使他们提供有效心理治疗的努力变得很复杂。在互惠的情况下接受慈善服务会有一种尊严，尽管仅仅支付微薄的费用。当我以非常低廉的费用来接待来访者时，我发现自己会很享受那几美元，当治疗艰难时刻，我感觉到的心身不适感比我**免费治疗**时感觉到的要少些。这同样会使治疗卷入金钱事务，因为很多事情会围绕金钱"发生"。这里有一个印象深刻的例子：一位男性同行的来访者是个以俱乐部舞者艰难为生的一位女性，当她开始用皱褶、潮湿的一元美钞开始付费的时候，这美钞是从一大卷纸币中抽出的一张，此时我同事就有了很多可以工作的材料了。

另一个需要考虑的事情涉及治疗师，他们对分析有着强烈的渴望，只要有可能任何时候都想做分析，或者希望每周至少见来访者一次以上，有那种偏爱的从业者大多来自接受精神分析训练的机构。Joan Erle（1993）曾在一篇文章中写到：如果病人觉察到治疗师在给他们一个比平常更低的价格，他们觉得自己是"特殊的"，夸大幻想就有可能得到强化。同时，希望做高密度的治疗也是很多心理动力学治疗师认同和自尊的一个重要组成部分。所以，他们常常很乐意低收费而让病人每周多做几次治疗。亚勒建议对于这种在一定范围内来制定他们资费的从业者，可以向别人解释，他们喜欢每周做更高密度的治疗，他们愿意收取较低的费用来适应那些每周来超过一次，或者适合接受更多探索性工作的精神分析候选人。早在1955年，Glover 就认为分析师正当的经济动机被实践精神分析的渴望而不是心理治疗所抵消了。他建议对一个潜在能接受精神分析的人的"指导规则"应该是"永远不要坚持收取对病人而言是个负担的费用"（p.22）。

然而，有经验的治疗师会加上一点，对已经在进行治疗但希望增加治疗频率的来访者，应该非常小心地考虑调整费用的事情。如果病人一直自己支付咨询费或者咨询费在第三方付费的范围之内，那么对现有的预约保持原来的费用，对增加的会谈收取非常低廉的费用会更好。这种实践原则尤其适用于那些有边缘和自恋倾向的来访者。很多来访者对于高强度的治疗无意识里是非常矛盾的，在他们害怕增加依恋的人格特点的支配下，他们有可能改变他们的想法或见诸行动。还有一种经常出现的情况，当委员会同意下周给他调整治疗费用以后，那个病人又决定将治疗次数减少到以前的次数，而且希望保持这个较低的费用，让治疗师感到被欺骗，并且苦苦挣扎于自己提出这个事情而带来的迷茫的尴尬感觉。如果保险管理条例里不接受不同会谈收取不同费用，避免这种见诸行动的最好方法就是，当病人希望有更频繁的的会谈并要求降低费用时，治疗师向病人解释：治疗师愿意向每周多于一次会谈的来访者每次少收一定数额的费用，因为更多的会面能产生更令人满意和有建设意义的效果，不过，如果这个人因任何原因又调回到每周更低的频率，或者开始缺席外加的会谈，费用会重新调回到原来的标准。

　　当来访者在支付费用方面变得不可信赖，而且无法把这个事项提出来讨论的时候，治疗师往往感到不舒服和受挫。在我刚开始从业的时候，我会尽力在一位停止付费的病人的自由联想中寻找相关的、解释性材料，希望解释解答为什么会发生这样的事情，并促进这个人履行他的财务责任。我发现即使我做了一些我认为是那个病人承认的很精准的精彩链接，他在行为上还是没什么变化。再一次，弗洛伊德的洞见适用了：当一些东西被见诸行动时，是不能被分析的；讨论它的意义并不能产生洞见和成长。正像学习理论家所指出的，只要行为被强化或者不费力气，那就不能诱发出不同的行为。我的督导 Stanley Moldawsky，在我刚开始与一名赖账的来访者进行艰苦的治疗时，奉劝我明确自己的底线（依据在向他发出账单后我愿意等待多久，或者是我愿意保留作为欠款的额度）并把我的底线告诉病人。当我这样做的时候感到很吃惊，这个病人没有任何意见就支付了他的治疗费给我。在几个月之后，我们又富有建设性地讨论起在那个时候发生了什么。（我认为，如果他没有同时忍受必须付费的失望和讨论它带来的屈辱的话，他的自尊会受到伤害。）自那以后，我在笑着对他说下面的话的时候感觉好多了。那

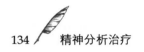

就是"嘿，你最近还没有付费给我，我要用钱了。什么时候我能期待它们的到来呢？"

抑郁的动力促使很多治疗师慷慨地不利于自己收入地进行工作。我的一位同行说她常常会收取全费，她说"我还是这样开始的好，因为到最后我总是会降低费用。"当听到别人的不幸时，治疗师总是理所当然地相信和同情的倾向，也会使他们成为吝啬病人的受害者。我已经无法算清，有多少我的治疗师同行，曾为他们因为来访者对自己贫困的真诚描述而降低费用感到懊恼，因为一段时间过后，他们发现这位来访者买了一辆捷豹（最具英国特色的豪华汽车）或者计划去塔希提岛度假。那些在管理金钱上有困难的个体——最近，治疗师似乎看到越来越多的在不同社会经济水平的人处于深度负债中——他们会很高兴地利用治疗师愿意通过降低费用或者允许来访者欠账一段时间而使自己利益受损的习惯。做出这样的调整不但对治疗师没有好处，而且对来访者也没有好处。

提高收费会怎样呢？当与来访者工作了几个月或几年以后，治疗师可能注意到他的收费已经低于当地客户的普遍价格线了。或者，在长时间接待某人而且对他的财务概况有足够的了解之后，治疗师可能不愿意继续接受在来访者最初描述的贫困状态下的收费标准了，因为那个贫困描述被证明是值得怀疑的。或者，因为治疗的成功，来访者的收入和金钱管理已经取得了足够的进步，足以保证去支付标准的费率。当我需要提升我的治疗费时，我会遇到各种各样的反应，从"你怎么可以如此贪婪？"到"好的"，"当然"，到"我以为你永远也不会提呢——我已经对支付你这么低的费用而感到内疚了。"涨价问题常常会开启探索病人关于职业关系这个重要方面的新体验。

关于如何处理提高费用的问题，不同的治疗师会有所不同。有些人会简单地宣布他的费用将提高，然后兵来将挡水来土掩。有的会强烈地认为，无论最初协商好的费用是多少，都应该在整个治疗中维持同样的收费；对他们来讲，重点在于在游戏中段不改规则。有的人，会认真地把来访者看做他们的雇主，会为提高费用提供一个理由，然后恳请他们的"老板"考虑提高他们的治疗费。当然，这样做的治疗师很可能得到一个负面回应，但如果有人由衷地希望被拒绝，这个就可能是最符合精神分析工作的互存互惠目标的方法。Ann Appelbaum（私人交流，2002年1月3日）对我说，她有一次对一个病人说，"我希望你能考虑一下提高我的费用，那样我就不需要在我同行面前，因为收费远远低于他们而感到难堪。如果你能够考虑一下这个问题，我会感激你，然后让我知道你是否愿意。"让她很惊讶的是，病人下次来的时候宣布她不同意提高费用；因为她不认为她的员工（治疗师）值得获得提价。"事实上，我很高兴，"亚普班对我说，"因为这代表着这个病人取得了非凡的进步，那就是她可以批评我并且那样维护她自己了。"

我曾有过一个与此相似的经历，我的一位病人不允许我出版对她治疗的描述。我对于她获得成长这一事实的欣赏远远胜过了被她拒绝的失望，她以前总是为了父亲的自恋而牺牲了自己的需要，然而，现在她可以优先考虑到自己的愿望，而不是一个权威人物的自恋需要。我本来应该喜欢使用她的这个材料，但是我当时更愿意看到她的明显变化是它可以用她的方式与他人进行谈判了。这样的趣闻也表明了围绕边界问题的其他有趣特征：有时候，这些设置的限制会走向相反方向。当病人对治疗师设立合理的界限时，双方常常可以看到有很多的进展就此发生。治疗师对清晰地界定什么是好的，什么是不好的感到舒服，来访者对于治疗师这种舒服感的认同会如此打动治疗师，以至于它可以胜过治疗师获得较少的报酬，比如说得到一个更高的费用或者撰写一个迷人的案例。

最后，给那些在美国工作的、其来访者使用私人保险的从业者一些小窍门：只要可能，治疗师应该坚持让来访者先付费，由来访者自己去递交保险表格给保险公司，收取补偿金。对那些以贫穷为理由而请求治疗师实行病人部分负担制，在随后再获得补偿金的病人，他们的财务问题应该以其他的方式说明（比如，建议他们先存储的钱够支付头两个月的治疗费的时候再开始治疗，之后补偿金应该能够正常地到来）。如果接受病人部分负担制而且等待剩余欠款的话，这有可能会存在严重的负面后果。其一，这种安排会

使病人产生一种关于健康保健消费的不现实的想法，病人会习惯地认为，治疗花费只是预算支出的一部分。与治疗师的需要更有关的是，如果病人负责递交保险表格，他们可能会忽略这样做，尤其是当病人处于无意识的敌意状态时，让治疗师处于一个不值得羡慕的唠叨位置。更糟糕的是，大多数允许病人部分负担制的治疗师都至少遇到过一位这样的来访者，他们负责报送保险表格，收到了补偿金，然后他们把它花光了，显然没有注意到这已经犯了保险欺诈罪而卷入了法律事务，或者犯了从治疗师那里盗取钱财的人际方面的后果。

如果治疗师负责保险表格的提交，他们最后有可能要把宝贵的专业时间都花在处理所有第三方付费者的错误和延误上，第三方的拖延会有经济利益，他们的保险金会挣得一部分收入，他们在遗失账单、拿错记录、通过术语对提交表格进行诡辩等方面拥有超群的天分。因为治疗师的空余时间由会谈之间的短暂间隔组成，被保险公司员工占用的15分钟，根本不可能解决账单和补偿金问题。所以我建议治疗师明白地告诉来访者，说他们更愿意让来访者去处理保险，因为他们不喜欢牺牲自己的专业时间来与官僚分子斗争。我对我的病人说："你做比我做好！"

取消预约

时间是宝贵的；它也许是我们拥有的唯一不可更新的资源。心理动力治疗师通常都能找到办法坚持主张他们的时间的价值，而且让病人为他们的关系负责。尊重时间的限制是和精神分析关注的其他痛苦事实相一致的，诸如死亡的不可避免，冲突的普遍存在，个人力量的局限性，完美的不可获得性。可能明显的情绪、浪费时间、没有成效的工作，都可能使治疗师产生怨恨，这会逐渐破坏治疗师对病人的承诺。在不管以什么理由建立让来访者为专业时间的丢失负责的规则之外，妥善设置工作安排、避免怨恨的感情负担是很重要的。治疗师对来访者错过一些治疗时段有些负面情绪，也会反过来使一些来访者用缺席来表达阻抗。

　　弗洛伊德（1913）说他已经学会向病人解释，他是在向他们"出租"一周里某些特别的时段，强调他们是需要为这些时间付费的，无论他们是否每一次都来——就像他们会支付课程表中所有学时的学费，无论他们是否会缺席一些课时那样。当"分析"持续了几周到一年的时候，这是很有效的方法。很多当代的治疗师发现弗洛伊德的实践过于僵化，他们更愿意向他们的来访者提出，如果必须耽误一次治疗的话，就至少提前24小时通知治疗师；通过提前一天通知，他们就可以有效地计划如何利用空出的时间了。其他从业者有对取消的预约收费的政策，但仅限于当会谈是无法另作安排的情况下。我的一些同行会对取消的预约收取半费。相比起来，有些人甚至比弗洛伊德更严格，坚持病人的休假时间安排要与治疗师的休假安排一致，否则病人就要对他们缺席的会谈交费。这些安排对精神分析而言是可以接受的，因为一个被分析者一周要分析4～5小时，这笔收入占了分析师收入的很大比例[4]。

　　机构通常不要求来访者为取消的会谈付费，这种忽略也许解释了咨询中心和诊所中的大量的取消和不出席会谈的现象，这种忽略也会明显地消弱临床工作者让病人检视他们的回避行为的力量。很多机构取消政策的缺失反映了一个事实，就是第三方付费者不愿意为取消的分析付费。然而，大多数私人治疗师对取消预约有着明确的罚金规定，特别是那些在最后一分钟取消的情况（这种情况下需要给来访者一个账单以递交给保险公司以获取补偿金，同时还有一个取消会谈的账单）。来访者的保险公司不为没有使用的时间付费这个事实，会为一个人将过去的阻抗呈现到治疗中提供了一个额外的动机。

　　再次说明，取消政策的具体规定在一定程度上取决于从业者的特殊状况。因为我是家庭办公室，取消会谈对我来说不是一种负累；我总是可以建设性地使用那个时间。也因为我的收费对我而言是够用的，且我的日常开支可以尽量降低，因此我可以比较灵活地承担一些取消的会谈。因此，我的政策是一般不对取消的会谈收费，不过我会尽量重新安排时间。另一方面，如果病人不打招呼地不来，我是会收取费用的，因为在那种情况下我是坐在办公室里等着并想着这个病人的，没能把这个时间用来做其他事情。对于某些来访者我会有更严格的要求：当我与一些有明显精神病性倾向的人一起工作时，我会坚持让他从一开始就支付所有会谈的费用，无论这个人来与不来（见《精神分析诊断》，基本理论）。对于非常频繁地取消预约以至于我感到治疗受到了影响的来访者，不管他们的心理状态如何，我会约病人就这个现象做一个问题解决为目标的讨论，然后一起商讨可以促进来访者来到治疗室的特殊方案。

我从这种相对更普遍的对取消收费的政策里偏离的原因之一，是因为我渐渐意识到，当我做出这样的取消收费政策时，我是不加思索地从督导那里"借"用了这个想法而没有留意到一些"情有可原的情境"，也没有想过自己心里是怎样感受的。这对我的导师来说是有效的，因为这样的政策为他们的个人需求服务，但这些并没有服务于我。一方面，我遇过很多病人，无论我的政策是否公平都会讨价还价，这些不见得对治疗进程有益。在这种文化中，很多人觉得这种规定是自我服务和独裁主义的。另一方面，我遇到过一些病人，他们或明或暗地感觉到自己与先前的治疗师疏远，因为当他们突然病了，或者遇到无法意料的交通堵塞时，他们依然被收取了费用。他们体验这种强行政策，就像投一张毫无信心的选票，这种做法中隐含着治疗师对他们的怀疑，怀疑他们病得并不那么重，或者怀疑他们夸大了堵车问题。对我而言，我觉得以破坏工作联盟为代价来坚持这种收费政策是不值得的。既然我对自己的原则感到很舒适，我就会毫无冲突地履行着这些原则。

对类似的专业发展的叙述，可以考虑 Kim Chernin（1995）关于她自己的特殊的取消预约的规则：

我的来访者和我制定了一个灵活的取消预约政策，一定次数的取消预约是不收费的（通常是一年三次）、宽松的替代原则（同一周的任何适合时段）、支付取消预约的规则（当超过每年三次以后，或当这些并非无法重新安排时）。而且还有有关这些策略的例外规定（紧急事件，生病，交通事故），我让来访者决定哪些取消属于哪种范畴……自从我执行这种原则以来，这些年来没有一个人在这些灵活的安排上占便宜，可能是因为它已经明确地阐明了来访者无需为他们不能出席的会谈付费，同样，我要正当地挣取我的生活费用也是得到大家认可的（p.158）。

我详细地介绍我自己的处理方式，并非想建议其他人像我一样地处理这些问题，只是想说明专业领域的商业运营形式的多样性。一位同行读了我前面谈到的内容，提醒了我注意到这个事实，即我对金钱的态度明显比对时间的态度随意，这种观察立刻得到了验证。我不是家里唯一的经济支柱，而且我的实践收入总从教学收入那得到补足，正是这两个因素促成了我的取消预约政策。因此我必须强调，当一个人的预期薪酬被意外地消减时，生气和不满是很自然的反应，这本身就是一个治疗师要求来访者为没有充足理由而取消的会谈付费的正当理由。特别是当来访者解释他们的工作需要与约定的时间表有冲突时，治疗双方就肯定有一方需要承担损失，而且不能按照约定进行治疗不是治疗师的原因。

可获得性

与金钱和时间的问题类似，治疗师的个人可获得性在多大程度上可以给予来访者，取决于病人的特殊需要和治疗师的个人偏好及具体情况。在机构的实践中，通常有相关规定保护治疗师，不让他在工作时间之外处理病人的事情；例如，在一些机构中，员工将治疗师的家庭电话告之他人是违规的。在紧急情况时，来访者被期望去拨打指定的电话服务。结果，像金钱问题一样，很多从业者直到独立工作为止，都不会面临任何关于可获得性的边界问题。

对部分来访者而言，治疗师的可获得性的限制并不需要详细规定，因为他们会自然而然地自己建起来：他们尊重专业人员的隐私以及其个人空间的需要，因此电话和邮件都只是用来商定时间安排等事项。而其他人就显得有些贪得无厌了，他们会在感到不安的任何时候打电话，寻求建议，把治疗师当作情感支持的最后一根救命草。对这样的病人设置边界是困难的，特别是当他们的痛苦是可以感知到的，而且他们把限制体验成一种攻击的情况下。即使如此，治疗师还是要对他们作出限制，这是非常重要的。如果治疗师强烈地感到自己不希望被入侵，他们就必须这样说并与病人讨论，如果病人在两节会谈之间感觉被淹没时，可以获得哪些资源支持。比如，"我很遗憾我必须告诉你，我非常在意我的自由时间，我在家里不接专业电话。然而，我完全理解你的感受，也许你非常急切地需要帮助，所以让我们看看你都有些什么选择。"这些选择可能包括，其他一些东西，拨打求助热线或者危机服务电话，把想的写下来带到下一次会谈，与朋友聊聊，辅以药物，做一些放松练习，或者甚至给治疗师的语音信箱打电话。很多来访者告诉我，从录音带上听到我们的声音是一种不能说清楚但是却能深深安慰他们的方法。（也许这个广泛被报告的临床现象和暴露有关 [DeCasper & Fifer，1980；DeCasper & Spence，1986] 就像婴儿在子宫里能够分辨出母亲的声音，听到母亲的声音后就会平静下来。）

如果治疗师觉得自己在这个问题上可以更灵活，就可以进行讨论。例如，"我注意到我们在电话上花了很多的时间，我们就需要找到一些方法来减少通电话的时间。我不能提供很多额外的时间，而且我也不是总是有时间。而且，我们不可能在我能抽出的额外几分钟内做多少有价值的事情。让我们讨论一下还有哪些方法可以帮你度过两次会谈之间的艰难时刻。"我的一些同行允许病人在他们的语音信箱上留下很长的信息，来访者可以给治疗师打些电话，但是有一定限制，比如，每周可以打几次电话，每次电话不能超过多长时间，还有这些电话时间也要收取一定费用，否则他们就会感到被剥削。其他一些治疗师允许无限制的邮件联系，因为那样比电话的侵入性感觉少很多。我曾经与一些把邮件地址当作某种过渡客体的来访者工作（Winnicott，1953）；他们不会要求我立即回应，但是他们希望能感觉到我不在的时候能与我"说话"，知道我会收到这些信息。当然，如果我发现来访者给我不断发"垃圾邮件"，以至于我开始恐惧上网，我将会与这个人讨论在两次会谈之间把邮件控制在两个人都同意的数量范围内。很多治疗师表示他们很高兴收到邮件，但不愿意回复；其他人则可能发一个简短的回应。

因为有很多来访者——好像在过去几十年里这个数字是增加了——他们需要度过一个发展过程，在这个过程中，他们会抱怨限制。我将再次强调，治疗师不要用自己的慷慨来预先努力度过困难的过程。对这种病人过度慷慨，只会令他们的要求逐渐提高，直至达到最后的限制，然后发展的挣扎就会发生。这些事情最好发生在治疗师处于憎恨和自我批判的烦恼之前。多数过度依赖的病人，拥有强度相当的表达愤怒和反对的需要。因此，在可获得性上设置合理的限制，比使他们更加婴儿化的过度照顾更为可取。限制给这样的来访者提供了愤怒的快感，接下来他们就学会了利用愤怒的能量来满足他们自己的需要，根本不用提及治疗师在他们狂怒的长篇演说过程中坚持跟他们呆在一起这个事情，就像被青春期的孩子暴怒反驳后的父母依旧保留着对孩子全心全意的爱一样。

说"不"的艺术

设置限制很少是令人愉悦的，特别是对那些喜欢使别人快乐的治疗师来说。当出现了更多的有关精神分析性治疗规则的"共同方针"时，它比以前更加艰难。对于不同的来访者所需要的更灵活、更个人化和更精细的不同的治疗风格而言，当前运动的一个更具挑战性的方面就是，当治疗师向他的病人解释边界时，他们不再藏身于某个理由后面，"那恰恰是精神分析性治疗所做的。"我们需要对我们所做的找个理由，而且我们通常不得不对我们的来访者解释这些限制和理由。尽管事实上，这个过程需要的是更多的思考，而不是下意识地去迎合正统学说的要求，但是我认为，即使是在架构

问题上很挣扎，治疗师和来访者双方最好能够把框架问题说出来讨论。

　　我发现在讨论限制问题时，当我把这些限制、规则与我自身的需要联系起来，而不是长篇大论地去阐述这些限制对来访者如何如何地好时，病人更愿意配合我的规则。我们大部分人都会记得，当我们听到父母式的解释："这都是为你好"或者"这个对我的伤害其实比对你的伤害更多"的时候，即使这类描述至少有一部分是事实，这种解释依然会让我们感觉到很不舒服。况且，那些需要治疗师明确限制的来访者，通常是那些没有感受过父母把他们的最高利益放在心上的人。因此，他们特别怀疑权威人士，即使是受雇去帮助他们的治疗师，来访者还是会怀疑治疗师会为了另一个人的福利去做任何事情。他们认为边界的"治疗"原理是治疗师为自我服务的合理化，来访者很可能是对的，因为从治疗师的立场来看，的确有这个成分存在。

　　考虑到这种怀疑主义态度，治疗师承认这个边界是在为自己服务的基础上设置的，对不断试探边界的来访者来说更具有说服力。因此，即使这是治疗师实际的临床理论依据，我也不建议这么说："我拒绝降低费用，因为这只会强化你自己不值得的感觉。"更好的说法是，"我不太愿意以比我收取的费用更低的费用工作，如果我这样做，我自己会怨恨你，我怀疑我能否在生气的情况下照样能够帮你变得更好。"或者"很抱歉，我不能成为大家所知道的那种经常破坏机构所制定了支撑其运作收费体系的治疗师。"或者"即使我很享受自己对于健康保健管理机构的欺骗幻想，即使它会让你的生活变得容易得多，但我不愿意承担保险欺骗的罪责。那将会赔上我的职业资格证书。"明显的为自我利益服务的解释比起利他式的解释更令人信服。

　　在描述这个规则的同时，为它导致的负面效应道歉也没什么错误。例如："我知道对你来说，当你进入到会谈之间非常糟糕的状态时真的是很困难，我也知道，如果我总是能够有时间跟你谈话，对你可能会有帮助。但是，我没有道理那样做，而且，如果我尽力那样做的话，恐怕我最终将感觉到更大的负担，并不利于我和你的关系。我真的非常遗憾，我不能作出更多的让步，我需要现实一些。"或者"我真的很抱歉，我无法以更低的费用见你。我能理解你的财务状况有多艰难，而且我不愿让它变得更加困难，但我不能忽略我自己的财务现实。"我的一个病人，当她在来我这里的路上意外地碰到修路而使得她将会迟到的时候，她希望我们能通过电话进行部分会谈，当我带有歉意地拒绝她进行电话会谈后（考虑到交通事故和接打手机之间的统计数字关联，我感觉这样做我就像是朦胧中和她自我毁灭的倾向成了同谋），她给了我一个有趣的回应。她告诉我："我对你不愿意那样做感到生气，但是我几乎可以听到那些齿轮在你的头脑中叮叮响，在问你自己是否讨厌那么做，并且决定你将不那样做。你这样做让我放松下来了，你不像我妈妈，你会保护自己不让自己生气。被人不情愿地照顾是很令人羞耻的事情。"

最后，在设置边界以后，治疗师要警惕来访者负面反应的迹象。正向反应有可能也是迹象的一部分，当来访者的愿望受挫后，没人会说"哦，谢谢，那正是我要的！"从而把自己放到受辱的位置。如果临床工作者不反复提及那个给定的边界已经产生的积极效果，来访者通常会在以后自发地感受到限制是个好东西。自主地觉察到与被一个拒绝自己要求的人告知是完全不同的体验。边界设置的结果，为心理治疗提供了宝贵的机会，但如果治疗师试图去安抚来访者，而不是使什么是可接受的和什么是不可接受的内容变得清晰明确，这种机会就会被错过。

在设置被制定了以后，来访者可能会迟到，或者报告感觉不太想来了，或者对说话感到有困难。在这一点上，治疗师可以提出来访者对执行这个处理方式感到受伤和／或愤怒的可能性。例如，"我想知道，我在你正处在痛苦回忆的时候结束了会谈，是否让你感到受伤害。那么不满或者不愿意来是很自然的反应。"当治疗师作出那样的推测时，即使来访者反应是冷淡的，但是非常重要的一点还是得到了彰显：即在这个治疗中，一个人被要求以某种方式来进行协作，但这个人不需要假装喜欢这种协作。行动和感觉是两个分开的部分。有些行为也许是不可接受的，但是没有情感是不能被容忍的。

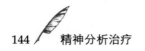

总 结 评 论

　　边界问题需要所有人的临床创造性。边界问题为所有的治疗师制造问题，而不单单为那些具有心理动力敏感性的人带来问题。实际上，因为关于隐私、时间、金钱、取消和可获得性具有职业关系的特征，我期望这个章节能对那些刚开始从业正面临在设置、取向、专业化等广泛范围内的问题的治疗师和咨询师有用。但是边界问题对于那些认同精神分析传统的治疗师来说，的确是最困难的挑战。首先，一个分析性的态度——包括承认动机、理想化、共情的复杂性和欣赏主观性的根本不同——可能会使一个人对独自承受感到舒服的感觉复杂化，也可能会使一个人对于显示个人偏好的规则的合理性的自信心有所降低。第二，通过鼓励病人不断前行、发展强烈的依恋，心理动力性治疗师需要邀请他们表现出他们的退行性愿望，那些愿望会让他们表现出对边界的入侵或对违反边界的邀请。这种邀请也许会有发展性目标或价值，但同时也是对专业平衡的挑战。第三，为精神分析思想和工作模式所吸引的性格倾向，可能也会不利于设置限制和忍受由限制不可避免地产生的消极反应。

　　在这一章中，我试图对治疗框架的重要性给予高度重视，而不对于他的具体维度进行说教。我主要关注的是来访者与从业者之间的契约，在治疗早期呈现出他们自己议题的一些方面。隐私、时间、金钱、取消以及可获得性这些议题，必须在初始访谈时就明确说明，或她们一出现就尽早说明。根据来访者的不同，边界可能被他们看做是平常的、可预见的职业关系的必要成分，或者被体验为令人痛心的侵犯，这种侵犯会使他们感到屈辱或者激发他们用巧妙的方式尝试着进行对抗。无论反应如何，这些安排都应该在所有的治疗中被协商讨论。尽管我在本书中的大部分章节都在证实，治疗师关于在治疗中什么是有帮助的直觉是可信的；但是，关于设置的限制，对我们大多数人来说有些却是反直觉的。所以，我给这个环节以特殊关注。在第七章我将更多地讨论来访者特定的边界问题，那些边界问题在治疗中随着来访者不断暴露出越来越深层的内心活动和治疗师对他们的相应情感反应而不断发展变化。

注　　释

1. 我的朋友 Kerry Gordon 发现了这些问题的广泛化过于以偏概全，这可能不适用于那些非抑郁性人格组织的治疗师。正像我在第一章中提到过的，极少数有着分裂型的性格类型的治疗师，因其性格类型而可能对边界问题秉持一种相反的态度。当然在治疗师这个群体中，像其他任何大型群体一样，囊括了非常广泛的不同气质感受性和性格类型的人，来自不同学科的治疗师（精神病医师、心理学家、社工、护士、教育、宗教以及其他），可能吸引和滋养着特定学科敏感性。一些精神病医师同行说过，他们不认同我描述的抑郁性动力。"作为一名医生，你要学着去做的事情是使别人遭受痛苦而不感到内疚，"他们中的一个人这样告诉我。一位有我发言的牧师咨询研讨会的参会者说，我对精神分裂动力学的精细阐述已经"伤害了大约百分之八十的听众。"我依旧会想，抑郁倾向治疗师是一种模态的，但是读者对这一部分是有评判能力的法官。

2. 我个人对保密持有极端的态度。自从1976年的 Tarasoff 决议以来，在这个决议中，加州法庭认为治疗师已经警告过，具有潜在危险的病人的故意伤害（其实，在问题讨论过程中，一名心理学家想让那名男子住院，但他的精神病医师督导反对，这名医师认为该病人没有危险），这就存在一个令人不安的侵蚀，就是病人能否安全地说出他们想说的一切以及对治疗师的所有情感。没有这种自由，对于很多病人来讲，心理治疗就是不太可能的事了。（参见 Bollas & Sundelson，1995；Szasz，2003）。对于那些不存在控制

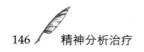

自己冲动问题的病人来说，对于治疗隐私的法律限制就提出了一个最低限度问题，但是对于另一些来访者而言——通常是那些需要专业帮助的人——这种"提醒的职责"法律会打消他们寻求或者留在治疗中的意愿。

　　我了解很多案例，在其中治疗师关于虐待或者蓄意伤害他人的责任报告对任何人都没有好处，而事实上还破坏了帮助的可能性。被报告的病人在承认有伤害行为或意图以后，即使他们已经签订了特殊保密条例协议书，他们通常还是会感到背叛和暴怒，从而离开治疗。具有讽刺意味的是，州政府的专家们频繁地通过调查并得出结论说病人的父母或家庭需要心理治疗来回应治疗师的报告——其实这时治疗已经基本上不可能进行了，因为报告团已经彻底地毁掉治疗。即使我相信我们通常需要法律来约束公民来报告儿童虐待，但我认为，在一个隐私关系中不得不报告病人做的事情，只会给治疗师带来更多问题，而不是帮治疗师解决一些问题。当一个来访者承认了自己的虐待行为或意图，我们可以利用治疗关系中的所有影响力使病人控制他的行为，包括威胁他们如果继续如此，将会停止治疗，但如果我们变成了州政府用来控制的工具，我们就摧毁了建立治疗关系的基础——信任。虽然我们必须遵从当前的通报法律，但我认为这些法律条例的基本原则非常幼稚，而执行这些条例存在很大的问题。

　　3. 一个容易被遗忘的原则，就是很多心理分析机构曾作为一个毕业的条件，要求参加精神分析师培训的候选人作为分析师报告他们从业的心理适宜性。你可以想象这种分析起到了什么样的作用。由于明显的原因，这样的规则已经消失了，但是当他们被强制执行时，在这样的机构中，通常比较智慧的做法是，当一个人完成了这种"教育性分析"后，接下来这个人就可以选择一个人去开始"真正的"或者"治疗性"的分析了。

　　4. 时至今日，我依然不建议这样做。来访者将其体验为对贪婪的无耻辩解。对那些因工作原因不能按照规则的时间表参与治疗的个体，这样的规则问题尤其严重。一位从事演艺工作的女士告诉我，当她告诉她的治疗师，她将在七月和八月离开美国时，她一直在洛杉矶看着一位治疗师，已经好几个月了，每周三次并颇有成效。治疗师对她说，除非她支付整个夏天每周三次的费用来"保留她的位置"，否则他不能保证在秋天的时候还能给她保留那个时段。毫不奇怪，她拒绝了他的条款，离开了治疗。我已经听过很多类似这样的故事。

5. 有趣的是，Bader（1997）报道说，在挪威的社会化医疗保健体系和个体动机较低的嘲讽假设背景下，这些条例被看做是合理而实际的，而不是自私的表现；所以，挪威的来访者不认为支付缺席会谈是一种屈辱性的服从。另一项关于文化背景的观察来自 Jan Resnick（私人交流，2003 年 3 月 11 日）：

在澳洲西部，我们发现了很随意、随和以及非正式的文化，在那种文化氛围里，这种规则可能被体验为迫害性攻击，或者替换性的被体验为显示了职业道德认可的贪婪——什么都没做却在勒索钱财——这种［取消政策］就是被用来证明治疗师是为了他们自己而不是真的关心来访者的证据。（这两种经历我都体验过。）

因此，我发现从一开始就把规则讲清楚并且将它非常温和而灵活地应用于治疗中，以期使公众职业化地学会尊重为他们保留的时间的价值，这样做是成功的。

第 六 章
基本治疗过程

　　[心理治疗师]不为他们的伟大辩护——他们属于那部分凤毛麟角的致力于超越自己的人——但某种程度上他们减少人类人为的苦难。他们站在你身旁支持你。他们忍受仇恨，而不转身离开。爱以它们的方式到来，但治疗师们不受诱惑。他们是倾听者，他们的倾听目标坚定，他们的沉默没有寒意。

——Alrzzv Wheelis（1958，p.246）

　　分析式治疗需要病人能自由交谈而治疗师能接纳性地倾听，无论是自由交谈还是接纳性倾听，都不容易做到。在精神分析工作中有许多不同的技术方法，其技术方法的不同取决于来访者、临床工作者和情境；但是所有技术方法都包含治疗师和病人的共同努力，以意识到病人自我表达中的主题和意义。有愉快治疗经验的人很少报告说是咨询师高超的口头干预带来了显著变化。相反的，满意的顾客会提到我们在场的品质，及我们关注他们的那种感觉。在丰富的技术文献中，大多数作者都努力详细阐述我们能促

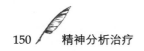

进自我理解和心理成熟的自然进程的途径。

　　成为精神分析师的儿科医生温尼科特（1958）强调，对婴儿来讲，体验"在妈妈面前我是独一无二的"的感觉对发展同一性和胜任感（a sense of agency）是非常重要的。从理论上讲，对于心理治疗的病人来说有着类似的感觉，即"在治疗师面前我是独一无二的"。调整自己适应于来访者角色，渐渐习惯于重视自己，尊重地倾听自己的心声，对来访者而言通常是一个新成就，为得到这个经验他们需要相当多的支持。帮助个体乐于从事检验生活的目标需要足够的机智、耐心和技巧上的灵活性。

　　心理治疗是一个对话过程，在这个过程中，治疗伙伴关系的咨访双方倾听和交谈交替进行，是一个循环往复的合作过程。同样地，分别描述听和说的部分显得相当不自然，看起来好像这些过程是分离的，但为了便于组织，我将在这些标题下分别描述对话的各个方面。接下来我将分享一些对于不同治疗风格的影响的观察，并简要说说分析性治疗和其他治疗取向的结合。最后，我会讨论权力和爱在治疗过程中各自的作用。

倾　　听

　　心理治疗技术更关注如何听，而不是如何说。大多数的普通对话都基于这样的假设：即说话的人对倾听者的感觉是友好的，而心理动力性从业者尽力不去做这样的假设。社交会话通常会包括许多不相关的"噪音"，这些"噪音"的产生是因为会话双方都有自我表达和从对方获得确认的需要。朋友可以打断谈话，互相讨论，随意变换主题。相反的，具有专业能力的倾听是受过训练的，沉思默想的，情感上接纳的活动，在其中治疗师的自我表达与自我确认的需要服从于来访者的心理需求。治疗性接纳的情形类似于催眠状态，是深度放松和高度全神贯注的结合状态（Casement，1985；Freud，1912b；Ogden，1997）。它最终使人精疲力竭（参见第11章）。

常听人们形容精神分析治疗师是"就坐在那儿收钱"。他们应该知道仅仅只是坐在那里有多难！如果做得好，"仅仅"坐在那里就能够鼓励来访者获得足够的勇气来吐露他们的痛苦，找到自己问题的解决方案，在等待他们增加自信和能力的人面前找到自己的主体感。治疗师被剥夺了这样的幻想：是他／她智慧而简洁的话语创造了那些改变，放弃此种幻想带来的挫折需要大量的培训才能够做到。我们不让来访者在没有我们的回应下独自挣扎，但我们也不能带有强加性质地告诉他们我们理解他们，或者说我们有一个解决方案。我们敏锐地意识到这样的事实：完全理解另一个人的心理是不可能的，一个可能对我们自己有用的应对策略，对其他人来说可能是灾难性的。

心理动力性治疗师在治疗中进行多少口头干预差异是非常大的，这取决于每个人的特定需求——对有些来访者的工作，听起来几乎就是聊天，但我们尽力在觉察治疗目标的状态下这样做。Bertram Karon（私人交流，2003年1月25日）向我描述了一个年轻的、相对单纯的女士，在他的推荐下去见了一个心理动力学治疗师，在此之前她从11岁起时断时续地服用过精神科药物，并做过短程认知行为治疗。体验到大大的治愈效果后，她回来感谢他说："我现在知道什么是找一个精神分析的人做心理治疗了。精神分析治疗就是当你说的时候，他们听你说。"

基本注意事项

在心理治疗中，听比说更重要。事实上，治疗师在临床会谈中大部分说话的方式意在向来访者表明他们在听。我们生活中这样的时代和文明之中：强调在做什么而不是存在本身，流行的科学观念强调预测和控制，而不是受过训练的自然观察；受欢迎的专家们劝告人们如何对他人具有不同的影响力，而不是如何让他人舒服地做他们自己。听应优于说这个想法遭遇到了强大的西方文化偏见。然而，我们大多数人可能还记得转化性的例子：当我们感到被他人精心关注的感觉时，或当我们被他人的理解所感动时，或者当

我们在某个宁静时刻被突然进入我们意识的领悟所震惊时，转化发生了。

　　比昂（1970，p.57）建议治疗师以"无忆无欲"的状态倾听每次会谈。通过这不可能实现的忠告，我明白他是想说：我们需要清空我们的头脑，并尝试无偏见地接收病人的想法和感受。他强调，治疗师的作用是做一个"容器"，以容纳对病人来说因毒性太大而难以忍受的意向和情感。温尼科特（1955）强调，心理治疗师的"抱持"功能，以及他（1971）和后来奥格登（Ogden，1985，1986）强调的"潜在空间"是相似的：我们必须创造一个空间，在其中人们可以讲述他或她的真实体验。这听着容易做起来难。正如Charles（付梓中）讲述了她自己涵容一个非常不开心、愤怒、苛求的来访者的努力："在艰巨的第一年，我的工作包括充分涵容我自己在和她工作过程中的灰心和苦恼，这样我才可以为露丝提供一个环境，在这个环境中她可以继续讲述她的故事"（p.32）。

　　被认真倾听的治疗效果是真实的（substantial）。许多病人，特别是那些来自照顾者是抑郁的、心不在焉的或过度劳累的家庭的病人，都惊奇于治疗师居然记得他们说什么。后来，他们告诉我们这对他们意义有多重大。在一个治疗过程的开端，我经常这样说："我将会在一段时间里相当安静，只是因为想对你和你来工作的问题获得更好的理解。当我开始觉得我理解了一些东西的时候，我会让你知道我的想法，然后你可以告诉我我的感觉是否正确或者我是否理解偏了。"那些有过相当多内省训练背景的病人，包括之前有过分析治疗的病人，我可能会这样跟他们讲：在一段时间内，他们对自己的了解比我对他们的了解多得多，如果他们忍耐我一段时间我将会很感激，在此期间，我将会尽力理解他们对自己的了解。对这些声明很少有人做出愤怒和不耐烦的反应；相反，来访者似乎松了口气，因为我不会试图强加给他们我的先见理解和偏好建议。

　　治疗早期，让沉默延长或积累是不明智的。沉默有时对病人是有深刻意义的——如在一些场合中，他们感到深刻而无言的理解，或治疗师并不催促他们时所表达的真诚尊重，或治疗师沉默寡言中温暖的欣赏，对他们沉思默想的时刻造成的冲击。但是对治疗早期的沉默，他们除了无用的焦虑反应不大可能有其他反应。当来访者交谈有困难时，最好是讨论这个问题并商讨出一个临时解决方案。一种选择是问他们治疗师说或做什么会使其谈话更容易。另一种可能性是致力于共同解决问题，探索不同反应的效果，诸如治疗师尝试把他们从沉默中拉出来，而治疗师不要静静地等待。如果病人把沉默理解为受尊重的，并共同参与决定不急于填满治疗空间，沉默更易忍受。

精神分析治疗师的主要目的是鼓励自由表达。我们这样做的效果是可以让病人有这样的体验：在一段关系中，诚实是可能的。任何干预或治疗姿态的适宜性当按以下标准来判断：它是否提高了病人倾诉的能力，是否更有能力去探索越来越痛苦的自我状态，是否扩大接近更强烈和更具区分度的情绪经验——换句话说，是否更有能力让自我变得精细丰满。经典精神分析师保留着此目的（Greenson，1967），而自体心理学家的共情镜映，克莱因学派的病人中心和分析师中心的解释（Steiner，1993），与边缘型人格障碍病人工作的移情焦点治疗的治疗师采用此时此地／你和我式的面质（Clarkin et al.，1999），以及关系取向治疗师反移情的暴露（Aron，1996）也都是为了达到此目的。所有精神分析式的技术方法被设计来促进有关自我探索和自我表达的持续、深化以及最终达到自我校正的过程。根据不同的病人，在临床过程的不同阶段，和治疗师的不同个性，这些技术只是被应用的多一些和少一些而已。

我在第四章提到 Joseph Weiss、Harold Sampson 和他们的同事（Weiss，1999；Weiss et al.，1986）的实证性的研究工作，他们的结论是：在一定程度上，病人知道他们想在治疗中要什么，并且对治疗有一种无意识的"计划"。然后，他们会考验治疗师，看他或她是否配合该计划。这与我的临床经验一致。对于大多数来访者，尽管他们关于改变的焦虑给分析性治疗师留下阻抗的印象，但他们希望获得新经验和成长的动力仍给我留下深刻的印象。如果我们仔细聆听，他们将尝试告诉我们（通常在首次访谈的时候），为了做

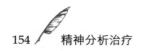

到这一点，他们想从我们这里得到什么。虽然他们随后那些激起我们反应的行为方式可能和他们所说的需要相反，但我认为 Sampson 和 Weiss 是正确的，这些经验构成考验，我们的治疗任务是设法支持来访者原来的计划。

例如，有些来访者会用言语或行动告诉治疗师，他们受不了过多的温暖，他们需要接受挑战和面质，他们对母亲式的关怀过敏。他们把关心经验为对心灵有威胁的诱惑，或者他们担心对关心的渴望，会唤起他们童年缺乏关爱的记忆，这将把他们拖进要命的退行。或者，他们知道自己的自尊将会被唤起的依赖愿望创伤性地摧毁。因此，尽管温暖对大多数来访者有治疗效果，但这样的个体将会把治疗师提供共情性同调的努力看作挑逗、诱骗和毁灭，是他们作为独立个体继续存在的威胁。这种动力经常可在有创伤史的人身上看到，对他们不去表达同情可能很难。他们通常会找到一些方法让我们明白，一方面，他们喜欢保持一定程度的尊敬的距离，另一方面，他们会无意识地考验我们，以某种行为方式邀请我们用爱去拯救他们。在这种压力下，那些仔细倾听并为每个独特的个体逐步形成精神动力概念假设的治疗师（参见 McWilliams，1999，Peebles Kleiger，2002），会比那些对所有人使用同一种偏爱的理论的治疗师做得更好。

倾听的风格

作为治疗师，本质上，我们以每个病人为师，从他或她身上学习什么风格的倾听和回应最有帮助（Casement，1985，2002；Charles，付梓中）。在任何一个治疗过程中，通常会有大量举步维艰的时刻，特别是在治疗初期。在这些跌跌撞撞之中，对治疗师来说，应牢记重要的事情是帮助来访者自由交谈的重要性，让他们暴露尽可能多的内心生活。周期性地询问："和我说话你觉得舒服吗？有什么办法可以使你更容易坦诚和开放？"这些可以帮助来访者和治疗师调整自己以适应对方。即使在短程结构性心理动力学治疗中，在前几次咨询中应努力确保来访者已经十分自在地讲述他或她自己的故事了，尽可能少受各种抑制的干扰。

因此，治疗师试图传达一种态度，即避免或减少对揭示出的任何事情的羞愧感和耻辱感。在整个治疗过程中，尤其是在治疗开始，一旦羞愧浮现，当务之急就是讨论并降低羞愧。我认识一些人，他们在心理治疗中意识到很多自己的内在动力，但似乎仍对其感到深深的羞愧。对自己的洞察是精神分析性治疗的目标之一，但自我接纳是一个更深刻的目标。一个人对自我这些觉得丢脸的部分接纳得越多，则越不容易被它们控制。精神分析领域已经一个接一个地为那些伴随着成为人类而出现的习性进行了命名，包括七大罪，给这些习性命名基于这样的假设，即了解并承认这些习性，使得我们可以找到更好的方式来应对他们。

我认为一种传达接纳和消除羞愧的方式是以"是的……那又怎样？"来回应，无论是以言语或非语言的方式。换言之，我们对病人袒露的任何事，都以不足为奇的平淡语气和表情来接收，暗示我们不太确定为什么这是个大问题。有时我们作一个快速连接，使我们对病人讲述的关于他或她原生家庭的事做出看似漫不经心的评论，以表明他们袒露的事情一点也不奇怪。或当病人袒露心中的罪恶，感到快被羞愧淹没的时候，我们喃喃地咕哝一句："嗯，那是自然，"或用一种疑惑的语气问："那么，关于这件事儿，什么会让你觉得如此可怕？"有时这样问会有帮助："你明白为什么这对你来说似乎伴随很多的羞愧吗？"，以传达一种态度：有些人倾诉人类固有的感受会感到羞辱的原因，并非不言而喻的。

在治疗的整个过程中，治疗师尽力抵制自己的自恋式炫耀的诱惑也很重要。我的意思是，想在病人面前证明我们有能力，有东西可提供给病人是很自然的事情。这种倾向会阻碍我们保持足够的自我克制，以让病人自己发现生活中的问题并提出自己的解决方案。治疗师必须小心不要占来访者的上风。"所以，你终于领会到我一直以来知道的了"这种语气会损害治疗过程。面对那些贬低和挑战咨询师的病人想占上风的诱惑特别强烈。我们最好是苦笑着说，"听起来你无法想象像我这样的笨蛋如何可以帮助人"，

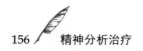

这比试图证明自己的临床才华要好。

分析治疗师倍加模仿的口头禅（"Hmm"或"Mm-hmm"），是在不打断来访者的情况下传达我们"在场"的努力。Greenson（1954）指出，在很多语言中，"mm"主要用于口语中表示"妈妈"，也可表示东西尝起来味道不错的喜悦。也许用这个口头禅我们可以对来访者发出如下非语言信号：我们像抚育性的母亲一样对他们的饥渴和攻击保持开放。我发现自己做出过大量促进性的咕哝和点头，意在传达如下信息：如"我在听"，"继续说"，"这很有趣"，"这让我感到吃惊""那一定很痛苦"，"我不确定你是什么意思"和"我明白了"。

Lawrence Hedges（1983）针对神经症型人格组织、自恋型人格组织、边缘型人格组织以及"欠组织"人格（"organizing" personality）的病人描述了四种不同的倾听观点。他说的最后一类病人有些人称为原始的，非结构的（understructured）和精神病水平的，可能和实证文献中所描述的紊乱型依恋类型高度相关（见 Coates &Moore，1997；Fonagy et al.，1996；Main & Solomon，1991）。他建议，对神经症水平的来访者要倾听弗洛伊德学派的主题（驱力动机、结构性冲突和防御），对自恋型组织的来访者要倾听自体心理主题（与自体客体相关的自体凝聚及破碎），对边缘型的来访者要倾听客体－关系的主题（融合对遗弃，情感分化，分离，个性化），对尚在试图组织自己的个体要倾听克莱因学说的主题（贪婪，嫉羡，憎恨，偏执－分裂位）。在广泛查阅相关哲学和精神分析文献的情况下，Hedges 提出的建议与我在《精神分析诊断》（McWilliams，1994）一书中总结的观点基本一致：尊重不同治疗取向对不同人格组织水平的病人采取不同的治疗方法。也与科恩伯格的"结构性访谈"（1984）的基本假设一致。

谈　　话

在治疗师角色中如何谈话，显示了治疗师的理论取向、对来访者心理状态的了解，和个人的人格及对话风格的独特结合。治疗师依据某些专家的规则努力从理性上来规范自己的评论会大大阻碍能推动治疗的接纳敏感性。虽然精神分析的历史有过相当完美的时期（大致与美国分析家们试图把精神分析定义为可具体说明的医疗过程的时期相符），那时精神分析从业者把"准确"的概念理想化为"不准确"的反面（Glover，1931），但是当代心理动力学治疗师更愿意遵循 Spence（1982）和 Schafer（1983）[1] 的意见，把治疗师的交流看作是努力促进发展相互之间的理解，通过这种相互理解来解释病人的体验。

除了拒绝从前的完美主义，随着时间的推移精神分析界在很大程度上走出了早年天真的信心，即相信治疗师有能力"揭示"个体历史的真相，用考古学家挖掘废墟或侦探解开一个谜一样的方式；取而代之的是，我们认为心理治疗事业是咨访共同努力以发展一个叙事，这个叙事能够赋予个体主观经验和个人问题以意义。我们大多数人认为真理假说（尤其那些以百分之百肯定语气做出的假说）令人生疑，一方面因为临床假设的验证和历史重构难以形成，另一方面因为治疗师和病人都有无意识的理由去忽略或歪曲让他们焦虑的现象。这种拥抱未知的态度变化的好处在于，当新手治疗师按一些严谨的解释模式来精心构建他们的干预时，其压力要小很多。

促进治疗进程

正如我在前两章指出的，治疗师最早的评论，应致力于建立安全氛围，传达了解的愿望，解释治疗过程中的相关方面，澄清治疗框架，并确定任何可能会妨碍个体合作意愿或治疗师的助人能力的问题。其次，我建议治疗师用一次会谈来收集全面的历史信息，在这期间，他们有可能发展并找到一种方式来分享有关个体问题的尝试性的动力学假设[2]。在此之后，治疗师的工作应转向增加来访者以充分情感卷入的方式自由交谈的能力。诸如"关于那一点，你可以多说一点儿吗？"或"听起来像有很多感受。"或"那一定很困难。"或"你有过类似情形吗？"或"当你想那件事时你的头脑里浮现些什么？"或"这提醒你想起什么吗？"或"你告诉我这些的时候感觉如何？"等等，是达到此目的常见方式。

每个临床医师必须找到这种情况下个人让人感觉真诚的话语，否则，听起来将显得机械和不真诚。在对治疗师关于应显示心理动力性治疗语气的建议中，Schafer（1974）竭力主张我们不应以不自然的专业腔调来说话，很专断地把自己从治疗性对话中剔出。相反，他提醒我们，心理治疗是"我－你类型的探索性对话"。他给出自然、更平等的说话风格的例子，与不自然的措辞相对照：

"我想知道那可能是什么"与持续保持若有所思的沉默对照。"恭喜你"与"你一定为自己感到非常自豪"对照。"我觉得有些不安，我的直觉告诉我，你正试着让我有这种感觉"与"您正试图让我心神不宁"对照。"那样生活很难"与"你的生活似乎并不是非常满意或不是很容易"对照。以及"我不觉得惊讶"与"那本是预料中的"（p.512-513）。

有时，病人的措辞似乎蕴含着未说出的感觉，治疗师可以用比病人更慢更柔和的语气简单地重复一下，希望能引出它背后的情感。许多精神分析治疗师，包括我，在治疗早期提出梦的主题，询问反复出现的梦、难忘的童年时期的梦和最近的梦，以加深来访者在咨询室里感到受欢迎的意识。询问幻想，或向来访者解释把他的幻想生活一起考虑是有价值的，也是有帮助的。

如果病人正在自由谈话而无需治疗师的促进性评论和有教育作用的询问，治疗师就没有理由说话，除非会谈要结束了，这时来访者可能会合情合理地期待治疗师给些言语回应。这种回应可能会以如下一些形式呈现：对来访者解释已讲述的事件的方式提出疑问（例如，要求澄清），或鼓励来访者继续谈论材料，以使双方可以更好地理解它（加强治疗联盟），或探索在对治疗师做出这些暴露后病人感觉如何（对移情反应的初步考查），或评论病人似乎要与材料保持情感上的距离的叙述方式（分析防御），或对治疗师对病人的言外之意中蕴含的主题做个总结（尝试性解释），包括许多其他的可能性。再强调一次，早期治疗中的任何干预最重要的特征是传达治疗师一直在听的信息。

处理对自我表达的阻抗

因为我们希望病人讲心里话，所以我们要以温和的方式设法减少任何言语防卫对这一进程的干扰或削弱。我们机智地使他们注意到他们似乎与自己强烈的情绪体验保持疏离的模式。对坦率的言语表达常见的防御方式包括以下这些特殊习惯：用第二人称表达（比如回应："你感觉如何？"。"嗯，你知道，当这种情况发生时你觉得不舒服"），用第三人称表达（"我想人们在这种情况下自然会觉得不舒服"），本可以简单表达的东西却以戏剧化或表演性的方式表达（"我非常非常非常的生气！"并伴以夸张的眼睛转动，那情形描绘的让人觉得稍有点荒唐），试图把治疗师卷进体验中（"你能相信那混蛋对我那样做吗？"），避免命名情感而代以含糊的用词（"你感觉如何？"，"有点古怪，我想"），当非常接近感受的时候改变话题，对更隐私一些的话题用娃娃腔等其他一些装模作样的方式谈论，以及许多其他的无意识策略，用以与痛苦和羞耻的感受保持一段距离。

大量的临床文献——不仅精神分析的，也包括在其他人本主义的治疗方法诸如格式塔、来访者中心疗法、和存在主义疗法——都涉及帮助人们变得与自己的感受更有连结，更舒服地直接表达他们自己。与夫妻工作的治疗师经常发现给双方这样的直接指导是有用的："请相互以'我'开头的句子来表达你的感受。"（然后，咨询师往往不得不继续解释说，像"我觉得你感觉迟钝"这样的话不属于表达感受。）当伴侣可以从描述对方什么地方错了转向描述自我内部的体验（"当你不理我的时候我觉得受伤"）时，就朝着

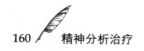

关系改善迈进了一大步。个体治疗师通常比试图提高两个伴侣沟通技巧的专业人员更少采取说教的姿态，但其目的是相似的：鼓励来访者无防御地用第一人称表达他们的情感体验。

　　许多写如何提高临床会谈中的治疗效力的分析家（如 Fine，1971；Greenson，1967），极力主张同行在治疗中使用直白、通俗的语言，包括在谈性等私密的经验时（例如，提倡使用"你用嘴舔他的生殖器"而不说"你为他口交"）。Greenson（1950）指出：对在另一个文化里长大的来访者来说，如果临床医生熟悉他们童年的语言是何等有利。Schafer（1976）推荐治疗师使用，也鼓励来访者使用，"动作语言"——即，强调动词而不是名词，尤其是抽象的名词（"你感觉很内疚"而不是"你正遭受良心的折磨"或"你的超我正在攻击你"）。 Levenson（1988）建议"追求细节"，即，当来访者做出笼统的陈述时询问其经验的细节（"当你'坚持己见'时，你是怎么说的和做的？"）。认识来访者的个人隐喻并与其一起发展出生动的隐喻，也可以进一步促进这个更富表达性的过程[3]。

　　每对治疗师－病人都会发展出其独特的说话和沉默、自我阐述和回应、说和听的节奏。有些病人几乎让治疗师插不上嘴，而有些人则坐在那里无助地等待专业人员引导谈话方向。精神分析治疗师如此喜欢婴儿－照顾者关系相关文献的原因之一是：使自己与病人的特异风格同步的过程，感觉与父母努力适应自己宝宝的独特气质和节奏的描述惊人的相似（Brazehon & AIs，1979；Escalona & Corman，1974；D N Stern．1995），即使我们完全认识到治疗中的成人不能简化为一个固着的婴儿。

对治疗风格的影响

　　临床医生在任一特定治疗小节中采用的非常不同和趋于一致的很多因素影响着治疗风格和基调（韵律）。其中包括病人的特征、治疗的阶段及治疗师的人格特点。另外，还有执业者的理论取向或者适合当时情景而选的动力治疗的特殊类型（e. g., Mann，1973，或 Luborsky & Crits-Christoph，1990 的短程模式，描述了特定的焦点）。在下面的章节我将只讨论第一类变量，因为在这里阐明不同的精神分析模式超出了我这个章节的范围。

病人的特征

　　我们如何与病人说话取决于他们来找我们时的处境和我们对他们人格结构的理解。显然，处于危急状态下的人要求即刻响应的、问题解决型的关注。那些为了更平缓的或者更一般的问题来找我们的人需要发展关系，在这关系中他们的问题能得到详尽处理和深层次的检测。对于那些好像拥有很强的自我力量，他们更易于和治疗师进行友好连接、并有很强的自我观察能力的个体，少即是多。也就是说，我们让他们说得越多，且只在他们遇到阻碍时干预，效果就越好。新手治疗师最典型的错误是和那些成熟的、高功能的人说的太多或太频繁。不幸的是，大多数新手治疗师，甚至多数经验丰富的治疗师，在他们的从业实践中遇到这样的来访者比遇到更加混乱和棘手的个体罕见很多。

　　对于那些更加恐惧的、挣扎于精神病水平焦虑的、感觉不能调节情绪的病人，容纳是治疗师的影响病人的风格必须提供的主要功能。澄清边界、容忍他们对治疗师局限的强烈反应（且常常是负性的反应）是很关键的。对他们来说，亲密常常是比抛弃更加可怕的情形。但是他们也对分离反应强烈，结果导致治疗师在每次治疗结束时要和自己的愧疚感做斗争。清晰的边界对处于边缘范围内的、在情感调节方面存在极大困难的来访者来说是至关重要的，同样，探索他们用全好或全坏的看世界的两极思维方式也是至关重要的。具有边缘动力的人也对那些不试图打着职业的或者中立的幌子掩饰自己情感反应的治疗师反应良好（Maroda，1999；Holmqvist，2000）。

从最显著的支持性（从技术意义上说——所有的治疗当然都是支持性的）到最显著的探索性心理治疗是一个连续谱（Rockland，1992）。我们和任何一个来访者在这个连续谱上的哪个位置工作与科恩伯格所提出的精神病理严重水平有很大相关：对于那些神经症水平的患者，我们可以一直问开放性问题，并邀请他们探索；对于那些边缘水平的患者，我们要指望双方的努力，它要求我们积极主动、限定设置、解释原始的动力，还要关注此时此地的关系；对于那些精神病水平的患者，我们需要的是教育性的、正常化的，并明确支持病人的能力。节奏和韵律的变化还取决于病人的人格类型：抚慰偏执病人（在任何严重程度）的坚定口气和抚慰抑郁病人的同情态度非常不同，与抑郁症状的严重程度或者人格组织水平无关（McWilliams，1994）。无论理论学习得多么好，我们大多数人是基于直觉和经验来调整我们的语气以适应病人的。

我在1991年的一篇文章中讲到，忠诚和正直可以理解为好妈妈或好爸爸在履行养育职责中传达的最突出的价值，这二者必须分别地在心理治疗中被呈现。我对实证性研究留有很深的印象，它证明婴儿既需要安抚又需要刺激（例如，Brazelton，1982；Yoganan，1981），很明显婴儿和幼儿普遍地倾向于把妈妈和安抚联系起来，把爸爸和刺激联系起来，与养育者的人格或角色无关（Larab，1977；Clarke-stewart，1978；Belskv，1979）。它触动我的是不同的精神分析理论家要么倾向于更强调母亲式安抚的治疗风格，要么倾向于更强调父亲式刺激的治疗风格。例如，弗洛伊德更偏父亲式的风格和语调，而他的同事费伦茨更倡导母亲式的敏感。纵观精神分析学派的历史进程，在更偏父亲式的理论家或学派和更偏母亲式的理论家和学派之间发生了多起非常引人注目的论战，两派都在为被认可的范式地位而争论（如，

Fenichel VS Reik，Melanie Klein VS Anna Freud，Brenner VS Stone，Kernberg VS Kohut，经典分析师 vs 关系分析师）。

像大多数治疗师一样（Pine，1998），我发现这样的争论相当无趣。就像很多临床医生认为的，不同类型的病人需要不同类型的回应。父亲式和母亲式语气的平衡因来访者的不同而不同，通常，从业者通过反复尝试来决定哪种回应是有帮助的。例如，那些更加空虚的、令人耗竭的自恋动力的病人（McWilliams，1994），他们往往将解释体验为攻击，我们大多数治疗师发现，对于这样的人，我们自己的行为更多偏向科胡特学派母性的方式。但是当我们遇到那些更傲慢自大，具有自恋病理学特点的病人时，我们将更多使用科恩伯格更加父性的、面质的语气进行解释，因为这样的病人往往不尊敬那些经不起他们折腾的人。大多数病人对这两种语气的回应都需要，能够从一种模式优雅地转换到另一种模式是心理治疗艺术的核心。

依恋研究建议，治疗师应根据每个病人的特殊依恋风格调整自己的行为方式（参见 Cassidy & Shaver，2002；Cortina & Marrone，2003；Fonagy，2000)。那些安全依恋模式的病人对于内部冲突的解释反应良好，而那些焦虑型依恋模式的病人则需要更多安抚。当遇到矛盾依恋类型的病人时，治疗师可能不得不忍受病人在被吞噬的恐惧和被抛弃的恐惧之间摆荡（cf. Masterson，1976）。我前面已经提过当我们和那些依恋模式紊乱或者混乱的人工作时会出现的一些问题。

最终，我们将了解到更多关于大脑的差异，这种差异使得一个人渴望一种直率的、实事求是地告知的干预风格，而另一个人，即使治疗师提出最温和的问题，他对治疗师的反应都像是受到了创伤一样。诸如 Mark Solms，Joseph LeDoux，Alien Schore，Antonio Damasio 和 Bessel van der Kolk 等神经精神分析学者的工作，正在给我们提供一种全新的语言体系，用以理解人际经验之间的细微差别，包括在心理治疗中的情况。但有新些的模式，包括受人尊敬的科学范式，将不能否认，治疗师在与每一个来访者工作时，需要依靠他们的右脑，并经历一个直觉的推论过程，有时是痛苦的反复试错的过程。

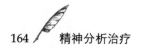

治疗的阶段

　　一个特定的人想从治疗师那里得到什么可能会随着整个治疗的进展而变化。我最初是从一个自恋性毁灭的女人那里学到的这个经验，她是我的第一个长程来访者。在我职业发展的那段时间里，我正战战兢兢学做经典精神分析，它曾对我非常有帮助，这个女病人要求一周约见三次。我知道她退行的太厉害而不能使用躺椅，但是我想试着尽可能地做传统的精神分析。每当她问我是否看过某部电影或者读过某本小说，打算和我讨论一些相关的话题的时候，我都会试着如此回应："我想知道为什么现在你头脑里会出现这个。"这种回应激起的两三次没有成效的暴怒反应之后，我觉得我回答是或者不是，然后等待她进行自我探索会更有帮助。接下来在我们治疗的第三年的某个时间点上，她又问了这样的问题，我开口准备回答。"不要回答！"她大声说。"你没有意识到当你回答的时候，你剥夺了我去想象答案的能力吗？"因此，一旦我最终学会了像海因兹·科胡特一样工作，这个病人就已经进入到想要 Charles Brenner 这样的人做她的治疗师了。

　　治疗师一直不得不在表面上更被动的干预和明显更主动的干预之间寻找平衡（这两种干预通常被看作是以下几对概念：共情相对解释，抱持／容纳相对面质，给予体验相对增进觉知）。这两种干预活动或许总是同时存在于治疗中，只是针对特定的病人或者特定的治疗阶段其中一种干预活动通常更占优势。一些理论家（e. g., Josephs，1995；Seinfeld，1993；Stark，1999）已经探讨了这两个治疗过程的共存和摆荡现象。Seinfeld（1993）也曾（独立地）探究过治疗风格的母亲式和父亲式比喻，他建议，更母亲式的表达更适合于心理发展停滞和缺陷的病人，而更解释性、父亲式的语气更适合于治疗由无意识冲突引发问题的病人。就像很多作者一样，他指出把这两种活动进行对比，就好像它们是互相排斥甚或有本质上的差异的这种作法，是人为的划分（参见 Moses，1988；D.B. Stem，1984，1988）：一个好的解释被看作是深度共情，同时治疗师的共情态度可以被理解成一个解释——例如，作为非言语方式的表达："尽管你有羞耻感，你还是可以接受你本来的你。"

Seinfeld 继续说到，我们大多数人的心理状态同时包含缺陷和冲突两个部分。由此可推出：在治疗的不同时刻，治疗中的任何人都会偏向于这个或那个方面的工作。因此，许多经历了严重剥夺的病人，需要在相当长的时间里把治疗师体验为非评判的、需要时在场的和有支持作用的重要他人，直到他们能够忍受更多地把注意聚焦到某一内部冲突区域。他们可能需要内化关系中更母性的方面，直到他们内心感觉到被充分"抱持"以至能够去应对解释性表达，而在此之前的解释性风格的干预可能会打击他们先前更脆弱的安全感和自尊感。也有一些其他的病人——例如，事实上所有明显的精神病性个体、一些具有精神分裂性动力的人、大多数具有偏执心理状态的、自恋类型的人，或者明显轻躁狂的病人——他们是如此怀疑或者害怕母亲式的接纳，以至于他们不能将这种接纳理解为支持，直到他们确定治疗师足够独立、足够有力量、意志足够坚强，可以承受他们看世界的方式，并能够在他们有毒的状态中存活下来。

那些需要经过很长时间令人安心的母亲式的陪伴之后才能接受更刺激内容的个体，治疗师反移情的变化可为从缺陷向冲突的转移发出信号。当这种情形在我身上第一次发生时，我以为我正失去共情能力。一个男人，我为他提供了耐心的、支持性的工作几个月后，他开始以熟悉的方式嘲笑自己，我认为那种方式是与他和6个同胞一起长大有关的偏好方式。在家里，他吸引陷入包围之中的母亲注意到他的唯一方式就是扮演无助的傻瓜。但突然地，在一次咨询中，我发现自己想扇他耳光，而不是想着："可怜的家伙，经过那些往事这些自虐反应是不可避免的。"我被激怒了，失去了耐心，几乎控制不住想要把我的敌意释放到解释中去的冲动。

相反地，我跑去找督导，对自己的反移情满怀羞愧 [顺便说一下，这是一种有趣的与来访者的自怨自艾态度相平行的过程（Ekstein & Wallerstehi，1958）]。我的督导和我领悟到，纵观我们工作的全过程，这个男人已经在不知不觉中变得越来越自我肯定了。现在当他自我贬低时，他不再是以他知

道的与他人发生联结的唯一方式行动（在治疗中，他慢慢学会了不同的与人发生联结的方式）；取而代之的是，他正在防御一种恐惧，他留意到自我尊重的行为让他自己感到恐惧。在那一点上，他并没有陷在缺陷的状态。相反，他对是否改变自己的行为感到冲突，因为他害怕改变，所以他正选择退行。现在他这种行为激怒了我，而以前我并没有对他这种行为感到生气，因为我知道他可以做得更好。在我觉得他还不可能改变的时候，我可以真诚地接纳他的症状，但当我开始觉得他在低估自己的能力时，我就变得怒火中烧了。理解到这一点，我找到一种方法来挑战他的行为，而不是去减轻他的压力。有趣的是，我愤怒的反移情比努力同情他的自怨自艾显得更真诚，更能共情他的心理状态——即，既明白他有改变的能力，也明白他对改变感到害怕。

治疗师的人格

很多年以前，我与两个优秀的督导高密度工作，他们的治疗风格形成了鲜明对比，因此我对从业者的人格与他 / 她的治疗风格及治疗理论之间的交互作用非常着迷。我的一位导师，拘谨的，稍微有点社交窘迫的男士，说自己是精神分裂症患者，他非常强调自然而然、温暖、真实、活力和灵活。另一位导师，一位慈爱的，开朗的、合群的人，取笑自己的歇斯底里和暴露倾向，将会详细地论述克制，纪律，谨慎，以及就各项"参数"最审慎的应用。我逐渐意识到我的每一位督导最想传递给我的是修正他们自己的性格缺点的倾向。这也是每个人把自己当作病人时，感觉最能治愈自己的态度。

大约同一时期，我开始注意到，一些理论家倡导的一种特定治疗态度，他们不仅相信这种态度在自己作为来访者时会一直帮助他们，而且也正常化和泛化了他们自己的动力学。海因兹·科胡特可能是这种倾向的典范。Strozier（2001）的传记描绘了一个在被别人理想化的经验里苗壮成长的男人。科胡特极力主张分析界应该接受慕名而来的病人的理想化，而不是试图通过解释来解决理想化移情，这和他个人的生活方式是一致的，并且这也是他确信的立场：他最有名的案例的自传特性（Kohut，1979——见第11章注1）比标准的对防御的分析性解释更能疗愈他，证明了这个立场。另一个无法反驳的例子是梅兰妮·克莱因，她经常被人经验为强硬的和固执已见的（Grosskuith，1986年）。克莱因敦促分析师充满信心地命名儿童身上假定的动力，权威性地给予解释，是她自己人际风格在治疗中的翻版。

多年来我得出一个结论，当临床医师们极其热烈地谈论某一态度或过程是疗愈过程的"核心"或者说是"精华"时，他们往往规定了这样的立场：要么是正常化他们自己的性情，要么是补偿他们自己的性格缺陷。无论在哪种情况下，他们都好像在试图治愈他们自己。泛化那些在自己的心理状态基础上归纳出什么有利于治疗通常是有帮助的，因为作为人类，我们的相似性远大于我们的差异性。然而有些时候，面对一个特定的病人要成为一个好的治疗师，我们必须找到和借鉴我们性格中的特定品质，即使我们治疗师身上的这种品质明显对自己的治疗没有帮助。例如，如果来访者具有显著的反社会倾向，而治疗师无法和自身个性中更无情、权力导向的部分连接，而是一副怀疑的、严肃的硬汉腔调，那么就不可能发展出工作联盟中的呼应性。

正如我在前面章节中指出的，许多治疗师有抑郁的动力学，因而强调可及性、抱持的环境、非评判的接纳，和那些可治愈我们当中具有这种心理状态的人的类似态度。唐纳德·温尼科特，毫无疑问具有抑郁特征，他的著作经常被那些抑郁主题能引起自身共鸣的治疗师们引用。我发现我自己对心理治疗的隐喻，往往有**母性可及性具有疗愈功能**的气息；毫不意外，温尼科特的作品一直吸引我。但是，有迹象表明，作为一个治疗师，温尼科特难于容忍自己的攻击性，从而难以设置界限。他这方面的无能，可能已被他的信念合理化：非常苦恼的病人需要退行到原初的依赖状态（参见 Rodman，2003）。他在 Masud Khan 身上惨痛的众所周知的失败（见下文）和他对 Margaret Little 可能犯的错误已被广泛视为是这种局限性的证据（Flournoy，1992；Hopkins，1998；Rodman，2003）

再次强调，治疗师需要个人治疗的原因之一是我们都需要找出我们人格中的那些部分，它们可用以对那些动力与我们自己的中心议题及其变化不一样的人们进行工作。这种对自己内心深处的探索帮助我们拓展成为治疗师。但是因为每个人的弹性都有限度，一些病人将不适合某个特定治疗师的真实治疗风格的范围。我不建议任何执业者，无论是新手还是经验丰富者，去尝试采用让人感觉虚假或者与自身气质倾向相差太远的语气。

将精神分析性治疗与其他流派进行整合

理论家与研究者期望他们的学术范畴不被污染是可以理解的，与之不同的是，大多数治疗师愿意做可以给予他们的病人最大最快的帮助的任何事情。为了减轻病人的痛苦，他们乐于把精神分析性治疗与非精神分析的努力相结合，包括认知行为疗法、12 步疗法、眼动脱敏和再加工、催眠、放松训练、支持团体、完形训练、冥想及其他干预方法。现在，从一些作家的开创性工作中，如 Wachtel、Messer 和 Arkowitz（Arkowiz & Messer，1984；Wachtel，1997），进化发展出一个关注不同心理治疗模式整合的国际组织：心理疗法整合探索协会。该协会迅速壮大，吸引了数量可观的临床狂热者。

最近精神分析刊物里的一些文章（e. g., Conners, 2001；Frank, 1992）描述了这样的情形：分析师应考虑用认识－行为干预补充他们的日常工作。我们有些人自己做其他的治疗工作，有些人则转介给其他的执业者，或者是因为他们在某特定技术方面有更好的训练，或这是因为承担两个以上不同的角色会使移情对我们来说变得过度复杂。对我们来说，这没什么大不了的。工作中的治疗师很少人是纯粹主义者，这一事实可能会令设想临床分析师是理论家的人惊讶。有趣的是，弗洛伊德是第一个主张超越习惯的解释立场去到"积极的"问题解决方法的治疗师。在 1919 年，他提出了与歇斯底里病人工作的标准分析技术，并指出在其他问题的治疗中必须灵活应用，在此，他推荐了暴露疗法的早期版本：

> 如果治疗师只是等待病人允许分析影响他放弃恐惧，那么他将难以战胜恐惧症。在这种情况下，治疗师没法获得能带来有效解决方案的分析材料……只有当治疗师能通过分析影响 [有广场恐怖症的人]……到街上去，引导他们在尝试的过程中与他们的焦虑做斗争，治疗师才能成功帮到病人。（p.166）

权 力 和 爱

精神分析性治疗的长处和危险，在于治疗师处于强大的情感权力位置这个事实。权力本身是道德中立的：它可以用于善的目的也可用于恶的目的。它可以将治疗师出于普通关怀未经思考的行为，变成革命性的治疗时刻，也可以将一个小小失误转变成全面的灾难。了解到自己的权力范围对于尽责的治疗师每天都在努力地最大化利益和最小化伤害的这一持续终生的过程是非常关键的。精神分析性治疗也会使从业者和来访者之间产生爱；事实上，我相信正是爱赋予了治疗师情感的权力，以培育变化和爱，而这爱能够激励病人去追求爱。爱不是唯一的治疗因素，但爱也许是容许其他治疗过程起作用的那个治疗因素。

治疗师角色的权力

在任何一种治疗中大部分的权力仅仅来源于治疗师的角色。任何被从平等的机构职位提拔为上司的人都有过令人吃惊的情绪经验：即他以前的同事立即开始以一种特别谨慎、顺从或敌意的方式与其互动，不管他们以前在一起是多么的放松。角色和地位是强有力的实体。在世俗的西方社会，作为一个治疗师也许在心理上可以与其他文化中的大师、宗教领袖、导师、

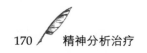

方士、先知、巫师、长老、圣人，及其他部落权威的神圣任务的地位相媲美（cf. Frank & Frank，1991）。无论治疗师的理论取向为何，在治疗中某人有需要而另一人具有专业知识可解决它，此种情形使权力关系严重地往治疗师的方向倾斜。在精神分析文献中，菲利斯·格里纳克（Phyllis Greenacre，1959）也许是第一位深刻而详尽阐述治疗协作的"倾斜"性质的人。治疗师可能采取一种平等的语气，但赛场却不是水平的（参见 I. Hoffman，1998对此主题更新近的探索）。

　　特别对于治疗来说，来访者被要求透露敏感信息，而治疗师几乎不透露个人特征，权力的另一额外来源就存在于这一事实基础之上。再次强调，这种不平衡的现象，适用于所有类型的治疗。在精神分析性工作中，权力不平衡这一点更是因为治疗师可以问病人的梦、幻想、性生活，以及其他极为隐私领域的体验而得以被放大。即使是最无羞耻感，最自信的来访者也会感觉到分析性协作的不对称性；诚然，大多数人对此感到很受挫败。病人可能会寻求各种办法试图调整这种权力的差异：比如抓住治疗师个性上的小特点而评论他们，阅读治疗师写的文章，在互联网上搜索治疗师的信息，询问私人问题，做出诱人举动，送礼物或提建议等等，所有这些方式都在传达这样的信息：来访者也可提供一些东西给关系中的另一个人。小说家和其他作家描绘的沙发上的治疗，已经描写了病人是多么仔细地倾听他们身后铅笔移动的沙沙声，因为他们试图通过搞清楚哪个话题激发了记录，来辨别治疗师对什么感兴趣（"记啊，记啊，记啊"，我的一个被分析者揶揄道）。

　　一旦有人被认为处于一个有权力的位置，对他／她来说就几乎不可能以自愿脱离角色的努力来抵消对方对权力的认知。我曾在教育董事会任职，发现里面的成员有时会感到愤愤不平，因为即使他们试图"只是作为孩子的父母，而不是作为学校的董事会成员"与孩子的老师交谈，却发现老师无法没有防御地和（另一个）老师的雇主说话，无论当下该董事会成员把自己看做什么。据报道，比尔·克林顿（Bill Clinton）（Penshon，1998年）无法理解为什么是个人就关心他性方面的不检点，也无法理解为什么莫妮卡·莱温斯基（Monica Lewinsky）怎么都忍不住告诉她的朋友们她正与美国总统口交。他似乎很想相信他可以被公众和他的女友以他看待自己的方式来理解他：一个有些胖，很难对性保持忠诚且烦人不稳重的家伙。他可能在一定程度上就是那样的，但他的角色使这种自我表征的看法不可能被其他人接受。

因此，那种不具有权威作用的权力是一种搁置我们的权力的能力。我们不能只是重新界定一种情形，其自身性质唤起他人共通的原初经验：非常依赖比自己强大得多的人（即，引起移情）。正如弗洛伊德在试图劝说他最早的患者别再坚持把父母的品质投射到他身上时意识到的，移情不能单方面停止。沿着相同的思路，第一批分析师们，包括弗洛伊德，都高估了移情能在短期内被"修通"的程度。后来有关移情的精神分析著作的观点（e. g., Bergmann，1988）假设，一旦人们处在强有力的角色中，尤其是分析师的角色，他们绝不可能被看作只是另一个在生活中挣扎的人类。各种心理治疗职业道德守则中规定在治疗结束后相当长时间内禁止来访者和治疗者之间的性接触这个方向上的变化，反映了那些曾经痛苦于此的个体的经验的积累，因为即使治疗已经结束，心理上权力的差异并未消失。

精神分析性倾听和治疗权力

在精神分析和精神分析性治疗中，有一种超出其角色的额外权力问题。这是一个有挑战性的道德议题，这个议题中包含着对精神分析传统的普遍敌意，即使是它对许多分析性治疗的有效性进行了解释的时候。也就是说，在精神分析工作中，治疗师们把权力拉向自己。通过反复地参与来访者对他或她的某些反应，治疗师选择性的强化了病人对治疗关系的重视和专注。我这样理解我们在传统的分析工作中为什么要培养来访者的移情：如果我们要改变困扰着来访者的强有力的、无意识的、病理性的声音，我们必须积累起相较于其内化的早期客体的程度相当的权力。

假如变化很容易，心理治疗师们都将失业。如果人们自己的能动感（sense of agency）或其目前生活中体验到的权威力量大到足以解决他们的问题的话，那他们是不会来治疗的。有时个体拥有的非治疗性资源已经足够强大：朋友和熟人提供的好建议、情感支持乃至对被否认的动机富有洞察力的解释，有时可以引发越来越健康的行为连锁反应。在斯皮尔伯格的电影《猫鼠游戏》（*Catch Me If You Can*）中，描绘了联邦调查局 FBI 特工 Carl Hanratty 对诈骗犯 Frank Abagnale 的有益影响，就是一个贴切例子。在那部电影里，由于 Hanratty 的影响，Abnagale 减少了破坏性的精神病态。然而，当普通资源不足以促进他们做出自己所需的适应性改变的时候，人们就会寻求心理治疗。因竭力解决一些棘手的心理问题而用尽了朋友、亲戚、老师、医生和精神顾问等可提供的资源之后，个体来寻求治疗的情况并不少见。通常，这些失败的帮助者表现出无可挑剔的智慧和关注，没想到最终会因个体让人难以理解的阻抗改变而变得恼怒。Schlesinger（2003）把试图对某人的人格组织进行重大改变比作尝试在一个根深蒂固的官僚机构进行重大改革。

即使处于非常强大地位的权威，包括治疗师，他们角色本身的影响力不足以抵消来自童年的许多信息的影响，这些信息因为不易被意识觉察到而使整个大脑显得空空荡荡。我的一个朋友，由身处严厉的波士顿爱尔兰天主教亚文化而性压抑的父母养育长大，她努力发展她被压抑的性欲潜能；她尤其感觉到内心有一种对自慰的强大禁令。作为一个成年人，理智上她感到她的禁忌荒谬可笑。她希望能够享受自己的身体，但每一次，她甚至只是想到触摸她的生殖器，她都变得焦虑难耐或身体变得毫无感觉。她向一个牧师坦承她的问题，牧师向她解释说，当代教堂最权威的人士不认为自慰是一种罪过——事实上，相比利用或滥用其他人，他们认为自慰是更可取的性的表达形式。他鼓励她去享受上帝的礼物，即她的自我唤起的能力。她欢欣鼓舞地回家，希望这个权威的允许能将她解放。但当她试着自慰时，她仍被内疚打败，她的身体反应完全关闭。后来，她去看一个性治疗师，但当她发现自己无法做治疗师布置的分级细致的家庭作业练习时，她放弃了治疗。

与以上经验相对照，后来，她向我描述在精神分析中，她的移情如何慢慢达到情感的顶峰。在分析师办公室内安全的氛围中，她被邀请探索她的情感生活，她开始体验到自己越来越像那个在她过分守礼且吓人的母亲面前的孩子。当分析师的一般边界对她而言好像有点像是专断而不合理的限制时，她渐渐有勇气来不压抑地表达愤怒和怨恨了。她体验到分析师压迫性的"规则"，并为此而攻击她的治疗师，数周之后，她能接受这个事实：分析师实际上赞成她享受她的性欲能力。自这一刻起，自慰禁忌开始消散。一旦分析师在她的主观世界的感情层面上变得像她少女时代压制的母亲一般强大，他的"允许"带来了比她敏感的牧师或她称职的性治疗师大得多的影响。

这个故事兼具启发与警示作用。它得到一个圆满结局，因为分析师可以容忍通过他培育移情而释放出的情感风暴，还因为尽管他的边界不断受到冲击，他仍坚定清楚地维护着边界。他享用着自己的权力，但没有滥用之。另一方面，更加不祥的结局有可能发生，如果分析师的行事方式使病人对自己的压抑或对自己尝试解决压抑而带来的强烈情绪感到羞辱，或者如果分析师试图过早地与她"讲道理"，或者如果分析师防御性地坚持认为说这些情绪是针对病人的母亲，而不是针对他的（这可能很容易地被合理化为"移情解释"），以此来消除她因觉得被束缚而产生的愤怒—— 更不用提如果治疗师十分自恋地认为他的病人想要从他身上获得的不是情绪可用性和职业自制而是性刺激，非常可能引发的灾难。

25 年前，Hans Strupp 和他的同事们出版了一本题为《心理治疗：变得更好、还是更糟》(*Strupp Hadley, & Gomez-Schwartz*, 1977) 的很好的书，其中有部分回应了心理治疗无效这样的断言。一些心理学家从结果研究中得出结论：治疗（大概是指心理动力学治疗，因为这是当时能获得的主要种类）并没有比在诊所的等待名单上花费等量时间的等待更有效。 Strupp 和他的同事们指出，当仔细检查数据时，治疗看起来对被研究的病人来说不是有益的就是有害的。因此，一个合理的推论是，治疗不是无所谓，而是它要么好要么坏——对临床医生来说这不是完全令人鼓舞的结论，但对我们这些以助人为生的人来说至少也不是令人震惊的消息，他们一再确凿地看到我们及我们同事的工作的积极和消极后果。"负面影响"仍然是困扰该领域的问题，

也是治疗师权力现象的另一面。

对作为治疗师的权力的阻抗

当我第一次开始做心理动力学治疗时，尽管我接受了许多训练，我还是发现自己被这样的事实所震撼：我的病人认真的接受我的干预，对我发展出强大的移情并变得更好。我记得我想过，"我对我的治疗师这样反应是有作用的——毕竟，他是一个非常强大的人，但我只是我。"我们总是作为一个孩子、一个依赖他人力量的人、甚至是单纯无知的人进行着原始的认同。对于许多力量强大的人来说，他们总是有点诧异于其他人的逆来顺受。不过除了防御性的自我夸大压制了内在那个弱小的儿童之外，大多数强大的人会害怕被发现自己只是一个平凡的人。对自己所蕴含的深远力量意识不足并不少见。

我怀疑，大多数临床医生是否充分了解他们权力的性质和程度。由于性格和职业，大多数治疗师自动认同脆弱的和相对无力的特点和角色。我们所有人不仅都怀有我们童年信念的记忆残渣，而那些记忆却是由他人掌控的，而且我们也反复经验到：我们的工作起效是多么缓慢。相对于吸引我们用某种方式谋生的补偿性童年幻想，我们必须一再承认我们曾经想象过拥有能够引起戏剧性救援效果的能力是多么小。因此，每当一些不经意甚至谨慎的共情性评论招至来访者破坏性反应，都可以是一次猛然觉醒。治疗师以即使在临床情境以外也仔细权衡自己的言词而著称，并不令人惊讶。这是一个很难打破的习惯。

另一方面，治疗情境也有其他一些方面的情形，不知不觉地强化了自我夸大、支持了有吸引力的假设：即治疗师的话本来就有影响力，而不仅仅是因为治疗师的角色以及在这个角色里的行为而导致。一个寻求全能无意识幻想支持的心理治疗师不一定在临床上很有效或能作出才华横溢的解释，甚至也不一定有能力。到某一天，治疗师一个接一个的接待来访者，通过一种特别的仪式和角色，他或她已成为这些来访者当前生活中非常重要的人物。甚至当来访者传达敌意和贬低时，一个敏感的临床医生也能够感受到这些感情包含着多少心智的投入和情绪的能量。来访者把我们置于他们情感体验的中心，被督导者总是寻找可理想化的督导师，只有最勇敢的学生才敢于和影响他们职业生涯的导师进行争论。一段时间之后，我们中那些临床权威和自恋脆弱的人变得容易相信我们是非常特殊的。

想看到这种动力最坏情形的例证的人，应该读一读 Linda Hopkins (1998) 对本世纪中叶英国精神分析界才华横溢但有性格缺陷的**使人头疼的孩子**，Masud Khan，其个人和职业命运方面的令人不寒而栗的反思。我的朋友 Arnold Lazarus，乐于向我提供精神分析历史上最骇人听闻的部分例子，他最近转发一篇关于 Khan 的文章给我，证据确凿地断言精神分析已经被自弗洛伊德以来的每个有这种全能的不当行为的人无可挽回地腐蚀了。我在分析师身上已经看到足够多的正直，在其他治疗社团的成员的身上也看到足够多的渎职行为，我怀疑比起分析，这个问题更与人性和诱惑力有关。但是，不可否认的是，精神分析性治疗为治疗师角色的滥用提供了肥沃的领土。

为病人授权

在进行顺利的心理治疗过程中，来访者逐渐感受到更真实的力量感，而减少对他们治疗师力量的依赖，更多情绪上的平等，更少角色上的自卑感。许多精神分析实践中的标准特性呈现了治疗师努力帮助病人发现、拥抱和增加他们力量。例如，治疗师通过克制忠告和明显的个人影响，暗示性地表达自己对病人的信心，相信病人一旦更好地了解自己，就可以发现或思索他们自己的答案。通过等待来访者选择每次会谈需要讨论的议题，我们试图传达一种信任感，即病人内在的某些机制"知道"怎么到达问题区域。通过表现出能够在他们强烈的负性情绪中存活，我们证明了他们的力量不一定是破坏性的。甚至当我们与那些心理上需要我们更积极和给予更多建议的人工作时，在可能和安全的前提下我们也可以尽力尊重他们潜在的自主性。

　　上一段中我用"真实的力量感"这个短语来暗示这样的事实：来访者带着一种无所不能感开始治疗（有时是精神病性部分的感觉），因此根本感觉不到脆弱。这些来访者中有些是非常痛苦的，因为他们觉得自己的力量是邪恶和危险的；另外一些人则抱怨，尽管他们有着显而易见的力量，但他们享受生活的能力似乎出了什么问题。对这样的个体而言，力量感是防御性的：他们的自我夸大感用来防御恐怖、暴怒、嫉妒、耻辱，或难以忍受的悲伤等感受。自我夸大最终是虚幻的。这与在日益增加的真实的胜任感、有选择的感觉、愿意冒险的意愿和对自己处理问题能力的信任中表现出的现实力量形成惊人反差——换句话说，这些在治疗中出现的能力来自反复体验非惩罚性的自我表达和共同检验的努力，以改变自我失败的模式。

　　在理想的情况下，在一个成功的治疗过程结束时，病人将会非常感激治疗师的专业能力，但并不会对治疗师的智慧、仁良、或权力充满敬畏。某种程度的理想化可能有利于治疗过程，但当结束临近，理想化的情感应当消减为对双方所做的出色工作正常的赞赏。病人感觉力量增加可以离开了，也可以在未来问题出现的时候选择回来。到这个时候，来访者和临床医生会产生特有的温暖和平等的感觉。（治疗师们自己开玩笑说，这个工作是受虐狂的天堂：当我们刚刚觉得病人变得容易相处、倾听愉快，可以像跟朋友在一起那样享受的时候，我们却不得不让他／她离开我们，然后迎接下一个痛苦的不满者。）

　　上述的描述可能不适用于严重的精神病理学状况——其中有一些来访者与他们敢尝试着相信的那个治疗师在一起待住之前，必定要雇用和解雇几个治疗师。它也不适合工作在治疗长度不由病人控制的设置下从业者的情形。在咨询被迫终止的情况下，治疗师最好在治疗的主体部分尽量扩大他／她的权力，然后小心走向结束，并试着把"权力"还给来访者。当工作进展顺利时的一个常用的方法是对来访者的进步表示祝贺，并作出明确的声明：无论完成得怎样反映的不仅是治疗师的技能，更是病人的才华和努力。短期咨询结束后的残余理想化可能比长期咨询更常见。

爱

心理咨询情境自然会引出来访者的爱。事实上，Martin Bergmann（1987，p.213）观察到它以这样一种可靠的方式运作："几个世纪以来，男人和女人都搜寻可酿制爱情药水的曼德拉草的根和其他物质。然后……维也纳的一个犹太医生发现了爱的秘密。"这个秘密就是仔细倾听，真诚地对其他人感兴趣，以接纳且无羞愧的方式对他/她的披露做出反应，并不要求对方满足自己的情感需求——这定义了精神分析设置的方方面面。

人们早就知道，许多病人已爱上或将会爱上他们的治疗师。治疗师们爱上他们的许多病人却很少被高调宣传，虽然从有关心理治疗的电影可以推断出治疗师有一定数量这方面的幻想。事实上，精神分析文献里认为我们很少爱上我们的来访者，而关于我们的爱是主要的治疗手段的意见则更加罕见（然而，参见 Ferenczi，1932；Gitelson，1962；Hirsch，1994；I. Hoffman，1998；Lear，1990；Little，1951；Loewald，1960；Nacht，1962；Pine，1985；Searles，1959；Steingart，1993）。实际上，有一些精神分析人士对爱能治愈的想法感到不屑。科胡特的理论不止一次被批判的理由是，他的思想可归结为试图通过分析师的爱来疗愈病人，因此其本身是令人怀疑的。

但有迹象表明，以 L 打头的这个字即将解禁。老早以前在我准备出版这本书的时候，两位在治疗过程中采取主体间性与呼应性的分析师们发表了两篇开创性的文章，讨论关于爱在治疗中的角色。Joseph Natterson(2003)建议，我们应把心理治疗看作"互爱的过程"，在其中治疗师的"次级主体"通过欲望、信念和希望的自然进展，随着病人自体的现实化培养病人爱的现实化。丹尼尔·肖（Daniel Shaw，2003）在注意到精神分析作家已经忸忸怩怩地提出他们对自己病人的爱的问题之后，得出这样的结论："分析之爱"可能是疗愈的一个关键因素，不过他把"分析之爱"与浪漫之爱、性之爱、反移情之爱做了区分。肖提出了一个有趣的问题：

　　精神分析为分析过程提供了一个仪式化的设置，这个过程会鼓励被分析者发展对他自己的亲密意识。在此过程中，分析师和被分析者不可避免地也是必要地在智力和情感上彼此密切地卷入。这一努力的核心……是对爱、被爱、给予爱和接受爱的受挫能力的再度活化的寻求。除了考虑我们的职业选择以外，这看起来更适合描述被分析者而不是分析师。我们之所以选择我们的工作，是不是因为，至少是部分因为它为我们提供了实现这个目标的手段呢，即让我们对我们的被分析者来说特别重要——尤其是被他们爱和尊重？（pp.252-253）

　　我想补充一点，作为治疗师，为我们提供体验爱着的自己的机会，一种本质上有益于自尊的精神状态。如 Racker (1968) 所指出的，本质上促进治疗的爱的态度也可以通过象征性地补偿早年爱的客体而消除我们的内疚，我们潜意识中相信我们曾经伤害过他们。

　　心理治疗的实证研究越来越清楚地表明是关系带来了治愈。但"关系"有点抽象。其中一人带着痛苦进入这个关系，离开时感觉症状减少、更有活力、更有自主感、更真实了，这两个人之间究竟发生了什么？神经心理学研究正在揭示，客观上，当我们保持与他人亲密的情感接触时，我们各自的大脑会发生改变（见第 11 章）。但主观上，在咨访二元关系中，看来确实已经产生了爱，并被来访者吸收而产生了疗效。我认为 Bergmann （1987）是正确的（这也是弗洛伊德的意思，他对荣格说，精神分析是透过爱来获得治愈的），他认为最初激发病人对治疗师的爱，是治疗师既与童年照顾者相似（通过居于照料者的角色）又与其不同的感觉。当治疗联盟建立后，往往是治疗师与父母不同的方式给来访者带来最有力的触动。

　　但在某时刻（早期更多的是边缘型和精神病型的来访者，后期是神经症水平的人），治疗师被体验为像致病的早期爱的客体一样。随着每一个新病人的移情和移情性重复的出现，我再次成为被敬畏的人。来访者发展史中主要的情感倾向在治疗关系中的重现是一个奇妙的现象。使它显得格外迷人的是，治疗双方热切而诚挚地在治疗的开始下定决心：来访者早年经历过的事情**将不会再发生**。病人想要消除之前的伤害，因此他试图选择一个可提供与童年内化的经验不同的经验的治疗师；治疗师则渴望不要像早年的照料者一样让病人失望。可是伴随令人吃惊的必然性，双方发现他们都陷入了重复：那些相信所有权威都是挑剔的病人会激起治疗师挑剔的部分，那些假定所有男人都自恋的病人会以某种方式唤起男性临床医生的自恋，等等。如果我们通过理解和善意能够爱一个人并让他们变得健康的希望注定要落空，而是相反，我们重复着过去的痛苦，那么爱从哪里来？

我认为治疗师的爱主要在重复过去的过程中被体验到。来访者可能会感受到像他／她童年那样的令人难以忍受的伤害，但是治疗师并不像其早年爱的客体，他们包容来访者的痛苦，了解这种互动是如此地相似，通过共情和解释促进来访者区分现在发生的事和过去发生的事的能力。病人重建过去境遇的活动得到非评判性的检验，最终导致其主体感的增加。这些伴随着重复的情感被接纳和处理，因为他们大概不是第一次被体验到。通常，治疗师为参与重复早年痛苦经验而感到懊悔对来访者来说是显而易见的，他们感觉到了道歉中存有的爱的修复。当认识到治疗师不再想满足成为完美无暇的自恋，而是更愿意做诚实的自己，并希望恢复治疗连接时，病人会被深深地触动。

温尼科特（1947）无疑是正确的，憎恨像爱一样重要且不可避免，而且许多病人需要在他们可以耐受治疗师的爱之前唤起治疗师对自己的真实的憎恨。费伦茨（Ferenczi，1932，2003 年被 Shaw 引用）也似乎具有直觉上的正确性：他哀叹这个事实，即治疗师不能仅仅决定爱上一个病人，那种感觉必须是真实的才具有治疗作用。那些爱的能力遭受最大损坏的人群，即反社会和自恋型组织的个体，也是出了名的难以救助。是因为他们缺乏爱的能力，使得治疗师难以感觉真正爱他们吗？

我曾和一个我几乎花了数年时间去爱的人工作。在我觉得与所有自我保护层下那个受伤的和可爱的人连结上之前，我不得不忍受很多令人非常

不愉快的敌对和防御性姿态。当我无法找到来我这里寻求帮助的人身上值得爱的东西的时候，我非常苦恼，而且我怀疑，这种感觉在治疗师当中并不罕见。我在第3章提到过的那个病人，其被动的敌意激起了我与我那想要成为罗杰斯式督导之间不满意的互动，我对她没有丝毫真正的同情，直到我偶然得了急性肠胃炎。我的胃肠道症状与她心身疾病的症状惊人地相似，这些症状令人非常痛苦，而这病和她没完没了抱怨的东西有关。我"得了"来自内脏的疼痛和恶心，这些身体不适我不得不承受一两天，而她每天都要应付，我终于开始同情她。同样，我的朋友，美国空军的精神科医生 Nicole Moore 向我倾诉（个人通信，2003 年 8 月 20 日）：

> 当我不能在一个病人身上找到我能去爱的东西时，我不喜欢我自己。我在寻找它。通常我可以在个体的发展史中找到激起我真正同情的东西：我可以爱那个经受了这一切的孩子，并在我心里保持那个孩子的形象。我想当病人们看到反射到他们身上的爱时，他们就会开始相信他们毕竟是可爱的，他们开始变得好起来。

我想阐明，精神分析式的爱包含尊重，决不是把来访者当婴儿。这与所有在治疗中被搅起的指向病人的负性情感不矛盾，与设置界限、解释防御、面质自我毁灭的模式以及造成不可避免的痛苦也不矛盾——这其中，既有对病人的自尊来说很痛苦的部分的准确的观察，也有令病人感到失望的不准确的观察，因为治疗师再次被证明是易犯错误的。像任何一种配得上爱这称呼的情感一样，治疗师的爱不是基于歪曲的事实；也就是说，治疗师并不要为了爱他们的来访者而理想化他们。我们试着爱来访者本来的样子，并相信他们能够在他们需要成长的方面获得成长。

我不相信任何人都可以感受到真正的爱，除非他 / 她已被真正地看作正面和负面的品质、善良与邪恶的结合体。在这里，我要再次提到有关诚实的主题：支持努力探求并命名真实的感觉，不管它们多么无吸引力，在其中治疗师创造条件让来访者可以感到因他们真正的样子而被爱。在这种爱的环境中，他们可以开始去扩展、去体验、去希望、去改变。正如 Shaw（2003）得出的结论：

　　分析式的爱确实是复杂和危险的，像所有的爱一样，带有潜在的毁灭性失望。这个意识将不会使我们忽视、疏漏或撤消我们的爱，而像是号召我们在爱中坚持，尽我们所能地真实、深入、谦恭和负责任。（p.275）

注　　释

　　1. 虽然 Spence 和 Schafer 在完全不同的方向观察，他们都指出，临床叙述不能被假定为历史"事实"。Schafer 最近评论道"Donald Spence……坚定的经验主义者……批评精神分析师没有通过科学研究积累可以满足重视实际的实证主义者的历史事实。我与 Spence 截然相反。对我来说，临床叙述是接近真实的生命版本，这个版本是可以通过分析得到的（1999. PP 348～349）。

　　2. 我已经在《精神分析诊断》（McWillianls，1994）第 1 章中提出了正式和全面的历史采集的观点。我已经在《精神分析案例解析》（McWillianls，1999 年）第 2 章中讨论了发展和分享动力性概念化的过程。

　　3. 这一原则在古典精神分析治疗中有趣的应用，参见 Volkan（1984）。在更多帮助治疗师促进病人谈论感受的近期精神分析著作中，Martha Stark（1994）对她独特解释风格的说明、Stephen Appelbaum(2000) 的关于"唤起"的书，以及 Karen Maroda 拟从关系的角度谈论技术的书等，都阐释了进一步真实表达的不同方式。

第 七 章

边界 II：两难境地

还有哪种职业要求其从业者充当人们苛责、威胁和拒绝的对象？还有哪种职业的从业者要在面临他人请求以身体接触来达到抚慰时，处于想要给与却可能无法给与的两难处境？还有哪种职业的从业者会把无助、愚蠢和失败的挫折感看作职业必不可少的部分？还有哪种职业的从业者在他人命运中充当旁观者或助产士的角色？

—— Emmanuel Ghent（1990，p.133）

这一章所涉及的大部分问题可以标记为"在训练项目当中并未告知的事情"。最近，我正在准备一个治疗大会的演讲，主题就是"训练中未提及的事情"。我请我的一个咨询小组的成员们进行自由联想，找出在临床上很普遍而在正规专业培训中却没有获得训练的两难境地问题。这是一次令人着迷的聚会，不时被互相识破引发的笑声和彼此安慰的眼神打断。这次聚会也提出了一些在我们的心理治疗文献中尚属空白的重要问题，学院派心理学和描述性精神病学的不完善让我们去洞察一些非常普遍但尚未被研究

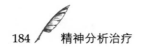

的现象，以及我们的伦理法规不可避免的不足之处。

治疗师们通常在开始他们的职业生涯时已经被告知（或者被暗示），他们必须接受病人，并且无论病人的表现如何，治疗师们自己的需要和感受必须次要于共情式理解病人的任务。这种善意的立场可能秉持得过度了。我的一位同事描述当她在一个精神病院实习的时候，她被要求给一位男士进行心理测试，这位男士的问题包括强迫性手淫。他被带到我这位同事的办公室，身穿睡衣，当评估程序开始时，他解开睡衣，开始玩弄自己的阴茎。因为没有人曾经强调过她有权利界定自己的职业边界，所以当她极力要求让这位男士穿外出的服装并且在整个测试过程中控制自己的行为时，她感觉并不太舒服。那几个小时一定非常尴尬。

我顺手将当前的主题随意划分为意外的或者无法防止的边界问题和潜意识精心设计的活现。不可否认，治疗师和病人之间许多棘手的互动既有意识中毫不知情的方面也有潜意识预谋的方面。另外，看上去相似的意外可能有着本质的动力学差异或者对于参与者有着根本不同的意义。治疗师面对的是双方都没有预见到的情形？还是在面对一种病人为了展现和重复运作其某些内在冲突而制造出来的两难境地，并且治疗师往往无意识地有所参与？这对治疗师来说大有不同。

在另外一个章节，我将讨论治疗师自我袒露的问题。在过去的几十年里，这个话题已经激发出大量的文献，尤其是出自身处"关系运动"（relation movement）中的分析师们之手的文献。在那些文献以及个案讨论聚会和工作访中，分析性从业者们越来越多面临的事实是他们对待病人的行为常常偏离了理想化的"经典"模式，而其中许多分析师最初正是受这种"经典"模式教导的，这种模式逐字逐句地取自于弗洛伊德的训谕，让分析师要"对病人绝缘，并且象一面镜子……仅仅表达病人展示给治疗师的内容"（1912b，p.118）。我无法在这很短的篇幅中笔墨均匀地讨论关于自我袒露问题所有的细微部分，但是我至少可以让读者对其框架和主要特征有所认识。

本章最后，我继续讨论心理治疗中身体接触的多面性问题。这一主题如此之复杂，如此令人体味到情感深处的记忆，如此依赖形成其意义的前后关联，以及在其表达上有如此的文化多样性，以至于它要有自己的处理方式。我所认识的每一个经验丰富的精神分析治疗师都曾经有病人请求或要求一个拥抱，或者曾经突然抓住治疗师揽入怀中。并且所有这些治疗师也说到他们在心理治疗的培训中没有为如何处理这种状况而作的准备。在老师们关于不要与病人有性接触的忠告以外，有一个巨大的宽阔区域，刚起步的治疗师们经常发现自己像在大海中一样在这个区域迷茫。接下来，我希望让他们的航行变得容易一些。

意外或几乎不知情的事件

与病人不期而遇

作为一个治疗师最烦累的方面之一莫过于出乎意料地在治疗之外的场合碰上一个病人，各种问题都可能出现。一定程度上，对于任何运用情感力量的职业成员而言真的如此，许多人在和妇科医生或孩子的老师或任何名人有了脱离角色的互动时，他们会感到不太自然或过度敏感，但是对于精神分析治疗师和他们的病人来说，处理预期之外的偶然相遇是格外困难的。在曼哈顿的从业者告诉我，即使是在面积很大的都市环境里，和病人碰巧相遇的事情也是经常发生的；在狭小的乡村社区，控制与病人在办公室以外的互动是治疗师生活中一项长期的工作。乡村的咨询师在他们的教区以内和病人有所互动是很平常的事情。在大学系统当中，事实上撞到病人是不可避免的。我的一个临床心理学专业的研究生决定通过做一些彻底与心理治疗训练无关的事情来完善自己的生活，当她穿着舞蹈服来到一个小型舞蹈班参加第一节课时，不料一个病人也出现在了同一个课堂上。我另一位同事曾在一个四人的佛教学术兴趣小组聚会上遇到了一个病人。

本以为是私人空间，却遭到入侵，对这些情况的处理成为了治疗师们重

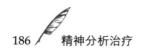

要的压力来源，尽管这还没有被公认。在诊室内部，治疗师不得不坚决实施原则，这是对治疗师角色预期的要求，但是也会有一种令人痛苦的打击随之而来，这就是治疗师在自由时间当中也常常要遵守相应程度的规则。此外，许多治疗师都会幻想个人事务被曝光的危险，这种幻想与他们大部分偏执型病人的噩梦不相上下。最近，Jonathan Slavin（2002）对一位精神分析师们的欣赏者打趣说，与病人不期而遇的感受常常被描述为"濒死的体验"，他暗示说治疗师们没有在同行中间充分讨论害怕个人事务以某种极其恐怖的方式被暴露的动力学。

我们对计划外的相见除了因过分忧虑而感到不舒服以外，还有这种相遇引起的非常现实的职业问题，主要是因为情感的背景太复杂。出乎意料地撞见治疗师工作以外表现的病人，容易在反应上有所冲突，并且每个病人表现出冲突的哪个方面是各不相同的。一方面，心理治疗关系不对称的本质（指的是治疗师知悉病人生活的隐秘细节，然而相对而言，病人对于他们治疗师的生活知之甚少）会引起病人对治疗师真实生活存在强烈的幻想。另一方面，治疗师从人们那里听到大量充满羞耻感的秘密，这让一些病人有更强烈的动机希望他们永远不要和治疗师在任何除了办公室以外的地方相遇。一些病人甚至在治疗当中也非常隐秘——不管他们所揭露的是什么内容——以至于他们不想让我们承认认识他们；而另外一些人则会因为他们在社交场合与我们遇见却被以视而不见处之而感到遭受了可怕的伤害。一些人激动雀跃地发现原来治疗师"只不过是另一个普通人"，然而另一些人则因为发现治疗师在其心目中的理想形象被污染而觉得悲伤。和大部分其他问题一样，在此很重要的一点在于要跟随病人的引领，但猜出这种引领的方向并不总是那么容易。

什么样的边界适用于这些"额外的治疗"接触（"extratherapeutic" contact）呢？这个问题比有关收费和时间的策略更为复杂，因为这个问题很少在治疗师的掌控之中。再有，在治疗开始的时候，讨论办公室以外相遇的处理策略意义甚微，因为除非病人之前接受过心理治疗，否则他或她没有经验性的依据来预料到与治疗师在其角色以外偶遇是一件很重要的事情。尽管如此，假如双方有理由预期他们有可能相遇，他们至少应该讨论是要打招呼还是病人更希望表现得好像治疗师是一位陌生人。假如双方有较多的社会关系重叠，并且又有其他可提供治疗的治疗师，为了治疗师和病人双方的利益，他们应该重新考虑在一起工作是否仍是好主意。假如他们居住和工作在同一个治疗资源十分有限的小社区，他们也许别无选择，但是可以去为治疗定立协议，使他们对彼此会多次相遇的现实心中有数。在早期，针对这一生活事实的谈话可能对治疗的成功至关重要。

和临床决定的每一个方面一样，如何处理这种情况是依据病人及治疗协议的本质。去试探一个较高功能水平的病人在偶然相遇时他或她更愿意治疗师如何行动是相对容易的（例如，治疗师是否应该表示认识病人？病人是否会想要将治疗师介绍给家人和朋友？当病人不愿意治疗师靠近时会发出怎样的信号？），然后就尊重当事人的意愿即可。在特殊的案例中，若病人也是一位治疗师或者双方不可避免地参加了同一个宗教或政治团体，治疗师和病人可以预料到会发现两人同在一场聚会、会议或社交活动当中。典型的做法是治疗合作的双方以颇为诚恳的闲聊来互道问候，然后便相互保持礼貌的距离。

然而，即使是面对处于神经症与健康之间区域的病人，一旦产生强烈的移情性情感，办公室以外的相遇会造成对双方都非常麻烦的情形。陷入了强大移情的病人可能会将看到的脱离职业角色的治疗师等同于"真正的"治疗师，对于治疗师来讲，这是其职业生涯中一个令人沮丧的事实。换句话说，他们可能坚持认为那些移情力量下觉察到的东西是正确的，因为在此视野中，临床工作者并没有表现出办公室中惯有的含蓄和自律行为，并且在这种对治疗师的看法较少抑制的情况之下，病人可以找到证据，来证实他们所害怕（或希望）的每一件事情都是真的。

一位在我这里接受精神分析的女士，她的妈妈曾希望他是一个男孩儿，她很肯定我更喜欢男病人而非女病人。一天，她近乎崩溃地来接受新一节分析，因为她曾在一个会议的午宴上看见我，在那里我选择了坐在一位男士旁边。在这个事件中，我恰好记得并且因此请她注意一个事实，就是坐在我另一边的是一位女士。选择性的觉察在她身上显而易见，以至于她能轻而易举地接受她的坚信：我因为她的性别而蔑视她，就像她的妈妈那样。不幸的是，一个治疗师并非总是有这样的有利证据。我有可能愉快舒适地就坐在了两位男士中间，也可能看上去闷闷不乐地坐在两位女士之间。或者，当病人注视我的时候，我可能正好只在和男士谈话。分析病人一项觉察的形成是更加困难的，这些觉察获得办公室以外的证据支持，并且当那种证据被解读来支持破坏性的早期信念时，治疗师和病人双方都会感到痛苦。

对于困扰较重或者是情感脆弱的病人，治疗外的接触常常十分令人头疼。当一些自恋型的病人在商场出乎意料地撞见一贯优雅的治疗师，身穿牛仔服，正赶着一群幼儿园年纪的孩子去他们不愿意去的地方（治疗师看上去备受折磨）时，病人不能承受对治疗师的理想化遭到破坏。我们得知具有偏执迹象的病人会因为看见治疗师车上有他在政治上不能接受的保险杆贴纸而"炒了"治疗师。假如有性虐待历史的病人在社交场所觉察到治疗师的性欲或性诱惑，则会受到惊吓。当然，在任何这类的相遇之后马上和病人展开讨论并且试图处理他们的反应是非常关键的，但是有时病人们过于痛苦而做不到这一点，并且急促地从治疗中逃跑掉，留给治疗师一种非理性却十分强烈的愧疚感。我曾经失去过一个已经富有成效地工作了两年的偏执型病人，就因为他在餐馆看见我和一个他所厌恶的人共进午餐。考虑到不期而遇的必然性和治疗师在职业角色以外拥有良好人际关系的重要性，我确实不知道有什么办法来处理这些严峻的、破坏治疗的反应，可能唯有保持泰然自若：毕竟，麻烦总是要发生的。

一些病人会主动寻找治疗外的互动，处在强烈的移情影响之下时尤其如此。他们或许会竭尽全力去发现关于治疗师的各种信息；互联网为侵扰提供了无穷的可能性。在有严重精神病病理的病人身上，尤其是有某种色情狂倾向的边缘型病人，他们对探知治疗师"真实"自我的兴趣，会变得热切而强迫。我的一位女同事的病人宣称她已经加入了她的治疗师所去的健身馆，希望能看到治疗师的裸体。我所认识的不止一个从业者曾被边缘型病人潜随过。对于一个临床工作者来说，至关重要的一点是要向这样一个人解释说明怎样的行为是不能忍受的，以及说明假如治疗师的边界遭到忽略（例如，持续数日或数周的治疗中断）将有怎样的结果。针对入侵治疗师隐私的病人，治疗师必须制定合理的自我保护限定并且坚决遵守，哪怕这样意味着要将病人的骚扰报告给法律实施官员。在缺乏彻底一贯的边界的情况下，一味地去解释或者传递对病人受驱行为的理解将只是强化了入侵的行为及其所表达的原始幻想（primitive fantasies）（参见 Blum，1973；Meloy，1998）。

正如我在前面章节着重阐述的，对于精神分析从业者而言很重要的一点就是去让病人真心接受，治疗师永远不会真正"脱离角色"。这种角色所蕴含的力量足够让病人体会到，治疗师不会主动从病人情感体验中有重大意义的地方离去。出于很多原因，试图消除或忽略由角色制造的边界以及试图建立"恰似两人相互"的关系会很有吸引力，但是人们很少这样来理解此互动。在我的社区里，曾经因为一个坐在镇议会上的男士用词藻丰富的语言地向邻座的人批评了一名当选的官员，而引发了一次当地的政治灾难。"可是我不是作为一个议员说的这些话，"他抗议道，"我只是作为一个朋友在说话。"对他来说很难接受他引发的情况，因为他无法控制别人如何理解他的评论，这是事实。同样，治疗师必须接受的现实是他们会卷入某些有其自身动力学的事务中，而且令人沮丧的是，这是一种不受临床工作者的意志力左右的动力。

病人不知情的邀请

一些病人在踏上我们的门槛时已经知道，按照惯例要保持治疗师和病人之间的关系不被诊室以外世界中的共存关系所沾染；另一些人则完全有理由假设治疗师像其他大部分职业人士那样——如教师、牙医、兽医、律师、会计、牧师、医生——在专业事务处理完之后便在社交场合也就认识了。

这些病人可能邀请临床工作者去吃饭或者参加聚会或者募捐活动，就像他们会邀请任何所认识的专业人士参加此类活动一样。即使当这种邀请充满了潜意识的愿望和幻想时，由于对这种邀请潜在的麻烦本质的一无所知，病人还是会发出邀请。在精神分析运动的早年，在我们充分认识移情现象的含义之前，分析师们也曾有过类似的幼稚行为。他们假定自然就处在相对于病人的多重角色中，正像是他们本不应该但还是做了某个病人的家庭医生。弗洛伊德过去常常向他的妻子和孩子介绍接受他分析的人。他也曾将他的朋友、同事、甚至女儿带入治疗。他也会干涉病人的爱情生活。有时候处在同一个职业团体的分析师和其被分析者还会一起度假并且继续分析的工作。尽管如今被看作是违反边界的情况有时治疗效果不错，但是也有更加惊人的例子证明了其负面的甚至是灾难性的结果（Gabbard，1995）。

治疗早期，在移情升温并且病人自然而然地开始看到将治疗关系与社交交往揉合在一起所造成的尴尬之前，对办公室以外交往所发出的邀请可能会多一些。临床工作者对这种邀请的回应应该伴随这样的措辞："非常感谢。我很感激您发出邀请，但是随着时间的推移，我已经认识到在心理治疗关系中最好力图避免在治疗时间以外的接触。当你正在这里暴露所有私密的想法和情感时，对于我们来说要以一种不带情感的方式在外面和你交往，真的会很难而且很不舒服。这会让人感觉像是古怪的装腔作势，并且尽管我对错过了你的邀请而表示遗憾，但是我仍将拒绝，这主要基于我感到你和我都最好保证我们的关系不会因为此处工作以外的互动而变得复杂。"

假如病人坚持和／或看上去受到了伤害，治疗师不得不澄清并强化这一信息，而不要将自己自然产生的愤怒见诸行动，这种愤怒源自于被置于令一个自己关心的人失望的痛苦境地。例如，治疗时可以说，"或许是我太死板，但是我发现我就是不能在作为一个治疗师的同时，向与我一起工作的人充当第二种不同的角色。这是我所坚持的限定之一，你和我都不得不容忍。"在接下来的一节治疗中，对病人反应的蛛丝马迹保持警觉是很重要的，这些反应可能包括被拒绝而感到伤痛、相信治疗师对于提要求的人是批判的、以及幻想拒绝的"真正"原因是治疗师对病人的厌恶。偶尔，也有人理解了治疗师即使是在极富吸引力的跨边界邀请面前仍要保持边界时，意识到治疗师的信念。

文化规范和亚文化规范也许会让这个问题复杂化（Foster，Moskowitz，& Javier，1996；Sue，1990）。在一些种族当中，父母、祖父母、或者其他家庭中的权威人物可能在支持家庭成员进入治疗的决定之前坚持要会见其治疗师。我认识几位在特殊种族居住区工作的治疗师，他们依照工作规程接受来自未来病人家庭的吃饭邀请，因为他们知道在其所工作的亚文化中，心理治疗无法在没有家庭认可的情况下开展。然而在新西兰教书的时候，我得知在毛利人的亚文化中，家庭在某位成员治疗之初要遵从一个仪式，在此仪式中治疗师象征性地变成家庭的一部分。在治疗结束时，有一个离开的仪式让治疗师脱离这个家庭。有时一个治疗师在得以将病人带入治疗之前，一定程度上不得不在办公室以外作为一个"真实的"人为他人所知，然后再渐渐地使病人适应于精神动力学所掌控的角色传统之中。

活　现

在过去的几十年，精神分析治疗师已经注意到来求助的病人在类型上的变化。我们见识到弗洛伊德时代那种刻板的、道德至上的、压抑的病人，但是现今更加普遍的是那种反复以被迫的、高度破坏性的、自以为是的或者自我伤害的方式行动的病人。自杀和类自杀（parasuicidal）的表现、虐待行为、不安全性行为、自残、进食障碍以及各种各样的成瘾行为，似乎成了我们这个时代的普遍现象。我们看到更多的病人被诊断为边缘型问题、人格障碍以及创伤后反应。无论社会变迁是否引发精神病理学的重大变化（许多治疗师相信事实如此），越来越多在行为控制方面有严重问题的人们都在寻求心理治疗。通常这样的病人与其治疗师交流的方式更多使用活现而不

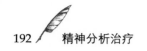

是语言表达。

关系性分析师很有说服力地提出，即使是对容易合作的、擅长口头表达的人进行治疗，依靠逐渐推进的澄清和对双方活现的探讨仍要比通过参照治疗师对自由联想不带情感的解释能更好地理解病人（参见 Hirsch，1998）。一种正在形成的共识大意是说（J. Greenberg，1991；I. Hoffman，1996；Jacobs，1986；Mitchell，1988；Renik，1996；Slavin & kriegman，1998；Stolorow & Atwood，1997）：治疗师想要避免被拉入处在病人心理核心位置的"戏剧"（drama）中是不可能的（参见 Levenson，1972）。较高功能的人在接受分析时，会以微妙的方式引领治疗师进入其重复的模式，这是这一类人进行分析的特征，然而，这种微妙引领与比较麻烦的病人为让治疗师让步而制造的严酷施压是明显不同的。在这个部分我的意见就主要适合于那些较少自我观察、较多退行和欲求的病人，他们拼命地要求治疗，但反复地将治疗推入危险境地。接下来有一个关于治疗师常常要处理的挑衅和潜在的违反边界情况的讨论。

对专业地位的攻击

一些病人会以拒绝尊重临床工作者专业地位的方式对待治疗师。一个人经常对治疗师表面上合作而友好，然而暗地里却是贬低的。那些长相年轻的治疗师和那些被病人得知正处在培训当中的治疗师尤其容易受到这种虽然间接却可以明显感觉得到的敌对性贬低所伤害。这样的例子包括，有的病人直接用更适合于少年伙伴之间的语气对治疗师直呼其名；有的病人则打断对严肃问题的讨论而惊呼"好棒的耳环！你在哪里买的？"；也有的病人不停地触碰治疗师的胳膊或肩膀，像对相熟的亲密朋友那样不拘礼仪；还有病人卖弄风情、开玩笑或诱使治疗师进入反对异性或反对某个第三方的联盟，好像治疗师的角色很适合谈论关于男人们的欺骗行径或者婆婆们令人讨厌的习惯一类的闲话。

很难以专业的姿态对这些侵犯作出回应。这些病人的行为是在邀请治疗师进入一种亲密关系，然而如果治疗师碍于情面而接受了邀请，那么这就将共谋式地忽略掉一种对治疗真实参与的严重阻抗。另一方面，直接谈论病人贬低行为的治疗师会使自己看上去像高中图书馆管理员一样严苛而善于判断，正冒着强化"不许说话"规则的风险，从而给病人回避承认治疗师职责立场以及逃避依靠这种立场来工作提供了新的借口。我所知道的脱离这种进退两难的最佳方法就是凭借我们的幽默感。最好是治疗师能从病人的挑衅中找到乐趣（就像我们会喜欢一个三岁的孩子所做的调皮尝试：故意对妈妈直呼其名，看看会怎么样），能做些无伤大雅的调侃，说点就事论事的讽刺，并且不要求病人作出有所思考的回应。举例来说，可以说"看来你很喜欢我们像熟人一样"，或者"你更愿意谈论我的耳环而不是你的问题，是吗？"，或者"如果我不知道你是因为痛苦才到这儿来，我会以为你在勾搭我！"或者"一旦我们对男人身上的劣性达成共识，或许我们就可以谈谈到底是什么样的男人令你失望了。"

　　在说出这些评论的时候，采用有一种有风度且毫不慌乱的语调对治疗师有所助益。如果治疗师看上去很恼怒，病人或许会感觉到极大地暴露于危险之中（像一个敌对的挑衅者）和／或私下感到洋洋得意（因为成功地令权威人物失衡），而这两种态度都特别不利于治疗所要求的渐进式的自我揭露。如果治疗师的恼怒确实有所泄漏而且被病人逮到，治疗师可以坦率地承认当自己感到被微妙地攻击时，确实很难保持毫不防御。治疗师还可以跟进前面提到的一些话语，来表明他没有丧失幽默感。即使治疗师的干预是共情的和机敏的，病人也很可能感觉到蒙受羞辱的剧痛，结果，可能有必要进行一些互动上的处理。

　　治疗师中的新手们常常会因为病人并无敌意的挑衅而惊慌失措。在弄清楚如何应对情绪反复无常的病人对自己的无情贬低之前，治疗师们或许会以为自己面对着巨大的敌意。考虑到治疗师会因为能力不足、自我贬低、自我防御或技艺不精而退缩，给治疗带来很大损失，所以在面对隐匿的挑衅时，花些时间找到一种非惩罚性的、自我尊重的处理方式还是理所应当的。

练习一些随意而有些自我解嘲的台词或许会有帮助，例如"所以你是担心我年轻资历浅，不知道该从何下手帮助你，"或者"你似乎是要告诉我，以我这小小年纪所懂得东西不可能帮得到你。"所幸，治疗师对这一类对挑衅快速而得体的反应技能会随着时间的推移而增长。

富有含义的邀请

有时候，病人的邀请并非像我前面所提到的那样单纯无知；也就是说，在治疗的环境中他们至少能拓展出一些这样的认识，即治疗师接受他们的邀请就将等同于偏离常规的职业规范。这种恳求通常表达了病人寻找证据的自发愿望，证明他或她在某重意义上对于治疗师来说是"特别的"。有时，一个邀请当中主导的情感基调是感激。曾经不止一个病人邀请我去参加她的婚礼，其解释是她把我体验为一个深爱她的父母角色，而此角色恰恰"适合于"在这样一个重要的人生过渡仪式上现身。有时候一个邀请因为充满意识或潜意识攻击性而打击了治疗师，好像病人正试图破坏治疗的进程或者是挑衅治疗师成为"打破规则"的同谋。在我印象中，许多治疗都至少有那么一次，治疗师会感觉到被病人通过要求出席某些特别的活动而意识上有目的地将治疗师推入某个位置，来彰显双方之间强有力的依恋关系。很难决定如何对这样的邀请作出有治疗意义的回应，或者甚至很难决定如何看待这些邀请。治疗师不得不考虑有没有可能接受邀请的理由，如果没有，又该怎样在不伤害到病人的情况下拒绝邀请。

当病人提出邀请，治疗师通常聪明的做法就是拖延：可以合理地要求病人给与一些时间一起来琢磨邀请的含义。双方需要思考在特定的治疗情境下接受和拒绝邀请的意义如何，并且需要去探索隐藏在邀请提议背后必定存在的复杂动机。偶尔，也会存在有恰当治疗意义的理由去接受病人的邀请。这是可论证的。例如，一个治疗师可以通过参加某病人的一场音乐会、戏剧演出或比赛来提高对音乐家、演员或运动员的理解。即使出席病人的表演不能大大提高治疗师的认识，但如果病人感到需要治疗师不仅仅把自己当作精神病理学化身也当作治疗室以外的世界里一个实实在在的成年人来认识，那么从病人的观点来看，治疗师的出席或许就是一种关键性的姿态。

如果治疗师有正当的理由决定接受病人的一次邀请，他应该考虑在将社交互动程度降低为最小的条件下才这么做。治疗师在这种情景下的舒适感并非微不足道的问题。即便是病人为接受治疗而感到骄傲，被介绍为病人的精神科医生依然是令人尴尬的，这也令其他人感到不自在，并且往往让治疗师感到说不出的别扭，就像一个人穿着西服去野餐。另一方面，被当作病人的"朋友"或"同事"介绍感觉上又与维系分析性心理治疗诚实的总体承诺不大一致。或许会引发轻微的隐私问题。因此，可以答应去看演出但拒绝去后台和与病人的同伴们见面、或者同意出席婚礼但不参加接待宴会，有时这样做可能才得以解决尊重病人的意愿和保持治疗免受不必要的复杂因素干扰之间的冲突。

假如治疗师觉得接受邀请并不有利于治疗——或者假如治疗师单纯因为个人的原因不想接受邀请——便不可避免地造成些许伤害，而这种情况更为频繁。对于功能良好的病人，拒绝带来的感受可以是很有用的治疗内容，但是对于相对脆弱的病人，这种感受可能具有破坏性并且会终止治疗进程。事实上，通常正是对病人稀薄自尊的估量，令治疗师倾向于接受邀请，而这些邀请本该被更明智地婉拒。对于相对单纯无知的邀请，如果治疗师并非依据"这是为了你好"而是根据自己个人的需要和感受来表示反对，则伤害也许会有所减轻。如"我很抱歉，但是我只是会感觉到不大舒服。"或者"非常感谢你的邀请，但是我不喜欢和我正在进行治疗的对象一起出现在社交场合。在处在如此隐私的专业角色里却同时要表现得更像一个社交上的熟人，这会令我感到非常怪异和虚伪。"甚或"我很愿意去，但是我不想因为违反了我的职业道德准则而招致麻烦，职业道德准则严格要求治疗师保持其专业角色。"如果治疗师能够镇定且自我确定地说出这些话——也就是毫无愧疚或含糊——那么病人更有可能接纳这一限制而不再继续施压，无论他们

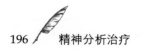

对被拒绝有何情感反应。

　　然而，仍然存在一种可能性，即专业限制的原因可能无关乎治疗师舒服与否，而全然针对病人"自己的利益"。我曾经很想接受一个病人诱人的邀请，然而不得不遵守那平静而坚决的声音，它说"这可不是个好主意"。就算是对可疑的付出请求毫无兴趣，我也曾在诱惑下屈服于病人诚挚而坚持不懈的乞求，只不过是为了安抚病人或者是为了试图表现我是多么慷慨。在这样的情况下，尤其是当病人动情地恳求治疗师破一次例，或者当病人受伤了并且对于治疗师的拒绝愤怒时，治疗师最好的一种做法就是说些诸如此类的话："或许是我错了，但我认为你所想要的东西对你真的没有好处。作为你的治疗师，我不得不坚持我所理解到的东西。"

　　邀请越是带有潜意识的敌意成分，对所发生事情的处理就会越发令双方感到难受。治疗师的拒绝会被潜意识中有愧疚感的病人看作是"这下可逮着你了！"——这是一种指控，是病人实施的隐蔽攻击行动。如果治疗师对这种富有意义的邀请最初的反应影射了病人发出邀请的行为不恰当，那么病人就不可能在不伤及自尊的情况下承认他或她所赠送的花束中暗藏荆棘。心理治疗中要忍受的许多最为痛苦的交流，都会发生在发出邀请以及赠送礼物的行为场合下。

礼物

　　和邀请一样，礼物可能完全是单纯无知的，也有可能富含意义。一些病人在圣诞节的时候给生活中所有重要的专业人士送去果篮，看不出有何理由要他们把治疗师从名单上排除。这一类适度的赠礼不是太大的问题，治疗师只用说谢谢即可。假如在这种实质性的交往之后，病人有一连串想法表明在送礼物的脉脉温情中有更大的潜意识问题，则治疗师或病人都会设法让其浮现出来。我的一个病人颇感难忘地向我宣称，她曾注意到当她产生杀死我的幻想时，她给我买了一束鲜花。假如治疗师要对病人不那么友好的动机给与解释说明，很重要的一点是要避免暗示潜意识动机抵消了积极的意识层面动机，而是要传达一种实事求是的态度，即所有的事务都包含情感上的矛盾和含糊不清。每一次干预，不让病人把治疗师的陈述体验为简单化和羞耻是非常关键的，就好像有句话是这么说的，"你或许**认为**你感觉到 X，但你**真正**感觉到的是 Y！"相反，治疗师的论述应该传达这样的信息，即"我们知道你感受到了 X，但是现在，我们能看到你也感受到了 Y"。

治疗师时常接受一些小礼物（例如，一盒小甜饼、一首诗、或者对病人来说有意义的便宜书籍或 CD），接受这些礼物不容易误解为治疗师对病人资源的剥削利用，因为拒绝会引起过分的伤害。不接受病人礼物——哪怕是小礼物——最初的精神分析性理由是送礼物所表达的是一些应该被理解而非见诸行动的内容。许多自我心理学家提出，通过接受一份礼物，治疗师会在绕过语言交流的方面形成共谋，而且这样做将会是拒绝了一个探寻重要动力学的机会。然而，在 Heinz Kohut 讨论共情与其他治疗性交流相比的卓越之处的著作中（例如，1977）谈到，治疗师开始注意到有时候拒绝礼物不仅不能激发重要的心理素材，而且事实上会降低这种激发的可能性。许多人开始注意到接受来自病人的小礼物可以提高而不是降低理解这一行动的可能性；也就是说，感觉到自己的礼物被欣然接受的病人不会提高防御，反而会因此而对这一举动的深层意义毫无防御地感兴趣。

然而，有的时候这种互动明显缺乏真诚的善意成分（即使是有矛盾的善意）。我的一位同事有一个病人不断地试图赠送给她大量奢侈的礼品，尽管治疗师总是毫不含糊地拒绝，哪怕是很小的礼物。赠送礼物是这位妇女在治疗以外的生活中一种强迫性的特征，并且这其中似乎体现了大量的权力和支配，却只有少得可怜的慷慨。病人承认她的朋友和亲戚们都抱怨说因为她不断地给与而令他们感觉到被挑剔和控制，因为这些所有的赠与看起来都包含了一些隐藏的批评（例如，送给她不喜欢其发型的一个儿媳昂贵的烫发器）。最近，这个病人面对治疗师拒绝接受她带礼物来办公室的局面，她开始从网上订购很多东西并且以匿名的方式寄给治疗师。治疗师没有签收这些送来的包裹，并且表明在这种行为停止之前，她不愿意再与这个病人一起工作了。支持这一立场的临床根据在于，情况若是有改变的余地，这一决定必须经过讨论而不是将其见诸行动。这里也有一个风险管理的问题；如果接受了昂贵的礼物，这个治疗师将很容易被指控利用病人来获得治疗以外的利益。当参与这一类权力斗争的病人没有成功地获得她（意识中）想要的东西时，特别容易以此投诉专业工作者。

要求其他治疗

时常，当病人感觉到对治疗失去了耐心并且开始批评治疗师，他们会要求更加具体或更直接的治疗，例如药物治疗、或者催眠、或者眼动脱敏与再加工（EMDR）。或者他们会到网站去查阅特定的精神障碍，并且带着认知－行为治疗是对于他们问题唯一有效的治疗方法的印象回到治疗中。诸如此类的要求可能表达了一种对尝试其他疗法的现实的、自我关注式的兴趣，但是，此类要求也有可能是一种表达负面感受的方式，这些对于治疗师以及治疗的负面感受没能直接表达。治疗师常常能借助反移情反应来辨别这是反映真诚兴趣的又一种方式，还是传达敌意的方式。若这种请求受敌意支配，治疗师将感觉到愤怒和防御。无论病人所提要求的性质如何，他们都理应获得对其一系列质疑的最终回答（例如，治疗师承认没有受过 EMDR 的训练，或者治疗师认为病人的问题不适合使用 EMDR，或者大部分控制研究已经发现催眠不是一种可靠的恢复早年记忆的方法，或者治疗师将很乐意为病人推荐额外的 EMDR 治疗、认知－行为治疗或药物治疗。）

假如这些要求看起来是承载敌意的媒体，治疗师要找到某种方法来帮助病人更加舒服和直接地面对负面信息，这也很重要。时常，病人会因为治疗并非在第一时间内就带来更快速和更神奇的帮助而感到气愤，意识到这一点恰恰是给病人提供了第一次机会，不得不认识到这是一种在支持性关系环境中正常的、预料中的、情感活跃的敌意感受——是病人第一次有机会去承受对同一个人同时产生的恨与爱。体会甚至是享受自己的气愤、苛求的一面，常常为其他情感释放了广阔的空间，包括正面的以及负面的情感。我的一位病人曾说这就好像她对自己的愤怒会带来的结果感到恐惧，这种恐惧像是瓶子的塞子，一旦被拔去，结果发现瓶中装全是她的柔情与爱。在这样的互动中，不带挑衅的幽默感和态度是治疗师的资源。"我想你正试图用很礼貌的方式告诉我，我没有帮助你很快改善"，或者"你已经受够了这种'对此你想到些什么'的玩意儿，并且想让我有所进展和告诉你怎样能感觉好受些，对吗？"

　　有时，当强大的负面情感和行为反应将双方吞没，除了忍受以外无计可施。正如温尼科特（1955）最初所观察到的，治疗师要幸存于病人不断反复的猛烈的情感冲击，这一事实正是治愈的一个核心要素。经过了几十年到现在，不同的精神分析作者（e. g., Brunswick, 1928；Fiscalini, 1988；Grotjahn, 1954；Lipin, 1963；Searl, 1936；Shane & Shane, 1996）也已经提到过，除了弗洛伊德思想中"修通"病人展现的人际关系困境以外，我们也和病人一起做大量要"活通"（live through）的工作。在心理治疗的共情氛围下，哪怕是明显疯狂的要求也有一套无法简单解释的逻辑。

　　我记得 Otto Kernberg 曾经谈到过他所治疗的一位妇女，此病人坚持说如果让她相信治疗师真的关心她，那么唯一的条件就是认为治疗师会杀了她。她的道理是：倘若治疗师真的会杀死她，就说明他最终承认她的痛苦确实是如此不堪忍受，以至于唯一人道的选择就是令她以死脱离苦难——这一行动不仅直接反映了治疗师对病人的爱，而且表明他确实将病人的需要置于自己要免受批评指责和牢狱之灾的意愿之上。在 Kernberg 讲出这个故事时，治疗师听众们对他所遇到的挑战以礼貌的同情口吻低语了一番，但在他说出"你知道，一段时间以来，我想不出她的说法有什么不对"之后，治疗师们才更加深入而热烈地投入讨论了一段时间。有时候，我们被病人在办公室制造的暴风雨浇透，并且只能坐视等待其发生，同时坚持实施对我们而言合理的安全防范措施，直到我们找到一些方法去重新认识这种混乱，而将其看作是在提供新的可能性（参见，Benjamin, 1995）。

警示性的故事

几年前，一个病人怨气冲天的亲戚对我提出道德指控。因为我不认为我有什么违背职业道德的行为，所以并没有背负过多罪责感或羞愧感，而且我并没有特别不情愿同其他治疗师讨论这个情形。所幸，我最终被证明无罪。从那时候开始，我大部分同行都知道了我所遭遇的这件事情，这激励着许多这样的同行在遭遇一项投诉或调查时，或者当他们不小心遇到其他法律相关的情况时，都会给我打电话，例如被病人威胁或恐吓。放眼看去就会知道，有多少非常能干、有良知、道德水平很高的治疗师经历过类似这样的事情。通过几年来我对同行们各种各样私密经历的了解，我明白了在这一职业中什么样的情况最容易招致麻烦。

任何熟悉美国精神健康法律的诉讼人都会很确定一点，即对于治疗师来说，最危险的情形莫过于卷入儿童监护的问题。因此，开始有了很有帮助的风险管理方面的文献（e. g., Haas & Malouf, 2002；Hedges，2000；Koocher & Keith-Spiegel, 1998）来说明如何在这一领域里避开雷区。但是，另一个模式一再引起我的注意，它通常与对儿童的担忧无关。这个故事有关一个开始退行并且向治疗师提出更多要求的病人。治疗师因识别出了病人非常渴求和贫乏的部分（但没有识别出病人愤怒、强权和虐待狂的部分）而开始试图给与更多。于是为了给病人传递治疗师真的关心他的信息（并且治疗师**确实**真的关心），很快就有了额外的会谈、特殊的会见、常规治疗设计的例外。最终，病人急需释放不能忍受的大量负面情感，而产生了精神病性的移情，在此移情中病人一心认为治疗师是一个坏的客体。

不堪忍受被如此曲解的治疗师，加快步伐努力证明自己的善意。他或她在晚上很晚的时候还答应会见病人，或者同意拥抱病人，或者去病人家里，或者谈论自己私人的事情，近乎抓狂地努力展现对病人的关心，以至于这时候病人看起来像个迫害者。这些努力恰恰激发了病人接下来向管制委员会和职业道德委员会投诉，同时列举出治疗师所有偏离治疗框架的渎职行为作为证据。调查部门来探查治疗师无视惯常的职业边界的事实，觉察到治疗师对于病人退行怀有负疚感，从而制定有利于病人的规则（此病人真心确信治疗师是坏的，并且此病人只有和治疗师在一起时才会看上去或听上去很疯狂）。

　　亲爱的读者：千万不要让这种事情发生在你身上。要去接受足够的治疗，以了解你自己的动力学以及将其与你病人的动力区分开来。学会倾听自己内心愤怒和焦虑的小怨言，这说明病人对治疗的特别要求包含了敌意和恐吓，也包含了绝望和需求。树立一个个人榜样，这个人坚持在合理的条件下工作，赚取生活工资，他的时间是宝贵的，他要求其规则底线得到尊重。这就是你会让你的病人怎样去主宰自己的生活的榜样。在病人暴怒时，你不要变得防御，也不要默许。许多病人非常害怕情感上的亲密，以至于他们被驱动着一次又一次地挑起危机，这种危机能让他们不受伤害地保持距离（参见 Hedges，2000）。他们或许不能够忍受治疗师善良本质的证明——他们不能在自己身上发现这种本质，他们嫉妒别人身上有，并且他们最终努力破坏这种本质，或者将其当作一种欺骗的手段来曝光（又见，Klein，1957）。治疗师以其宽宏大量来不断"折磨"他们对他们是没有帮助的。相反，治疗师必须准备好经受长时间的界限试探、挑衅，并且准备好慢慢地、艰苦地努力来理解内在的愤怒。当到访者带着酒前来时，端出饼干和黄油是合情合理的；但当他们带着毒药来的时则不然。

　　虽然有这样一些警告，但有时候也会有很好的治疗理由来做相对非惯常的事情。理论上，假如一个治疗师觉得偏离了标准边界的做法会在临床上受到警告，他就应该向有经验的同行寻求意见，如果这位同行支持他的判断，那就可以放心去做治疗所需的事情，同时记录下征求意见的过程和临床决定的理由。然而，有的时候治疗师不会有大把可利用的时间，病人们或许会以故意（尽管有时候是无意识的）挑衅或者以忽视标准治疗规则为由将治疗师推入困境。例如，我的一位病人过去常常在圣诞节的时候给我送花；另一位病人则偶尔为我烤一些她的独家糠面小松饼。在两个例子中，我感到

拒绝礼物以及坚持探索其间包含的动机可能会伤害到当事人的自尊。（事实上，正如我前面所提到的，当我真的接受这种礼物时，来分析礼物所包含的复杂动机更容易些，因为当事人没有感到被批评而且不会有所防御。）然而，当治疗师们不得不瞬间作出决定，且行为方式可能会被一个毫无同情心且拘泥于小节的外人批评时，也强烈建议他们记录这样做的治疗依据。

自 我 袒 露

在过去的20年里，讨论自我袒露的文献如雨后春笋般出现，给那些先前被正统教条勒得几近窒息的治疗师们吹来了一丝新鲜空气。关系取向理论家们已经在学术上提出了经过深思熟虑论据，意思是说在治疗小节的紧张气氛下，治疗师对自己某些方面坦率的暴露会比假装成或被看作是一块"白板"更好（e. g.，Maroda，1999；Renik，1995）。这种论证减轻了一些治疗师的痛苦，但凡他们有一定的自知力，他们就会知道，即使是他们竭尽全力克制自己的个人的情感和态度不被对方看出来，他们也还是没法完全神秘莫测。在接下来的部分，我将讨论治疗师在别无选择的情况下会进行的自我袒露，对病人至关重要的个人信息的袒露，对意识中反移情反应的袒露，以及关于治疗师生平经历的袒露。这不是一套无一遗漏的分类系统，但是我希望这能包含刚起步的治疗师们会发现自己身处其中的那些主要领域。

不可避免的自我袒露

正如许多作者（e. g.，Aron，1991；Greenson，1967；Levenson，1996）已经指出的，通过服装风格、办公室装饰、身体外表和个人行为风格，治疗师们展现了大量有关自己的信息。大部分病人都会观察治疗师是否带了结婚戒指。他们会留意他们驾驶的是哪种车以及其内部状态如何。假如治疗是在家里的办公室进行，病人可能会瞥见治疗师的家庭成员、家政人员和治疗师在办公室以外生活的其他特征。假如治疗师曾经有专业写作，病人能读到其发表物。病人们会去结识治疗师人际圈里的人并且向他们发问。近些年，因特网为任何好奇的人提供了大量的信息，足以让他们做一点小小的在线研究。而且随着时间的推移，病人确实能知悉治疗师们"真实的"人格以及治疗师自我的一些方面，理论上这些都是隐私（Crastnopol，1997；C. Thompson，1956）。

病人们可能也会如获珍宝般地当面对证有关治疗师私人生活的信息。几年前，我的同行 Albert Shire 曾在一次古怪的意外中成为受害者：一个周五的晚上，他与妻子一起步入当地的电影院，一栋建筑倒塌把他们压住。他在医院醒来，得知他挺了过来，只受了一些并无大碍的伤，但是他的妻子却死了。《纽约时报》刊登了这一惨事，而且不到一天的时间，他所有的病人都知道了这件事。当 Albert 在几周后恢复工作，除了要处理他的哀伤以外，他还不得不去安抚那些因为自己榨取了治疗师部分情感能量而感到愧疚的病人。这些病人想要照顾他和不想增添他的伤痛是可以理解的，但是他们因此而对自己问题的讨论有所抑制，那么这种照顾的功能也像是对治疗工作的阻抗。最终，Albert 对那些特别吞吞吐吐的病人说："你想要照顾我吗？那就让我做我的工作。"

根据对治疗师身体语言、面部表情和干预手段选择所作的意识和潜意识推断，病人们必然会了解到很多治疗师的人格、冲突和自恋需求。Greenson（1967）讲了一个故事，他的一个病人猜出了他的政治倾向，因为"只要病人说到任何关于一位共和党政治家值得赞扬的事情时，我总是要求他做联想。相反，只要病人说到任何对共和党人敌对的东西时，我保持沉默，仿佛默认"（p.273）。Greenson 全然没有意识到这种模式，Jennifer Melfi（从几个媒体对精神动力学治疗师的描述中选取的一个可信度较高的——见 Gabbard，2002）通过对坐在病人很远的地方但穿着短裙且诱人地翘着二郎腿两者的融合，传播一种"保持距离但更亲近"的矛盾，很显然，Tony Soprano 感受到了这种矛盾。（我建议坐得离病人近些，并且腿不要露得那

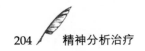

么多。)病人们能从治疗师的音调里，电话应答机里的信息里，对时间、费用、可预约时段和取消预约的规定中，以及治疗师其他的职业个性表现中，读出治疗师们心理。有一位我认识的男士，他几年来一直看一位治疗师，但对治疗经历不太满意，他说："我和他在一起太久了。我本应该在意识到他养在办公室的那条有趣的鱼竟是水虎鱼 * 的时候就离开。"

　　被如此仔细地监视会让一个刚人行的治疗师产生极其痛苦的自我察觉（self-conscious），但是时间久了就会习惯，并且无论到什么地步，都能放松，并且接受被细细观察的事实了，这会令倾听与助人的职业变得轻松一些。假如治疗师试图隐身，他们的行为就变得僵硬而令病人难受，或者对自己撒谎，要么就是两者兼具。其实我们不必去百分之百地控制我们所流露的东西。和弗洛伊德一样，Theodor Reik 也相信（1948，p.23）："凡人无法保守秘密，人所有的毛孔都是自我暴露的源泉"，这对治疗师和病人都一样。有大量的证据支持这种独到之见。因此，治疗师对不可避免之自我暴露的态度，我唯一的建议就是去习惯它。从对治疗效果的实证经验中发现，病人和一个活生生的个人之间建立的依恋关系比实施任何具体技术手段更有助于提高疗效，治疗师了解这一点很有好处（Luborsky 等，2002）。

暴露对病人至关重要的信息

　　作为我们服务的消费者，病人有权利获知对他们及其治疗有重大影响的事情。这些事物中的一部分应该在最初的一次治疗中传达。举例来说，应该在治疗的一开始就告诉病人诸如保密方面法律限制一类的事情。让准病人在有这些情况清楚说明的治疗同意书上签字的做法，在狂爱诉讼的美国已经成为了合乎标准的操作程序。Karen Maroda（私人交流，2000年1月4日）告诉我，她在她所承担的每一个治疗开始的时候声明，她将根据每年通货膨胀的情况而提高收费。培训中的医生、心理学或咨询学的研究生们，

---

　　* 一种食肉小鱼，且毁灭其他活着的动物。——译者注

预计将因为要做住院实习医生和实习生而离开，应该让他们病人在一开始就得知那些计划，哪怕这将是未来三年的事情，哪怕病人要求的是短程治疗（随着感觉渐入佳境，病人常常改变主意）。决定要退休或是搬离该地区的治疗师，也应该将这个计划告诉新的病人，即使这一事件将发生在自此几年之后。事实上，任何提前得知的治疗长度的限制，病人都应该也有所共享，以免以后当他或她一直以为能够控制治疗持续时间长短的假定遭到严重反驳时而感到遭受了背叛。

当治疗师计划度假时，在分开之前很早就应该妥善告诉病人们日期，这既有现实的原因（以便病人们可以安排他们的日程和据此计算花费）也有治疗上的原因（以便病人们拥有充足的机会去处理对计划内治疗中断的反应）。假如治疗师怀孕了，大约到了很明显的时候，她应该让病人们知道她抽出时间生孩子的计划，并且双方应该讨论假如这次怀孕出现了并发症或出现早产的情况，治疗将如何处理。假如治疗师不得不因为突发疾病或紧急事件而取消一到两节治疗，就无所谓要不要告诉病人详情；治疗师可以简单说："很抱歉，我染上了某种疾病而不得不取消明天的治疗，"或者"对不起，我不得不去处理一件紧迫的个人意外事件"。在这些情况下，去检视病人关于所发生事情的幻想是很重要的，但是大部分人都能理解偶尔出现的灾难需要几天功夫去处理这是生活的一部分，并且因此而不会要求治疗师给与任何袒露。然而，许多当代的治疗师会袒露一些具体的事情（"我不得不去给我的狗安乐死"或者"我扭到腰了"），这源自于几种动机的融合：他们感到病人理应得到一些治疗持续性被割断的解释，并且他们期望病人在知道这些信息的情况下，做些更加丰富和更有临床作用的反应。

大部分男同性恋者、女同性恋者、双性恋者、变性者和双性征病人需要知道治疗师对于他们性方面特征的态度，或者治疗师对他们所持有的有关性的多样性或者生殖器官多样性的政治立场的态度。属于性方面少数人群的准病人也许会坚持要知道治疗师的性取向或者至少是政治取向，尽管我相信治疗师有权利不向病人袒露自己性方面的信息，但他们应该明白缺

乏袒露很可能成为病人与自己协力合作不可跨越的障碍。一些人有很强的偏好去找一个和他们性取向一致的治疗师。想要和这类病人一起工作的治疗师们需要愿意宣布他们与病人类似的性取向，或者愿意坦率地说出自己不满足病人所设的资格标准。让病人改变对这一因素重要性看法的努力，可能正是对这些病人处在性少数人群中已经承受的伤害加诸了侮辱。（然而，关于向一些病人透露性取向的复杂性，可参见论述"袒露个人和生平信息"一节。）对于属于任何少数人群（人种的、种族的、宗教的），而且想要让某个"自己同类"的人来治疗的病人，那么需要考虑的事项很相似。

　　一些准病人需要知道有关治疗师宗教取向方面的事情，或者至少知道治疗师并不蔑视病人宗教信仰方面的事情。职业或工作有关政治立场或政治活动的人——例如联盟组织者或报纸专栏作家——可能需要知道治疗师并不蔑视他们的政见。对于病人所要求的袒露，治疗师最好直接阐述（而不是拖延或者对这一要求进行探究），这一切事例都说明一个事实，即对于众多病人而言，了解了治疗师究竟是一个怎样的人对维持工作联盟是至关重要的（见 McWilliams，1999，第二章，更多详尽的细节）。

　　更重要的问题是，病人在治疗的任何时刻，都有权知道他的治疗师是否正重病缠身或已病入膏肓（见 Abend，1982；Dewald，1982；A.L.Morrison，1997；Philip，1993；以及 B.Pizer，1997，在这一主题上完全不同的观点）。至少可以说，你和病人本有可能一起讨论即将到来的丧失，但你却扔下他撒手而去，这对于一个你精心培养起依恋关系的病人来说是不公平的。针对治疗师如何处理他们即将到来的死亡这一话题进行的深入调查（e. g.，Fieldsteel，1989）发现，"否认"是备受煎熬的治疗师们选择的防御方式。我认识几个人，他们的治疗师明显地日渐虚弱，但却在隐瞒病情，并且坚持继续治疗，就好像病人对治疗师糟糕的健康状况早已了然于胸。在分析性治疗中，"忠实于自己"的要求对于的病人和治疗师一样严格，无论得知自己大限将至有多么痛苦，这种要求是责任所在。保留一份从业者名单并且确认至少有一个其他人知道名单放在哪里也很重要，这样在治疗师过世后，病人或许可以根据名单前去求助。

也有一些情况下，病人会直截了当地询问到要求治疗师有所袒露的事情，因为另一种做法（一味探究提问背后的原因）实在是不能支撑病人的现实感。几年前，我曾被诊断得了乳癌。由于肿瘤在外科活体检验中被切除了，我被告知进一步的治疗可以推迟一阵子；我可以做的选择包括乳房切除术，或者是大面积切除加上放射治疗。我决定选择乳房切除术，并且将手术安排在三个月后一个假日周末前的周五，这样我就可以在那个周末多休假一天，此外的时间就保持正常的工作。我应付着巨大的焦虑，因为我只有等到一位病理学家察看了被切除的乳房后，我才能完全确定没有其他的肿瘤，并且或许可以躲过乳房肿瘤 X 光射线透视。不过我感觉身体状况很好，所以没有休息就继续看病人。

在我当时所有的病人当中，包括两位治疗师（他们曾因对我的情绪状态感受敏锐而倍感自豪），然而，我的病人中只有一位病人怀疑我在为某个事情烦恼，她很害羞、敏感，从未受过任何心理学训练。在她成长过程中，她的妈妈反复说她"极度敏感"或者"反应过分"或者"小题大做"。在一节治疗的最后，她试探性地提了一个问题："我不想侵害你的隐私，但是有什么事情不对劲吗？你后来看上去有点心不在焉。"我不打算复制她母亲对她感知力的防御性反应，所以我回答说"是的，**确实**有事困扰着我。是医疗方面的事情，但我再清楚不过地知道，我会好的。可是如果我发现事情其实更加可怕，我会告诉你的，我会在几个星期以内知道。"因为我认为这对于她对自己的敏锐不断生长的自信会有帮助，所以我饱含钦佩地继续说，她是我的病人中唯一一个注意到我问题的人[1]。我想这种自我袒露能够加速治疗进程，且更加令人感叹，而如果没有这种自我袒露，则治疗的进程会被阻滞。

袒露反移情反应

有大量的文献，包括一些严肃的论战，都在讨论是否以及在怎样的情况下，治疗师应该告诉病人他在病人面前所感受到的情绪反应。泄露反移情

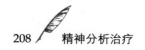

通常都是强有力的交流，挑起剧烈而复杂的回应。因为一个人大量的思想情感内容都不在意识之中，所以从来没人能够进行完全的暴露，这一事实令袒露反移情的问题变得很麻烦（又见 Aron，1997）。我给自己在这一令人困扰不已的领域所制定的指南就是：无论如何都要承认自己那些对病人显而易见的感受；无论我是否直接袒露，都要试图诚实地回答针对我的感受而提的问题；当我非常确定这将推进病人的治疗而非将其复杂化时，就要将我的情绪状态提出来讨论；还有，当我确实要揭露我的感受，就要让其在最不会让病人因我的反应而感觉到遭受责备或被迫来照顾我的方式下进行。

　　在我看来，治疗师明明充满情感却要表现得好像"一片空白"，这就狡猾得不诚实；我也认为更坦白的反应比假定存在的中立态度常常更能深化治疗。举例来说，当一位长期自我伤害的妇女报告说她再一次将自己置入危险境地时，尽管已经花了数周的工作来理解她为何这样做，但我还是很可能感到愤怒，并且我最毫无表情的脸也不足以掩藏这种怒气。假如她后来问我是否生气，与其高深莫测地说些"关于这个你有些怎样的幻想？"或"关于你的问题你想到些什么"一类的话相比，我更愿意说"噢，听到你再次与陌生人发生了不安全的性关系没有让我感觉抓狂。假如你想让治疗师难过，最佳方法之一就是不断说明她令你减少自我破坏所作的努力纯属徒劳。从我这里获得这样的反应，你的反应如何？"然后，我可能继续探索她是否曾在其他人那里遇到过激怒式的反应？她曾对我有怎样的预期？是否她在信息传递中有所试探？她对于我生气的后果有何想象？等等。我也想知道她是否感觉得到对我的敌意并且通过自我破坏来进行表达，而不是直接阐明她的感受。由于许多人将负面感受的表达和惩罚或拒绝联系在了一起，则治疗师让病人了解自己的气愤并不附加任何惩罚是很有价值的。这教给病人，和其他感受一样，愤怒只是一种感受，能够经常得以安全地感知和安全地表达。

　　自从 Racker（1968）开创了通常治疗师强烈地感受映射出病人的相同感受（一致性反移情）（concordant countertransference）或者映射出重要他人

曾经对病人的感受（互补性反移情）（complementary countertransference）的讨论开始，分析师们就感到他们在使用通过自己不那么理性的心智获得的信息上有了相对丰富的选择。有时候，对于治疗师而言，坦然承认某些明显的情绪可以推动治疗。例如，"我正体会到一种强烈的感觉，在你面前我所做的事情没有一件你认为是对的。这是你所体会到的感觉吗？"或者"我正注意到我感到很迷惑。别人也会对你有这样的反应吗？你自己感觉到迷惑吗？"或者"当你在说的时候我感觉到深深的悲伤。你触碰到任何类似的感受吗？"

也许治疗情景下最难处理的反移情莫过于性吸引。我和 Benjamin（1997）、Gabbard（1998）、Maroda（2002）以及其他人都强烈感到坦白对一个病人有性吸引事实上永远没有治疗意义；性吸引的反移情与实际的诱惑太接近以至于无法将它们区分。正如我的同行 Seth Warren 曾经观察到的，"有时讨论性本身**就是**性行为"。接下来这个的说法应该不具破坏性，"你有没有感觉到在你和我之间正在微妙地调情？我能感觉到空气中一些诱惑的感应。"但在情感力量不平衡一类的情况下，承认性的愿望会是灾难性的。再有，假如治疗师性反应的迹象不可回避（在我给一个很有魅力的男病人写账单的时候，将"six"写成了"sex"），则可以通过一个这样的问题来探索病人的反应，"噢，你对我这种来自潜意识的冲动有何反应？"对这一主题的精神分析式反思感兴趣的读者，或许很乐意读《精神分析对话》里 Davies（1994）对于一节治疗反复揣摩而写成的文章所激发的系列文章，在这一节治疗中，她袒露了受到病人的吸引。

袒露个人或生平信息

在分析性文献中较少涉及是否或何时与病人分享某些关于治疗师的但不直接和病人利益有关的实情。但在我印象中，即使是自我界定为经典精神分析或正统精神分析治疗师的人，也要设法让病人知道自己的个人信息，这样来告知病人治疗师可能理解他或她正在经历的东西。例如，对于一个热爱音乐的病人，治疗师能找到方法来传递他或她很熟悉病人正在谈论的音乐作品的信息；一位治疗师的政见和病人相似，当病人批评一个两人都讨厌的公众人物时，会心照不宣地微笑；有时候，如果病人的问题与承担父母角色有关时，治疗师也会趁机讲一个事情来袒露自己也为人父母，而且表示他们能够体会这个活儿的艰辛；对于精神病范畴内的病人，经常需要让其体验正常化，以及对于那些由于某些原因不能来得更长久的病人，治疗师这一类的自我袒露是非常普遍且珍贵的。以支持性方式工作的优秀治疗师们，在不违背原则的情况下，对病人做这样的自我袒露已经数十年了。

治疗师倾向于说一些话让病人知道双方在某些领域的相似性，这种现象似乎流传甚广。我假定这一类表述经常用于加强治疗联盟的努力之中。我的学生 Craig Callan 正就这一主题撰写他的博士论文，当他请他所访谈的分析师们谈谈他们向病人袒露了一些生平信息的治疗情景时，他发现他们中许多人都很容易想到这样的例子。我从我的许许多多朋友和同行那里听到，对他们来说这种来自治疗师的袒露是治疗的分水岭，并且在我自己的分析中，我也经历过几个这种值得纪念的时刻。我怀疑当我们想让病人知道关于我们自己的某事，可是又要忍受内化了的自我揭露抑制带来的痛苦时，我们的潜意识会找到方法让个人信息在不经意间泄露出来。分析性治疗的诚实特质要求，无论治疗师引申出什么，最好对所做的事情及为何这样做保持清醒，并且用更加清醒的选择代替欠清醒、欠功效的自我暴露。

关于是否袒露治疗师的性取性的问题，有一篇内容充实的文献（e. g.，Isay 突破性的文章，1991）。对于身份是异性恋者的治疗师，这个不成问题。对于那些为男同性恋者、女同性恋者、双性恋及变性的病人提供服务的治疗师来说，性取向的袒露也不是那么棘手的问题，因为到这类机构来的人们会假定治疗师内心对于性的多元化很熟悉。但是对于属于性少数人群的治疗师来说，给普通的病人治疗，说还是不说自己的性取向则是一个进退维谷的两难困境。病人没有问，治疗师就向病人进行自我袒露是很冒昧的，然而选择不说，又可能会感觉到含糊和令人不快的虚伪。如果治疗师和异性恋或性冲突的病人工作，而病人在假设治疗师是异性恋者身份的前提下谈论性的时候，这种进退维谷的境地格外令人为难。对于性冲突的病人，同性恋治疗师处在极度痛苦难耐的进退两难境地：病人或许需要一个处于少数派身份但调适良好的榜样；然而自我袒露又会唤起病人的烦恼甚至是抵制，因为病人潜意识的同性恋恐惧会制造冲突。所以在此问题上，我很难给出一个明确的回答，我只能建议陷入这种困境的治疗师们，去阅读相关的文献，与敏锐的督导商讨，还有在了解病人心理的基础上，选择最合适的解决方法。

　　我给新入行的治疗师们的总体建议是在生平信息自我袒露方面要非常保守，在治疗起始时例外，那时病人在某些的问题上理应获得答案，这些答案是病人雇佣一名特定的心理健康专业人士的先决条件。就算从治疗关系的观点出发承认中立和匿名不可能，也有很好的理由对暴露个人信息非常谨慎。首先，覆水难收。若是为了加强双方的连接而有所分享，却得到相反的效果，但袒露已无法撤销。有一次，我告诉一位病人我知道她正在经受着什么，因为我曾遭受过相似的经历，她反应出沮丧。她感到我没有足够客观地来帮助她，并且尽管她留在治疗中，但自此她不断对我产生一种看法，即她不再相信我必须说的关于某些特定事情的话，因为我显然是有偏见的。我假定轻视治疗师的移情会浮现在任何个案中，但是因为我自我袒露的"事实"支持对方将对我思想开放程度的估计降到最低，于是我就很难去探索她态度中的移情方面了。

　　其次，有时病人会将治疗师的此类袒露体验为可怕的角色颠倒，似乎治疗师正怀着得到安慰的希望向病人吐露着秘密。拥有严重抑郁的双亲或在孩提时代就"担当父母"的人、以及有自恋倾向的人尤其容易形成于这种反应。或许他们会以贬低、而非获得理解的感激之情来回应治疗师善意的透露。不止一个人告诉过我，他或她离开治疗师是因为治疗师"开始对我说关于他**自己的**问题！"知道自己本着力图让病人正常化或感到舒服些的精神而作出的干预却被体验为别有用心是多么痛苦啊，但这确实是此类误解特别容易出现的领域之一。

最后，或许也是最重要的，就是除非此类信息出现在很长一段时间病人意识到他非常深信治疗师不可能理解自己之后，否则一般来说不具有较多的治疗力量——事实上，假如此类袒露出现得太快，任何可能的治疗力量都会流失。在20世纪60年代后期，作为一个病人我始终担心我的分析师（他的背景是社会工作，而且他运营一个救助之家（settlement house），他象我父亲那样是个右翼份子。在理智上，我知道这绝对不可能，但是我仍不断发现当我谈论我的左派思想时会处于严重的焦虑状态。最后，在我历经数月探索我对治疗师僵化的保守主义深信不疑的许多方面，以及发现自己受到阻滞而无法进一步描述我的行动之后，他告诉我他在政治上更倾向于自由主义。这一袒露撞击了我的情感而非大脑，驱散了我的阻抗，并且为我提供了一次与不因我的信念而认为我有病的男性权威谈论政治的修正性体验。但是，假如他在治疗之初就告诉了我，我将永远不能明白移情性恐惧的力量。这是一个普遍原则的好例子，说明只有在框架已经变得可靠时，偏离框架才是有力度的（I.Hoffman，1998）。

接　　触

在心理学意义中，"抱持"（holding）是心理治疗**必不可少的条件**（Slochower，1997；Winnicott，1963）。许多病人都希望一个十分关心自己的专业工作人员更具体地表达出对自己的抱持，这一点不应该令人惊讶。与之相似，病人处在心理治疗状态包含了想让治疗师与自己充满情感地身体接触的愿望。治疗师们究竟是否应该拥抱病人或与病人有身体接触已经成为了大量争论的主题（参见Casement，1985；Toronto，2001）。最近，一整期《精神分析调查》专门讨论了这个主题（Shane & Shane，2000），而只达成了很少的共识。

身体上的抱持

我所认识的每一位治疗师都被病人恳求过拥抱。我自己的经验是请求或需要被拥抱的病人很多有边缘性特征，大部分有创伤史（尤其是性创伤），并且许多受伤害较少的病人则允许自己在密集的精神分析过程中退行。令治疗师不快的是他们不以试探性或不确定是否被满足的方式提出要求，相反，在他们陷入悲伤、或被惨痛的记忆淹没、或拥有理所当然不会遭到拒绝的决心之后，紧接着就提出要求。这些病人会令治疗师充满畏惧——拒绝将会挫败或再度创伤他们，或是促使病人逃离治疗。正如我在本章开篇所提到的，成为病人针对身体接触需要之诚恳请求的接收者是我们所遇到的最为普遍的治疗情景之一，但除了劝阻治疗师不要去满足病人的愿望以外，很少有教科书谈到这个问题。真希望有一个简单的规则能帮助我们灵活地处理治疗的挑战啊！

从经典精神分析的角度来看，治疗师会拒绝这一要求，而对这个愿望进行治疗性的探索，并且把握好不要羞辱到病人。但是我发现当我处在此情境中时，我只能做到第一点，并且如果幸运的话，能做到最后一点。通常晚些时候再来分析愿望或需求的意义，而且我更愿意让病人掌握主动权：就像我在第五章所阐述的，人们自己提出探讨身体接触问题会有的羞耻程度低于这个问题被治疗师提出所产生的羞耻。当病人感到有极强烈的被拥抱的愿望时，这种热望或许是诚恳的，但是它们也往往会是在试图回避一些负面情感。由于误解病人被拥抱的需要，好像身体的舒适是治疗发展所要求的，治疗师可能会暗自接受病人想要被看作是有需要的孩子而非有冲突的成人这一优先选择。我们中的许多人，或许尤其是女性，对于依赖的渴望比起诸如敌意、妒忌和仇恨一类的方面感到更加舒适些，并且当那些感受在治疗关系中开始浮出水面，我们想要通过得到拥抱来再次确认，宛如我们之间不存在攻击。

拥抱病人的治疗师也许很喜欢被看作万能的父母，能够通过拥抱来进行修复。然而，从现实意义来看，我们不是万能的、也不是父母，拥抱病人满足了一种幻想，即并非病人而是我们来最终负责提供舒适感。假如治疗师不加批判地接受病人把他自己**界定**为一个需要身体抚慰的儿童，而不是自己身上**包含**了一种儿童般的感觉，那么就是在对病人进行"婴儿化"（infantilizing）。另外，这一类身体接触破坏了双方在治疗工作过程中精心建立起来的"空间"（Winnicott, 1971；Ogden, 1985），一个可以象征化、玩耍和建立非真实关系的空间。这种破坏将渴望被拥抱的复杂隐喻含义简化为一种有形的身体动作，并且这种破坏还会制造出其它冲动可能也会被见诸行动的潜意识焦虑，可能是那些并不招人喜欢的东西（例如身体攻击或性剥削的愿望）。

这里有些可能要说的事情：

"我能感觉到你有多么想要被拥抱，并且我赞同你不必被象孩子那样贴近地拥抱。但是我根据你的意愿来行动并不愉快。在你因为没有拥有某些东西感到悲伤时，我可以陪伴你，但是我不觉得我适合承担能使之改善的那个人的角色。"

"我从来没有将身体触碰纳入到我的治疗方法当中。这不是我在自己角色中能很自然做出来的事情，并且假如我试图做任何我理解为违背角色范围的事情，无论如何也不会是你想要的那种拥抱。"

"你能告诉我你想要什么令我非常感动，并且我希望我能够为你提供，但是在我做为你治疗师的角色中，所有我能给与的就是有机会去理解你当下所想要的东西，以及修通没能得到它而伴随产生的愤怒和悲伤。"

"我很抱歉，处在治疗师角色中，我确实不是一个给与拥抱的人。"

这些例子就是在努力实现我早些时候谈到过的原则，在治疗师自己设限的基础上比在"这是为你好"的基础上建立边界更好些。

在某些情况下，大部分治疗师的确会拥抱病人。由于拥抱在美国文化中已经成为见面问候和离开道别时更为普遍的形式，一节治疗以拥抱结尾不是什么稀奇的事情了。我们大部分人都被病人自发地拥抱过，并且感到在那一时刻板起面孔提出"规则"不太恰当，然而我们或许会在接下来一节治疗中对病人动作的含义提出轻微的质疑。我曾经和一位男士一起工作，他颇费心思地培育了一副硬汉的外形，在一节治疗末尾，他抓住我要拥抱我，他因为刚刚被诊断出末期疾病而在这节治疗中失声痛哭。我不打算推开他。有人知道我会在一个伤心人离开那节治疗时触碰其肩膀或手臂，通常我同时会说些这样的话："再坚持一下"或"祝你在处理这件事上交好运"。

但不知何故，对我来说，有身体接触的同情心的自发表达在感觉上绝对不同于病人在强烈移情背景下直接提出的要求。很有趣，在病人没有要求身体上的安慰时，我常常有触碰或拥抱他们的幻想，然而，当病人提出要求的时候，我的反移情从未令我想要立刻拥抱病人。相反，我模糊地意识到这里发生的不仅仅是纯粹的爱，我为处在艰难的境地而感到困扰，并且我发现自己对病人体验中不够清醒的部分很感兴趣。尽管我强调了以自发的方式偏离一个业已建成的治疗设置是多么令人感动和有治疗意义，但我强烈的印象是突破框架的时机并非病人在恳求治疗师这么做的时候。通常在这种状况下，病人需要生气，然后悲伤。

我的一个病人是一位在童年时代被极度剥夺身体舒适感的女性，在一次分析中，有一刻她开始感到更有力量，并且注意到当她径直向家人和朋友表达这种愿望时，他们常常愿意满足她，这时她要求我抱着她。她意识到她从未冒险向我要求一个拥抱，她只是简单地假设身体接触超越了边界。所以她在了解到有时候当一个人提出要求就能得到她想要的而备感欢欣和骄傲的情境下提出要求。在这种情景下说"不"让我感到特别痛苦，而且对提议遭到拒绝的她来说是更为痛苦的。尽管如此，她和我还是注意到在她见证了我针对严酷边界的澄清之后，很快她就能够在某些家庭成员身上建立起姗姗来迟的限制，而且非常有效，这些家庭成员曾经一直在利用她这一弱点。

文化与情境的差异影响着身体接触上的决策。在南美，治疗师问候病人时亲吻双颊是司空见惯的。弗洛伊德过去常常在每一次约谈开始与结束时

都与病人热情地握手。我的一个学生告诉我一节转折性的治疗中，她与一位
HIV 检测呈阳性的男士握手，他被治疗师与自己会面时温暖地握手这一举
动深深感动，正如他所看到的，她并不觉得他是低等动物或者污染源。几乎
所有治疗师都学会相信他们的直觉来判断何时身体接触在该情境中是理所
当然的——也就是说何时身体接触能够推进治疗关系和接近治疗目标——
而何时是阻抗，是为了回避某些双方需要共同了解的内容而采取的方式。

性

就我所知，还没有人为能否与病人或前病人发生性关系提供可信和可
推广的基本理由[2]。在 20 世纪 70 年代，当各种各样传统的限制遭到广泛攻击
时，有人偶然间听到这样的观点，认为若是治疗师将与病人发生性关系，会
对这个特定的病人"有好处"。（通常是女性病人，而这种独行其道的从业者
通常是男性。）在我所知道的几个实施这种治疗的例子中，我有强烈的印象，
只有对某位特定治疗师的比较年轻且通常比较有吸引力的病人，这一处方
才会被认为"有好处"。倘若此治疗师也为他那些年纪大些且不怎么有吸引
力的病人提供性辅导，我才该更加相信这里所谓的治疗性的动机。至于性
活动是否可以是无害的和有益的，对曾经进入过性关系的病人和治疗师的
命运进行大量轶事性的、临床的和实证的关注之后（Gabbard，1989；Pope，
1986），所获得的证据明显的支持应该制止这种做法。卷入了与治疗师或前
治疗师性关系的病人，其故事几乎全是悲惨的，而也只有心理最变态的性行
为从业者会毫无痛苦地回忆他们的行为（Gabbard，Peltz，& COPE 研究组，
2002）。结果，至少是在美国，法律和职业准则已经非常明确地反对治疗师
与病人发生性关系了。Welch（1999，p.4）将"唯一安全的方针就是'不'与'永
不'"简洁有力地列入了给治疗师的风险管理通告中。

但是，除了治疗师的自我保护、对病人的保护、对治疗师将性尝试合
理化为病人成长助益的做法中固有的欺骗进行批判等实践问题以外，还有
一个问题，就是当治疗中出现令人注目的性的暗流时，还要去理解这是怎么

回事。我们都受制于性的力量和能量——我猜弗洛伊德将欲望置于其理论的核心是做对了——并且我们越清楚不会让其见诸行动，我们越是能够安全地与无孔不入的性感受共处。情欲的想象和幻想在心理治疗中很普遍。它们活跃和丰富了治疗过程，但是当治疗伙伴中的一方或双方陷在含蓄或直白的性状态而不能自拔时，就会出现问题。清楚的伦理准则很有用，但仍不足以帮助治疗师应付这种困境。

当遇上一个很有吸引力或有性诱惑力的病人，若治疗师将面临的问题解读为性的表达，则很可能严重误解行为中的心理推动力。然而性的移情－反移情情景可能有很多不同的意义（参见 Gabbard，1994），我想，稳妥地说大体上病人们的引诱尝试极少是表达爱和性吸引，他们实际上都是在表达原始的恐惧和在一场战役中获得补偿性力量的愿望，这场战役病人需要输掉，这是为了让他们明白并非所有的权威人物都是可以贿赂的，也并非所有关系都是彼此利用。在治疗师能够探索情欲化的动力学之前，边界必须是清晰的。

虽然我们对性的抵制态度是非常明确直白的，但治疗师会很难对病人不断发出的性诱惑坚决地说"不"，不仅因为治疗师自己也会有性反应，也因为受到崇拜者恭维的感动。即使是没有感受到强烈情欲诱惑的人，也要很努力才能将这种微妙情景处理得有治疗意义。十分常见的是，治疗师很准确地凭直觉知道病人的自尊直接依附于引诱的能力，而性方面的拒绝将因此成为羞辱。正如任何生活中曾经不得不这样做的人所知道的那样，拒绝某人性的邀请行为而不让其觉得是对这个人的拒绝是不容易的。我认识一些妇女，治疗师们曾明显地努力地使"不"变得柔和，从而告诉她们，她们很有吸引力，如果是在另一种环境下双方可能已经成为了性伴侣。我认为这种说法太有诱惑力了。这也邀请了病人去缩短治疗以便双方得以进入"另一种环境"。更加清楚而且或许更加诚实的说法是，"我很抱歉，我不那样做。"或者"我很抱歉，我不与病人发生性关系。"倘若迫切要求性关系的病人有反社会的特点（本来就不少见），并且因此不能想象治疗师说"不"

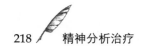

背后的个人行为准则，这样说或许会更有效些，"很抱歉，无论你多有说服力，我也不打算去做会让我失去执照的事情来毁灭我的职业生涯。就到此为止吧。"

如果治疗师的确感觉受到病人的性吸引到了令自己分神的地步，无论是不是相互的，最好的行动方针就是向信任的同行咨询，和在自己接受的治疗中提出来讨论。我发现在助人专业人士的咨询小组中，当一位参与者暴露了强烈的情欲反移情，其他的组员常常提出所有其他的动力学，包括自恋、理想化、力量以及悲伤，这些都是全貌中常见的部分。由于不应该付诸行动，我们就忽略性反应，这是不明智的，就像杀害病人是被禁止的，但我们不能忽略谋杀的反移情感一样。正如弗洛伊德和其他分析学家曾令人信服地教导过，与我们允许进入意识中的内容相比，我们所压抑或否认的内容更有可能暗中破坏了我们的良好意图。

结　　论

在这一章中，我讨论了一些治疗师们遇到的相对普遍和麻烦的边界问题，这尤其针对在正规的培训中可能没有被训练过这些内容的治疗师。对架构无知的和故意的挑战都会让治疗师面对复杂的抉择。考虑到包含边界问题的治疗困境随着独特病人的呈现而多样和复杂，我只谈到了不计其数的故事中从业者面貌的一小部分样本。我强调了理解潜意识意义的价值，理解人际环境的价值，以及理解在治疗关系上的各种活现之可能结果的价值，并且我挑战了心理治疗要求从业者严格遵守不正自明的、宽泛的规则这种过分简单的观念。在规则的部分，我谈到如何坚守边界，这保护着治疗师的诚实，和使治疗过程只经受最少限度的破裂，以及使病人的自尊得到最大限度的保护。我也举例提到，由于纯粹的治疗性原因，治疗师可能决定忽略或跨过传统的边界，并且我试图展示了关于专业框架的传统如何在治疗师和病人各方因人而异和因文化而异。

注　释

1. 很幸运，最终的病例报告显示没有新生的恶性肿瘤，并且我从此健康起来。那两个相信自己总是能觉察到我情感状态的治疗师病人几个月后才通过小道消息得知，我已经在他们毫不知情的情况下度过了这次危机，他们感到很尴尬。他们俩都有挫败的倾向，坚持认为他们关于我的想法不代表移情，而是相反，他们准确地读出我内在的情绪状态。因为这样，我非常满意没有伤害到他们全知的幻想。

一些分析师相信治疗师身上所发生的事情没有不被病人在一定程度上注意到的。尽管我认为我们的病人时常对我们了解很多，而且常常感觉到我们的情绪状态，但是关于病人觉察得到多少的权威说法，在我看来就像治疗师能够做一块空白屏幕的旧谎话一样靠不住。当我把这个癌症的故事告诉其他也相信重要的事情不可能被隐瞒的治疗师时，他们对我说，我的病人们"一定已经知道"我的诊断，或者至少是知道我的忧虑，而且也一定知道我不想让他们提起来。假如我不是经历过几次像我刚才提到情况，即病人们因为他们所遗漏的东西感到丢脸，我会更相信上述想法。尽管说自我暴露在从每一个毛孔外泄着，在亲密关系中的两个人会在对关于彼此的很多东西有所知晓的同时，但也会没有注意到关于彼此的很多东西。假如有人坚持认为治疗师——假定有普通的人类盲点——常常遗漏病人身上正发生的事情，他不能同时争辨说病人总是准确地感知治疗师。

2. 举例来说，假如治疗师为一个孩子做了简要评估，在多年后的一个社交场合遇到这个孩子的父亲或母亲，这时伦理限制的情况可能不一样了。Lazarus 和 Zur（2002）曾提出，非精神分析的治疗模式之下，如此僵化地对待发生在治疗结束后很久的性接触是不太有道理的。如果非精神分析的从

业者不是故意培养一种强大的移情，那么以上观点就是合理的。

　　为了便于广泛囊括，也为了避免扫除了道德伦理，我也应该提到我所知道的以前少数的几对治疗师－病人，他们之中的性关系看来并不可怕，包括其中几对治疗之后的婚姻关系持续了几十年。任何规则都有例外，但是大部分当代分析师会一致同意，在性领域中容许模糊地带存在会产生一个问题，它会为人的性欲望和自恋渴望的合理化打开方便之门。

第 八 章
莫　　莉

　　她的完整性格……化成了许多渠道，从此不再在世上享有盛誉了。但是她对周围人的影响，依然不绝于缕，未可等闲视之，因为世上善的增长，一部分也有赖于那些微不足道的行为，而你我的遭遇之所以不致如此悲惨，一般也得力于那些不求闻达，忠诚地度过一生，然后安息在无人凭吊的坟墓中的人们。

—— George Eliot《Middlemarch》

　　在这一章和下一章中，我将提供两个详细的个案。我这样做是希望我所提出的话题鲜活起来。当我还在学习的时候，我顶多只能记住抽象概念的形式，而我需要看到它们在具体的个案中如何发生作用，才能做到理解这些概念的内涵。大多数精神健康专业人士会认为在这章中我要讨论其治疗的女士很适合传统精神分析或探索性精神分析治疗：她有压抑的自我力量（ego strength），有建立治疗联盟的能力，并且有强烈的改变动机；她也有发展阻滞性的心理问题，其中大部分与其生命历程中固着下来的人格动力学

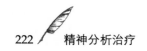

相缠绕；但是，她不同于其他可以被诊断为人格障碍的人，她的人格结构在神经症水平。

在第九章，我将展示一个相反的个案，此病人因为易冲动性和边缘－精神病性的人格结构，被认为"不适合"进行精神分析治疗，然而，最终却依靠分析性文献中描述的那种无与伦比的关系而茁壮成长。这样，我努力展示精神分析临床理论所能覆盖的范围，不同分析风格的不同适用性，以及运用治疗师不同的人格部分来满足不同病人的治疗需要。我希望这两个治疗例证能体现我在本书最初两章中所讨论的价值观和敏感性。这两个个案都是我刚刚学习做心理治疗时所接的个案，因此其中充满新手常犯的各类错误，但是在我看来，二者也提供了临床知识和实证证据，来说明对病人利益的善意投入能弥补某些过失。

这两个治疗所描绘的现象是对偏神经症水平的病人和对偏边缘与精神病水平的病人完全不同的治疗轨迹。在大部分有能力与治疗师建立联盟的病人以及人格结构可以概念化为包含了本我、自我、且整合了超我的病人当中，一旦足够的信任有保障，病人就会允许一种逐渐的、被包容的退行出现。这种有所限制的退行通过让病人进入对原始情感和认知的觉察中而有益于治疗，这些情感和认知曾被防御过程压抑了，并经过成熟过程而被后来的感受和思维模式所取代。由此，在中间阶段，当移情开始伴随原始的紧张出现时，对于治疗师和神经症水平的病人来说，治疗都倾向于变得非常困难。而对于自我聚合（self-cohension）、情感调节、现实检验以及信任能力方面有严重障碍的病人，治疗在开始阶段最为困难，然后则逐渐变得容易。推动这样的病人退行是没有用的，因为原始（archaic）的情感和认知已经将他们淹没。相反，尝试包容（和帮助病人包容）混乱情感和知觉，能够逐渐推动病人成长，这令双方都能感到减轻了痛苦。

来说说"莫莉"。正如许多分析师所说的，很少有治疗会全无"技术参数"或支持成分，我与莫莉的工作也不例外。但总的来说，我以传统的方式进入对她的治疗：我强调自由联想，主张使用躺椅，建议每周做多次治疗，并且试图尽可能以中立和节制为最佳表现。作为我头几个相对健康的病人之一，莫莉教会我在某些病人身上运用古典精神分析治疗的价值，他们既愿意也有能力推动自省，这要求治疗师主要作为见证者的角色。与莫莉工作，我最终感到（尽管在中间阶段不尽然）所有我要做的就是坐在她背后，看着她令自己好起来。

初期临床描述

治疗开始

当我在1973年第一次与申请精神分析治疗的莫莉会谈时，她27岁，已经和一个才华横溢的法律专业学生结婚3年，并且她依靠护士工作和在当地一家医院担任重病特别护理教师的收入来养活自己和丈夫。她没有孩子，而且和原生家庭很疏远，她的原生家庭在新泽西一个小城市里，是一个爱尔兰工人阶级的天主教家庭。在婚姻和工作之外，她没有重要的人际关系。

显而易见，莫莉非常聪明（我后来知道她测出来的智商高于160），说话得体严谨而且克制。尽管经过了人工修饰，但她看上去很美，在20世纪70年代那个人人我行我素的环境下尤其如此。她漂染过的头发梳理整齐，她的指甲修剪完美，她的护士制服洁净无暇，她的化妆也毫无瑕疵。她的情感很收敛以至于不可接近，她的身体动作很僵硬刻板，并且她的情绪状态既压抑又焦虑。我记得她呆滞地坐在我面前，一根接一根地抽着烟（这是在我例行要求人们不在我的办公室里抽烟之前），她看上去像个瓷娃娃，一个绝望的瓷娃娃。

莫莉在治疗时谈到她进入心理治疗的原因，是她看到丈夫在正进行的精神分析治疗中产生了许多重大的变化。他一直敦促她"接受分析"，而且她也愿意看看是否这个过程会引起她有类似的进步。尽管如此，可能更重要的是她暗示了汤姆的改变没有快到完全停止对她的身体和情感虐待（她

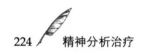

说他在治疗他的火爆脾气和其他东西）。莫莉对他的虐待正失去耐心，并且正在找机会评估她的婚姻状况。在我们的初次会面中，她没有直接表达这个——她可能还没有完全意识到这一议程，但这一焦点在头几节治疗中逐渐浮现出来。她感到因丈夫显而易见的精神障碍而陷入困扰，并且她不知道有没有可能是自己促成了这一精神障碍，从而感到困惑。她也对改善关系不抱任何希望，而这个关系是她所拥有的全部。

当问及她可能想要治疗的其他方面，莫莉提到了几件事。第一，她感到性压抑。尽管她可以轻易手淫至高潮，但无论是和汤姆还是之前的恋人，她都从未借助阴茎插入或通过别人的性服务体验过极度的兴奋。另外，她怀疑自己有将性作为武器使用的倾向，或者可能将性作为表达其他情感的方式。她最近冲动地与一个真正的陌生人上了床，当时汤姆外出，整个不忠行为所带来的巨大罪责感一直折磨着她。第二，莫莉认为自己在更加普通的感受上都很压抑：她几乎不能识别自己的感情，更少能找到表达这些感情的方式。特别是她把愤怒和悲伤说成是既难以感知又难以表达的情感状态。第三，她提到一种力图取悦别人和满足他们愿望而不顾自己需要的普遍倾向。她说她觉得自己从未放弃过赢得母爱的愿望，并且事实上努力行动去获得每一个人的爱。伴随着这些表述，她还提到了撒谎的倾向，是"对人们说他们想听的话"来努力提高自己脆弱的自尊，以及避免可能被别人拒绝。

莫莉顺便提到另一个要素，就是在以往生活中，当她处在情感压力下时，偏头疼症状似乎比较高频率地发作。她希望减少对头疼发作的敏感脆弱，也希望避免对药物的进一步依赖。作为一名护士，她发现很容易得到镇静剂，她最近在服用低剂量的安定。在大学时，有一年压力很大，她提高了利比安（Librium）（译者注：又名"利眠宁"，是一种安定药）的用量，直到她一天吃到80毫克，那是令自己深深恐惧的一段日子。在那期间她也经历了先前唯一的一次心理治疗。在一位教授的建议下，她每周去见大学的咨询师一次，历时数月。她曾给这位教授上交了一篇文章，详细说明了她的家庭因致命性遗传病带来的苦难经历。心理咨询减轻了她颇为严重的抑郁。她说这次咨询经历救了她的命，因为咨询让她能够完成与家庭的分离并且能够完成大学教育，但是她现在觉得那次治疗基本上是支持性质的（"那胶水把我黏合了"），而且认为没有足够的强度以帮助她缓解她眼里人格中更加根本的困扰。

后来我知道，就在她的咨询师开始邀请她吃午饭和显露出（她怀疑）是对她有性兴趣的表示时，她突然抛弃了这一关系。在那个时代，边界正在到处遭受挑战，而我想象她这样做是对的。部分是为了避免这种引诱事件重现，她这次确实是特意寻找了一位女性治疗师。她也提到，她的父母认为心理治疗只适合于那些毫无希望的疯子，并且父母实际上在得知她向一个"外人"赤裸地展现其灵魂——以及家庭的秘密——时，就离弃了她（参见 McGoldrick，1996：关于爱尔兰家庭的短文）。

早期临床印象

因为莫莉说大部分她想要治疗的问题都是"一直"真实存在的，所以很难知道莫莉出现这些困难具体是怎样开始的。尽管她明显表现出很熟悉如何成为个人成功典范（她嫁给一位志向远大的专业人士，她自己的事业迅速提升，并且她的许多同事都将她视为领袖），但她所有的成就都与抑郁的暗流并存。她只有一个真正的朋友，现在相隔几个州，她也没有爱好或消遣。在别人对莫莉道德优异的称颂来看，莫莉似乎有将别人的幸福置于自己幸福之前的强迫性和不自主的需要。莫莉有许多强迫素质（例如，她的情感隔离和工作狂倾向）、些许癔症特质（混合了性压抑与毫无满足的冲动型性活动）、明显的反依赖倾向，以及明显的抑郁动力学特征。她自己描述的目标症状包括焦虑、抑郁、行为和躯体的不适，而从头到尾，我都为 Theodor Reik（1941）对"道德性受虐狂"的描述如此恰当地符合她的表现而震撼。Reik 写到一些人，他们广泛地受虐，而不是在特定的性感受上受虐；更确切地说，他们的自尊建立在强迫性地牺牲自己的需要而去满足别人的需要上面，常常以巨大的痛苦、羞耻和受虐为代价。

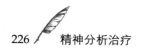

我很快就相当清楚，促成她寻求帮助的真正推动力是她婚姻状况的恶化。尽管她丈夫的行为正变得不可忍受（已经超出了她承认能够忍受的限度很长时间了），但她既不能承受离开丈夫，也无法对丈夫改变提出可信而可行的要求。她告诉自己，"他有问题"，因此他理应得到同情和支持，而不是对抗。她抽不出时间娱乐或休闲，或者说在和丈夫的家务"分工"当中，她实际承担了所有家务杂事的责任，从刷碗到修屋顶。这一切对她来说似乎永远都很正常。她的婚姻状况只不过是突出了她自我挫败的人格构成中固有的问题。

莫莉似乎对治疗的前景心存担忧，她只想稍微拓宽一点点，而对理顺自己的问题的动机不是很强。在我向她清楚描述某些治疗目标和程序的时候，她很严肃地点头。她的丈夫曾将精神分析描述为一个痛苦但潜在着创造性的过程，而且她清楚地想成为一个"好病人"，为了最终的成长而准备承受痛苦。她寻求治疗的风格中有一个有趣的特征，就是她很大程度上是在丈夫施加的压力下前来治疗，她正在重复那个顺从的模式，以及取悦他人的神经症性需求，这恰好是她正希望改变的。我试图在第一节治疗中阐明这一点，以此激励她内在的动机，以及提前避免她会逃离治疗。

莫莉的母亲以信仰改变者（从英国国教改变）特有的热情拥护天主教的信条，她一生都在劝莫莉改变宗教信仰，承诺唯有通过教会来获得救赎。莫莉以公开的顺从和私下的反抗来回应这种布道（表面上是一个虔诚的天主教女孩，本质上是一个反叛的不可知论者）。现在，她的丈夫将精神分析树立为新的信仰，用"圣人"弗洛伊德代替了主教，并且莫莉又一次表面上顺从于这种拯救模式，而私下里怀疑整个精神分析的教义可能纯属一派胡言。当我向她谈到这两次之间的联系，她否认说这次不太一样，但是，她会意地微笑，好像我识破了某件重要的事情。

我已经提到莫莉使用了压抑和情感隔离的防御。反过来，莫莉努力借助将自己受照顾的需要投射到别人身上，并且照顾别人来满足自己的需要，这是另一个核心的防御。她有超凡的热情去照顾病人、有需要的人、丧失亲人的人。她不能够知晓和表达自己虚弱、依赖或痛苦的方面，而将这些需要替代性地分派到她的配偶、学生和病人头上，尽她所能给与他们最好的照顾。她的防御在许多方面是高度适应性的，在被行将就木之人所包围的时候，莫莉可以做到毫不难过地工作；她能够立刻综合大量的信息，并且将其转化为一个连贯的处理计划；如果工作需要，她可以放弃睡觉、茶休和谈话。但是，她无法关闭这些防御，她的个人生活也因这种无能为力而遭受着煎熬。

个人历史

　　莫莉是一对稚嫩的年轻夫妇（母亲18岁，父亲21岁）的第一个孩子，这对年轻人在二战期间在英格兰相遇并相爱，那里是莫莉母亲的出生地。他们稍微有点不太般配，莫莉母亲的家庭背景是英国的中上层阶级，而莫莉父亲的家庭是第一代爱尔兰裔的美国工人阶级。她的母亲完整地接受了12年教育，相比较，父亲只受了8年教育。母亲毫不犹豫地嫁给了"身份在自己之下的人"。第二次世界大战在欧洲结束后不久，莫莉的母亲跟随士兵丈夫回到他的家乡，改信了他的宗教并成了婚，从此开始承担起家务。她从未外出工作，但事实证明，家里有太多事情需要处理，这并不令人惊讶。她的第一个孩子令她很失望，因为那不是一个她所想象的讨人喜欢、安静满足的宝宝，而是一个又活跃、又有疝气痛的宝宝。莫莉记得母亲时常对她说这些话。事实上，莫莉大部分最早的记忆都与母亲的批评、讽刺、指责或贬低有关。莫莉在我们工作的三年中，得知她的父母结婚是因为她母亲怀上了她。尽管对这一事实父母坚决保密，但我们已经开始有所怀疑，并且经过莫莉仔细的侦查工作，这一事实还是浮现出来了。

　　另外七个孩子间隔很短地相继出生。但就在莫莉还是一个学龄前儿童时，一些不对劲的事情发生了：弟弟妹妹们一个接一个地开始出现大范围的身体和／或心理机能恶化。在莫莉成为少女之前，已经有四个孩子全都在不同年龄以不同的症状死去，还有一个孩子无可救药地发育迟滞。她的父母最初将这些生命的逝去解读为宇宙间的事故或者是信仰上的考验；直到莫莉上了大学，她的家庭才最终明白，原来父母双方都是脑膜脑炎（meningoencephalitic）的携带者，这是一种极其罕见的先天性疾病，会引起受到感染的脑部神经中枢毁坏。尽管理论上这种状况由隐性基因引发，而且根据孟德尔法则（例如，从统计上来看，有四分之一的孩子预期会遭受影响），八分之五的后代会受此折磨。所以，贯穿莫莉人格成型的那几年，她目睹了弟弟妹妹一个又一个地遭受痛苦并且死去，却甚至完全不能理解他们的命运。在莫莉22岁时，她最小的妹妹死了，这个小女孩只有5岁，她的死给莫莉带来了格外强烈的丧失感。在这个小女孩的生活中，莫莉私下将自己看作是她"真正的"母亲，而且她曾希望她的照顾会以某种方式赶走那不可避免的死亡。她对这个妹妹的记忆在她的治疗中扮演了很重要的角色。

很自然，在这种状况下，父母所经受的痛苦令他们很难做到去回应最年长孩子特殊的需求。莫莉的母亲不断地将她置于照顾年幼孩子的位置上，同时报以最高级别的挑剔和最低水平的情感支持。据说她的父亲除了劝她服从母亲以外，实质上在她的成长中没有承担任何角色。他是一个长途卡车司机，也是一个忧郁而退缩的酗酒之徒，在莫莉看来，他酗酒的恶习明显加快了孩子们逐个去世的步伐。虽然莫莉感到与父亲比与母亲更亲近些，但是她认为父亲很虚弱，而且受母亲操控，她记得曾由衷地下定决心，决不嫁给如此容易受摆布的男人。

莫莉发展的其他关键事件不太突出。她反叛的迹象很早就出现在围绕吃饭、睡觉时间、家务杂事等而展开的战斗中，并且从来没有消失过。她早年智力快速发展，同时伴随着使用强迫和理智化防御的倾向：在三岁时，她所有的儿童宝典已经是按主题分类整理的了。她在学校一直表现优异。尽管很瘦而且发育缓慢，但她很健康，青春期的一段时间除外，当时她因为严重的肝炎而住院，由于她的母亲坚持认为她是装病，所以很晚才诊断出来。在整个性潜伏期以及青少年早期，莫莉有轻微的学校恐惧。从周日下午开始，她会因为第二天要离开家而变得越来越焦虑，出现胃部难受和惊慌失措。

正如肝炎事件所体现的那样，莫莉年轻时生活中占主导地位的基调就是母亲的批评和毫无共情。在早期的一节治疗中，她说看到一个电视节目，一位母亲在安慰女儿，她对此的反应是深深的伤心，她从未和母亲有过这样的关系。她只能记起两次，母亲温暖地对待她。这两次都是因为母亲犯了错（一次是在做蛋糕时，另一次是在缝衣服时），而母亲的积极主动是为了安抚莫莉不要怪她。莫莉和我对母亲拒绝的原因所能做的最贴近的猜测，莫过于母亲持续处于深深的压力之下，以及对漂亮女儿的嫉妒之中（尤其是在莫莉的青少年时代，而很可能战争基本上剥夺了母亲正常的青春期生活），并且母亲的性格对投射的防御方式十分依赖。她会攻击性地以并不符合女儿真实体验的方式"解释"莫莉的行为，但这很值得怀疑，因为这看上去像是她自己情感和渴望的外化。

在莫莉相当不快乐的青少年期的记忆中，可以找到母亲对投射依赖的证据。莫莉这个发育晚、很克制、道德观念很强的少女，不断被意图混乱的母亲谴责，甚至是在她开始约会之前。当男孩子开始约她，她的母亲会穿得很诱人，坐在他们腿上，像一个学龄少女一般卖弄风情。插一句，莫莉从未从父母那里获得任何关于性的知识，除了含糊的警告与莫名其妙的傻笑。而且在20世纪50年代，她的教区学校强化了她将性看作是一种危险的神秘事物的观念。

由于这样的成长历史，不难看出莫莉如何发展成受虐人格类型。一部分，一种自我克制的取向已经直接教给了她；她的父母一贯注重不管付出任何代价，都将他人置于首位。这种指示似乎不但要求她要"做母亲始终如一且毫无怨言的帮手"，也要求她要**喜欢**充当这一角色。莫莉感到教会通过劝告人们要保持无私而强化了受虐的指令，尤其是针对妇女。后来，她的护理培训则通过强调"医生永远是对的"以及"病人的需要永远优先"再次重复了这一训诫。但是除了这些她心理的外部塑造者以外，莫莉好像还产生了致病性的信念：要是她能有办法做到足够"好"，她可能能够讨回弟弟

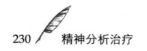

妹妹们到来之前，那曾经全部只投注在她身上的一点点母爱和关注。

治疗一开始就预示了莫莉和母亲之间不尽人意的关系最终在她的治疗当中一定会凸显出来。考虑到这一点可以帮助她对可能会出现的移情反应有所准备（并且将我自己焦虑和反恐慌的愿望见诸行动，以达到对即将来临的不愉快有所控制），第一节治疗中，我对莫莉说，在精神分析中，病人会感觉到对治疗师持有一种自己对一位双亲的强烈态度，这很普遍。"假如这是真的，那么我对你感到抱歉！"她回答说。

解决她对母亲（和总体上对她的家庭）感受的一个障碍，就是别人——一定程度上她也是——对这位女性一个接一个地失去孩子的困境感到同情。无论何时，当她感觉到对母亲生气或在与母亲的关系中受到伤害，或者哪怕是当她们在一些无足轻重的小问题上意见不同时，母亲或父亲都会告诉她，她没有权力批评一个受了那么多苦的人。这种情感支持的缺乏，促进了分离和个体化，这是由一种家庭动力学所强化的，所有人都明白在这种家庭中，僵硬的遵从和反抗是仅有的选择，这令莫莉毫无选择的余地：要么怀着得到关怀的期望和家人待在一起，但以完全丧失自主权为代价；要么斩断所有与家庭的联结，并且为了个体化而牺牲依赖的需求。她选择了后一种路线正是她自我力量的证明，但是她这样做所付出的代价的确很高。她的婚姻状况正在制造一次个体化危机：她如何能够让自己在不因丧失感与罪责感而失去勇气的情况下，与一个伤害性的环境分离呢？

治　疗　历　程

初始阶段：加强治疗联盟

我与莫莉初步约定每周进行两次治疗；她说这是她的薪水能够支付得起的。我建议她使用躺椅。（尽管没有明确的不可以使用躺椅的禁忌症，但最后明显可见，我如此之快就提出这一建议与其说是表达出对她愿意采用这种治疗方式的共情性估计，还不如说是表达了对进行我眼中"真正"的精神分析的热情。）莫莉在理论上理解动力性治疗的本质，并且预计治疗要持续很多个月，很可能是几年。我觉得我们在一起主要的任务就是提升莫莉对需要感和依赖感的感知，帮助她开始接纳她对于亲密的渴望，这种渴望是正常的争取和她所经历的养育剥夺不可避免的副产品的混合物，而并非是她所深信不疑的个性缺陷。（我在回顾时认为这种案例概念化没错，但这种方式也突出了她心理上我很容易识别出来的特征，而忽略了其他与我的理解明显不同的部分。）我希望一旦这种自我接纳的过程得以启动，她将开始更加现实地评估自己的生活，找到既舒适又自由的需要满足方式。在第一节治疗结束前，我感到我们已成功地开辟了一个良好的治疗联盟。

尽管没有在意识层面的表达，但在她的分享的内容中增加治疗频率意图很快变得清晰起来，我正在期待莫莉将找到实现这一意图的办法。在我们第二节治疗结束时，她报告了一个梦，是这样开始的"我正在办理某个旅馆或避难所一类地方的入住手续，尽管我希望待久一点，但我还是只登记了两天……"除了躺椅的问题，每当我对于怎样的安排对她有帮助举棋不定时，我都试图跟随她的带领，而不是基于某个他人的治疗理论来提出建议，其他所有事情也都一样，在我看来尊重和促进她的自我主宰感以及她对自己判断的信心自始至终都是很有价值的，这种价值超越了其他的因素。

在我们一起工作的整个三年半中，莫莉一向是一个尽责而忠诚的病人。她给她的分析注入了平时那种努力工作的风格，并且保持着令人印象深刻的成长速度。莫莉至少花了六个月的时间来适应她不太熟悉的分析性治疗的体验。她最大的困难就是不知道该说什么，和担心她会不会在治疗中"干枯"（不能够做联想），事实上她有时的确如此。在这种时刻，我会集中精力来鼓励她能说出多少就说多少，尽可能是自发的。莫莉会躺在躺椅上，在腹部平稳地放上一个烟灰缸，在自己旁边的地板上放一瓶苏打水，努力想要让她的思绪自由流淌。她不断想从我这里得到指引和规则，而且当我让她告诉我她当时的感觉时，她几乎永远回答说"紧张"。我不得不抑制住恳请她开口的冲动，我也努力限制自己作出干预去探索她主观感受上的"空白"和"空虚"感。力推她前来治疗，对她而言是一种折磨，因为她担心自己一旦躺下便无话可说。但是因为我们总是会设法结束谈话，所以她会感觉好一些，她总是将又一次从治疗和与抵抗自发表达的战争中幸存下来，这令她愉快了一点点。

她很快适应了写下任何她能记住的梦的习惯，因为这使她感到对治疗有所"准备"。（然而，两年之后，她能够对梦的成分进行自由联想了，也对自己理解了梦含义中重要的东西而感到满意。）她报告说反复梦见成为了不同于人类的外星人，书面地说就是来自另一个星球的访客。我们将这些梦和她不属于原生家庭的感觉、以及她对心理治疗规矩所产生的陌生感连接了起来。从儿童时期开始，她也反复出现令人毛骨悚然的梦，空旷的旧宅子（很像恐怖电影里或者电影《精神病患者》里的那种），以及巨大的、骇人的波浪将要把她淹没。就在房子即将倒塌在她身上、她铁定就要被淹死时，她就会醒过来。

因为我曾经学到过反复出现的梦不仅格外重要而且格外难以破译，我没有试图对房子的梦或波浪的梦做任何解释。我私下里怀疑房子是一个自我表象，表达着她内部即空虚又危险的感受，而波浪象征着她相信会淹没和摧毁自己的情感。哪怕有那么多内容，我仍然没有说，原因在于我认为说出来会导致理智化而不是整合的情感。在治疗中的某些时刻，莫莉对于我所提供的大部分说法一直以"有道理"或"很合理"来回应。当问及她是否有可能正感受到一种特定情绪时，她倾向于采取一种顽固的"理性"立场，例如，"妒忌没有任何好处；所以，我不妒忌。"

在此早期阶段，我基本上在以一种非常反映性的方式工作，支持病人，接纳的心态以及如镜子般映射出她的想法，并且努力引出这些想法的更详细的情感方面（Kohut, 1971）。很可能在这个阶段的工作中，我所**没**做的（例如，判断、插话、说明、建议、批评、或者哪怕是解释）比我做了的更具有推动力。治疗关系似乎变得日益安全起来。慢慢地，莫莉开始描述她在治疗以外对各种各样情景的情感反应了。

她告诉我她第一次触碰到感情是因为得知一位同事在背后议论她而意识到自己很生气。我怀疑这种气愤有移情的成分，因为她一定想知道我与她丈夫的治疗师谈过些什么，那位治疗师的办公室就在我隔壁，但是我没有提出这个关于移情的想法，因为我认为这只会被她进行理智化。相反，我只是肯定了她在注意到自己的感受方面所取得的进步。大约进入治疗四个月，她突然以最为生动的方式宣布：现在，我知道人们为什么称它们为情感了。你**感觉**得到它们。那就像是**身体**的感觉！这之后几天，她带来了下面这首诗，她说是她从一本杂志上剪下来的，同时解释说这首诗代表了她对治疗的期望（我还不知道如何追查到这首诗的出处，以及给作者恰当的赞扬）：

> 假如孤独就是我那个小小的碎布娃娃，
>
> 理解所及就是纽扣眼睛的视线所及，
>
> 那么或许我应该接受我的孤寂，
>
> 如同那个碎布脑袋
>
> 继续我幼稚的微笑。
>
> 但我的脑袋塞满了想法，它不是棉花。
>
> 在皮肤之下，
>
> 我活得那么真切。
>
> 忽然间
>
> 透过清澈透明的眼睛，
>
> 我看见颤抖着的希望，忘怀已久的想法。
>
> 我激动而兴奋
>
> 不再犯傻，不再愚蠢，
>
> 我奋力前进和攀登，势不可挡地到达我想要的高度。
>
> 过去的一切突然有了意义
>
> 这多么令人愉悦。

没有巨大的恐惧和惊慌，

我一个人怡然自得。

从此我可以拿回我全部的自由，

不管这个世界曾提出什么要求，

不再担心眼睛背后发出的恼人声音，

不再为繁重无边的思虑苦恼，

所有的想法，所有的行为，都不再迟疑犹豫。

我，自由地成长。

不过，莫莉会害怕开诚布公地表现情感的能力，这种恐惧常常具有破坏性。在她几次就快要哭的时候，她突然"关闭"情感，变得理智而尖刻，并且问我，和不愉快的情感接触究竟会有什么好处。她毫无缘由地担忧一旦她开始感受到诸如忧伤一类的情感，就将不容易把它限制在治疗时间内，而会"溢出"并扩散到她治疗以外的情绪里。哭泣对她来说从来不是宣泄性的；它总是令莫莉感觉更糟：她感到羞耻、虚弱，和紧随而来的悲伤。

她的情感大坝第一次决堤大约是在治疗进行了6个月的时候，她第一次表达了她对妹妹苏姗之死的哀伤。她一边描述一边哭泣。在接下来的治疗中，她显然被自己的失控吓了一跳，她要求坐起来，她在不能从我脸上得到任何"反馈"的情况下谈话越来越困难了。除了鼓励她多说一些需要看得见我的话以外，我什么都没说就同意了她的要求。我本该把她要坐起来的请求解释为阻抗；这肯定包含了一种抵抗过分突然地落入痛苦境地的努力。然而，我发现自己感觉到有比防御更多的东西在发生。尽管她正在挫败我对做"真正"精神分析的愿望，但我对她的要求感到高兴：因为这是第一次，莫莉不是简单地遵从她所理解的"规则"，而是表明了她自己的需要和判断，这比接受精神分析的传统做法更为重要。

莫莉和我自此开始了大约一年时间的面对面治疗。她已经将治疗情境调节到了更舒服的状态，并且正渐渐放下对治疗的畏惧感。她怀着情感地谈论感受更多了，而且开始小心翼翼地提到一些对婚姻的抱怨。最初这种努力所采取的形式是向我说出她丈夫的想法，通常是有关她的想法，并且要求我肯定或批判这些想法。举例来说，"汤姆说我忘记我的梦是因为我事实上对分析怀有敌意。会是这样吗？"回应这样的问题需要一个我觉得难以坚持的原则。我时常感到受了引诱，而且我不止一次屈服过，我被引诱去阐述每一个问题的内容，以及表达对不在场的汤姆的赞同或反对。然而，我大部分时候紧记要推动莫莉的自我主宰感这一目标，于是我会问她对于汤姆所说的，她有何想法和感受。对她行为的"解析性"联想经常引出她对和母亲相似模式的愤怒记忆。我试图鼓舞自己和她最终深信，她是可以判断何为自己"真正"感觉的唯一的人。

当莫莉开始看到她的婚姻正是她与母亲关系痛苦方面的一次重演时，她陷入了抑郁。尽管还不能够支持自己，但她停止了如此自动地顺从于汤姆的控制行为，而且和 Lenore Walker（1980）后来所观察到的一致，当一个受虐的妇女开始在心理上与施虐者分离时危险有所增加，据说是她不断增长的自主感激怒了汤姆。在此期间她两度带着明显可见的瘀伤来，而且她不止两次告诉过我汤姆威胁要杀了她。她知道他的前妻就是因为对生命安全提心吊胆而离开他的。我变得非常焦虑，而且我知道她还没有准备好离开这段婚姻。那年月为受虐妇女提供的资源还不多，而且即使可以获得这样的服务，我也不确定她是否已经能够抛开羞耻感去使用这类服务了。我必须容纳对我们两个人的焦虑，记得我曾有过几个不眠之夜。

她由于没有想到一个处理情况的方式，变得愈发抑郁。她自作主张，去找到一位医生给她开了三环类的抗抑郁药盐酸阿米替林，她服用了几个月，这段时间严重抑郁的症状有所减轻。同时，成长的迹象开始显现。莫莉寻找并获得了一份收入更高的工作，并且决定用多出来的钱来为每周的第三次、乃至后来的第四次治疗付费。治疗的问题包括她的受困感；她遭到母亲拒绝的记忆；和关于罗马天主教对她进行驯化的众多材料，她认为那是将人们破坏性地竭力转变为"绝对服从、自我牺牲、杜绝情欲的机器人"，尤

其是对妇女。

贯穿了整个起初一年半的移情是美好和理想化的，很像是科胡特（1971）所描述的典型的自恋性特征，虽然如此，但我不认为自恋是莫莉的本质特征。莫莉常常好像要试探我与其丈夫、教会和父母之间的相似性。我一般都避免解释，唯恐她将我体验成不过是又一个她独立理解自己能力的破坏者。治疗会谈常常颇为轻松。我们谈她的工作、谈她对自己宗教背景的看法、谈她对重病特别护理医学界的印象、或者谈谈出现的其他任何有趣的话题。她似乎对需要来见我感觉不错，而这是为了要在视觉上"将我纳入"。

我最记忆犹新的几节治疗，我们一起开怀大笑到几乎不能喘气。她让我了解她童年所在的教区学校里修女们各种稀奇古怪的习惯。事实上她们告诫女孩儿们不要穿很黑的皮鞋，以防止男孩子们从鞋面的反射看到她们的内裤；修女们还建议学生们只在自己的课椅上坐一半，以便她们的守护天使可以坐在另一半上。莫莉回忆有一次，就在她们家在周日教会服务中吃了圣餐之后，她的妹妹染上了流感而且在洗手间呕吐。她的母亲信奉圣餐变体的教义［译者注：圣餐变体论，一种认为尽管圣餐面包和葡萄酒的外表没有变化但已经变成了耶稣的身体和血的主张］，从而非常害怕"耶稣在洗手间里了！"，于是她坚持带神父到家里来为洗手间管道洗清罪孽。

然而，我没有把我所有的行为局限于共情式镜映（empathic mirroring）和支持性闲谈。我除了轻微地挑战着莫莉习惯的防御，我偶尔还会和她在教会和先前护理培训中公认的座右铭"较量一番"，或者至少针对是她内化了的教会所教的东西，尤其是那些将受苦和善良等同起来的内容。她和我设法澄清她最为首要的受虐模式，特别是她在任何紧迫的情境下都能"自动继续工作"，因为她认为这些情境下应该照顾别人而搁置自己的需要。以这样的方式，我们慢慢地使她的自我（ego）对她以前从未质疑过的许多行为有了异样感。

这样面对面的合作之后大约一年，一天，我来到办公室，在我的桌上发现一张慌乱写下的字迹潦草的小条。在字条上，莫莉解释说汤姆的虐待猛然间变得不可忍受。因此，她突然离开，和她的一个好朋友在俄亥俄州待几天。这是她第一次"抛下"她的丈夫。她说事后罪责感非常强烈，然而实际上，她依靠自己而行动的兴奋感胜过罪责感。这次事件后不久，她要求再使用躺椅，她说她现在觉得准备好要"走得更深入"了。

治疗的中间阶段

回到躺椅上，莫莉很快开始体验到更加强烈的情感，而且那些负面的情感有点儿令我们俩都感到沮丧。当她开始控诉我不关心和不帮助她，并再次声明精神分析的传统无益于她的需求时，移情转向了新的方向。我能看到拒绝式的父母最终被外化（externalized）出来，但是我仍然发现难以容纳她的攻击。她在这种关头语气总是责难和讽刺的。她会要求知道"凭什么我应该回味我童年时代的感受？""如此糟糕的感受有一次就够了！"观察性自我的分量降到了最低。

在不过度防御的情况下我努力经受住这场风暴的考验，但我经常发现自己会鼓励她那些理智化的老习惯，或者我在试图将她的反应重新界定为"真的"和母亲、父亲、或丈夫有关，因为被人反复责骂的体验是如此充满毒性。我自己理智上确信这种此时此地的愤怒正是她需要表达的，我也相信我必须做的一切就是去接纳它。我担心她会离开治疗，这将意味着作为一个治疗师我是失败的，而前面提到的这种确信对于解决我的反移情性担忧只是杯水车薪而已。当我对莫莉解释说她似乎在通过攻击精神分析来试图促使我去"捍卫我的信仰"时，这种折磨才得到了较大的缓解。这种说法引领她意识到她用来对抗母亲的几种武器之一就是攻击她的信仰传统，当她挑起母亲的防御时，她会获得在道德上和智力上的优越感。所以我得出结论，她尖刻的语言攻击代表了她努力维护自主导向和维持自尊的最后防线。从那一刻开始，我们俩都大大解脱，语言攻击开始减少。

与此同时，她开始试图诚恳地谈论性。之前，我们已经"**围绕**"性的问题谈了很多（教会是如何发布禁令的，母亲是如何表现的，等等）。但是，她现在开始结结巴巴地用语言来描述自己的性渴望和性实践了。包括她所深感羞愧的手淫幻想，因为这些幻想的内容包含各种各样的受虐顺从。当我说明这类幻想很普遍并且没必要和真实的受虐性行为扯上关系时，她感到很解脱。正如莫莉在她大部分生活领域里那样，她在性的交往方面非常"**能干**"，她非常擅长取悦她的伴侣，但是这几乎全都不是自动自发的。因为恐惧她会发现某种意义上自己根本就"真的"是一个性受虐狂，所以她害怕面对自己的感情。她自己获得了一个重要的领悟，就是她对体验性唤起的克制来自于对失控的恐惧，因为她怀疑一种潜在的顺从性会显露出来。她表情奇怪地回忆起一个笑话，讲的是一个正在接受恋尸癖审判的男人提出抗议说，"我怎么知道她是死的？我以为她只不过是个虔诚的天主教姑娘！"

在这一阶段的中间，莫莉开始对她婚姻中性的方面进行工作。她和汤姆开始着手处理他们在需求上和偏好上的差异问题，两人更像是一个团队。他们去看色情电影，买《性福宝典》（*The Joy of Sex*）（Comfort，1972），并且尝试新的姿势。莫莉开始体验到兴奋，并且在性交过程中她曾达到两次高潮。同时，她开始在婚姻的各个方面表明主张。她和汤姆成为了更要好的朋友，她的生活也大幅度平静下来。她还发出最后通牒：假如汤姆再次对她进行身体虐待，她就要离去。紧随这个声明，在治疗中有了大量的讨论，关于她的受困感和是否这种感觉像她感受到的那样在客观上有理可循。

莫莉开始意识到的东西之一，就是不是每一件事情都是她的责任，在开始她的性爱尝试这件事情上也如此。汤姆做爱的方式明显粗鲁生硬而欠缺温柔，她要求多一些前戏和爱抚，这激怒了汤姆。她开始重新衡量那个旧有的信念，他在性方面是正常的，而自己是"死板的"。她开始想象是否有可能她和一个较多直觉力、而较少自我防卫的伴侣在一起时，她的性感受会旺盛起来？积聚起她所有对抗天主教超我的力量，她决定要得到一次风流韵事，她选择了在医院的一位同事来作为她的伴侣，这位同事挑逗她已经有一段时间了。

为了坚持永不与"虚弱"男人交往的誓言，莫莉总是选择刚强的、专横的伴侣，她的丈夫是这种选择系列中最后一个。现在，知道了自己对温柔和平等的渴望，她选择了一个温和而矜持的男人，比其他那些看上去很阳刚的前任们，他事实上表现出拥有大量更加内在的力量。他就是史蒂夫，一个最近离婚的重病特别护理护士，在莫莉的部门工作，他相当精熟于舒适自然地表达情感与思想。没想到莫莉为了一次理性的实验所精心布置的计划遭遇到了复杂的局面：在她一生中，她第一次爱上了一个人。

有趣的是，莫莉要向婚姻以外寻求性爱和情感支持的决定几乎和她知道我怀孕了同时发生。我私下怀疑她正在将她的情感依赖从我转向史蒂夫，因为预测到一种丧失，就像她的弟弟妹妹们接踵而来时，她所遭受的那种丧失。当我让她谈谈对于我即将到来的母亲身份有何反应时，她坚持说她没有反应，并且我再次感觉到，如果我推动她给出一个解释，那么仅仅只会是一次理智化。她后来的确告诉过我，在我生孩子的六周假期到来之前的最后一节治疗中，她突然感到很想给我一个大大的拥抱。这是她第一次对我有直接的、敞开心扉的正面情感表达。

在与史蒂夫长期而谨慎地调情的头一个月，莫莉一直理所当然地认为尚未实现的风流韵事是一段暂时的关系，它最终将因为她的婚姻如预期中那样改善而终止。然而在此期间，据说汤姆犯了口头虐待的错误，威胁要打她，并且以离家数周来惩罚她（或许是保护她）。然后当他想要和解而搬回来时，莫莉拒绝了。她告诉汤姆可以睡在他以前做的床上。她已经开始看到没有汤姆时自己过得很好。于是她开始寻求合法分居。

在这一切发生的同时，莫莉也在努力地理解她童年时期的困苦和她反复出现的问题之间的关联。然后她对于弟妹们死亡的复杂情感开始后来居上，大约在她妹妹苏姗的忌日前后，这种复杂的情感突然变得强烈起来。在回答莫莉的问题时，我告诉她我给新生的女儿取名为苏姗，她开始了一段强烈悲伤的时期，这种悲伤是因为忽然意识到她很怨恨我给一个孩子取了这个名字。她一直"珍藏"着苏姗这个名字，她意识到自己有一种奇怪的感觉，

令她拒绝相信她的妹妹真的死了。随着这样的主题的展开，她开始出现一些站在空坟墓上方的荒凉梦境。

我们渐渐勾勒出她怎样通过与一个婴儿苏姗建立起充满爱意的母子依恋关系来力图弥补自己成长史中这种依恋关系的缺乏。当前处于一段充满爱意和浪漫的关系中这一事实，恰好让她认识到她曾错过了多少被爱的感觉，而她又是多么深切地渴望这样一种关系。她开始理解与苏姗如此深厚的连接，以及现在对苏姗的悲痛正是自己早年缺乏足够好的母亲照顾所衍生出来的。最后，一系列关于苏姗的记忆浮现出来，包括莫莉曾经让她的妹妹摔倒、弄折了胳膊，对于那次事故她有着极深的罪责感。在她的脑海中第一次浮现出一个想法：或许她曾对这个小孩有混合的情感，她认为她肯定很珍爱这个孩子，又或许在某种程度上她想要去伤害或者除掉这个孩子。我试着帮她减少这种对于被弟妹取代的正常反应所带来的羞耻感。我让她明白这是她向普遍存在的敌意、竞争和破坏冲动所作的象征性妥协的开端，她先前用压抑来处置这些冲动，而它们存在于潜意识之中就已经使她的自我感觉变得阴暗了。

数月以后，莫莉经历了她治疗中的"关键时刻"。就在她意识到她对苏姗曾有过负面情感的那一刻，每件事情似乎都聚合在一起，而且她在同一性和自主性中，趋向于体会到越来越多的愉快。经过了对这些情感的释放和接纳，伴随着诸如羞耻和妒忌一类的情感结合，她慢慢习惯了与她曾经采用的不断帮助他人的人格面具（persona）（Jung，1945）大相径庭的另一面，她认定自己并不像所害怕的那样邪恶。与她的父母和教会不同，我认为伤害或杀害的愿望是人类不可避免的部分，莫莉内化了我关于这类情感的态度，开始袒露人类的情感部分了。

治疗结束阶段

一旦莫莉开始自我珍视和接纳哪怕是贪婪和仇恨这类情感作为自己人格的一部分，她的精神状态持续稳定地鲜亮起来。行为和心灵内部的变化都体现了明显的情绪状态改善。在行动领域，莫莉开始报告她不再不惜代价地取悦别人，而是能舒服地直接说出自己的感受。她开始发展出自己的品味，不再担心其他人会认为不合适或不时髦。她发现她交朋友的困难大部分源自她为了让可能成为密友的人留下深刻印象而努力令他们害怕自己，从而先发制人地避免了预期会遭受到的拒绝。她让头发生长出原色，她更多开始穿牛仔裤或舒服的衣服，而不是穿呢子套装、系腰带和穿高跟鞋，而且她停止了强迫性的修剪指甲和上指甲油。尽管因为我那些年穿着随意和很少化妆，可能榜样在起很大作用，但莫莉的主观体验是她学会了做自己。她的声音变得轻柔、行为变得放松，她有了幽默感，并且尽管她从没有在谈话中直接处理早年口欲需求一类的问题，但她开始开这样的玩笑了，"我一定是感到得到了喂养。你有没有注意到，我不再带着水瓶子来这儿了？"

在性的领域，莫莉和史蒂夫在一起总是能达到高潮，更重要的是，莫莉很享受性活动中弥漫的愉悦感。性不再是另一项需要完成的工作了。在躯体方面，她丢掉了先前长期的疲惫感——这是在治疗前期她未曾提到的，因为她从未体验过活力，所以她无从对比，一旦先前的状况改变了，才能够将这种感觉标定出来。她已经两年多没有偏头痛的症状了，这时她开始和我讨论结束治疗的打算。我们没有"分析"她的偏头痛，在治疗过程中这个症状就消失了（参见 Mumford，Schlesinger，Glass，Patrick，& Cuerdon，1984）。在说服自己这些变化可能是可维持的之后，莫莉将她的治疗由一周四次减少至三次，然后是两次。我再一次要将这个决定当成阻抗来对待，但是我感到这是发展性的，当她准备好少见我点儿，而对自己收获的维持和继续前进承担起更多的责任，那这种决定对她而言就是有意义的。

心灵内部的变化也反映在她的梦中。在我们详细地讨论她对被情感淹没的恐惧之后，海浪的噩梦出现的频率开始减少，而就在她极其剧烈地哀悼苏姗的死亡之前的那一夜，这个梦最后一次露面；连续出现的比较明亮、新鲜的建筑物的梦取代了黑暗、空旷房子的梦，最后还加入了植物。在梦里，莫莉开始责备她的父母，随着她夜间对他们进行攻击，她在白天恢复与家人

联系的兴趣有所提高，她想看看是否有可能发现一些共同认可的**矛盾解决办法**（modus vivendi）。

莫莉和她的几个同事拥有了温暖的关系。她和史蒂夫的关系也不断成熟和加深，她早年"什么事情要是太好了，就会有问题！"的迷信开始被推翻。这对恋人开始讨论要去外埠找一份更好的工作，并且以团队的方式向一个有着较高声誉的重病特别护理医院提出了申请，在那里他们的技术能得到更好地发挥以及获得相应的回报。经过了筋疲力尽的面试，他们被录用了。莫莉通知了她的现任雇主，当然也和我设定了结束的日期，那是在三周以后。

在最后一节治疗，莫莉回顾了她的进步，而且沉思着说她将继续对残留的问题进行工作。她的移情令她担心我会努力劝她留在治疗中直到完成到我满意的程度，很快就能识别出这是她对我像对她妈妈一样的预料，即我会将她的判断和体验置于我的需求之下。为了以防她发现自己还需要更多帮助，她让我在她将要搬去的地区给她推荐一位分析师。向我在那个地区的一位熟人征询后，我给了她两个人名，都是医生。我想她自己作为一个医务工作者，可能会更喜欢一名医疗界的分析师，所以我对于她在听到这两位分析师的介绍时表现出的沮丧和怀疑毫无准备。当我问她那表情说明什么时，她回答说："我不想去找精神科医生，他们都是弗洛伊德的信徒。"（鉴于她自己的治疗相当"弗洛伊德式"，我的督导觉得这个回应十分有趣。）因此，莫莉对正统的厌恶还有残留，然而她的强迫性遵从不见了。

我们最后一节治疗后的一个月，我收到她如下的短信：

[史蒂文和我] 相处得很好……我无时无刻不在爱着他。但是我首先会照顾好自己……只要我感觉到气愤等情绪，或者我发现自己正带着愤怒行动等等，我就集中精力感知这些情绪。我知道，当我"储存起"情感，就很难永远处理它们。我疯了似地做梦，但不太能理解这些梦——它们都很长而且混乱复杂，我也不太擅长分析自己的自由联想……我陷入了困境并且没有

了思路。虽然最终我将不得不进行治疗，但我目前暂时走着看吧。我感到史蒂夫深爱着我，而我也深爱着他。我们几乎每天都坐下来谈论我们对各种事情的感受。我们的交流广泛而开放，我们都愿意进行这种交流。我们都经历了可怕的婚姻，这令我们都非常珍惜现在所拥有的一切。我已经学会接纳我对史蒂夫的依赖，作为我们关系中内在的一部分，而且史蒂夫的确是那种能让我舒服依靠的人。我们总是一起慢慢地梳理我成为史蒂夫女儿继母的感受。我即将与一个5岁的小女孩接触，这有点儿讽刺。我知道我将会对她很慈爱，而且我对于自己将怎样处理在中断了七年之后"重新找回"苏姗的感受很好奇……

在听说了史蒂夫等等事情之后，我父母写信给我——一封充满深情的信——虽然我本打算过一段时间再告诉他们。我想念你，希望你一切都好。

当莫莉终止治疗的时候，我们俩都觉得假如没有更重要的事情，我们都愿意在一起工作得更久一些。但是，历经整个她接受治疗的三年半，她完成了重大的成长与变化，我觉得弗洛伊德在"分析可结束与不可结束"（*Analysis Terminable and Interminable*）（1937）中的说法很适用于她。弗洛伊德认为治疗师经常能看到未解决的问题，这些问题可能会在未来侵扰病人，但是最好就做一部分治疗并且让病人走，鼓励他或她在未来其他问题出现以及情感反应较为突出时回来治疗。我也感到莫莉需要完成一次分离，这是一种自觉主动的行为，而且不是全有或全无的反应。她曾经无法处理与家人的关系和与汤姆的婚姻，原因就在于总是陷入全有或全无的反应中。尽管这可能被看作她将一些未解决的渴望从治疗师转向史蒂夫，但我还是感到她已经准备好离开，并且她正在从治疗室之外世界中的一个搭档那里获得她所需要的东西，这是十分适宜的。

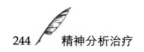

治疗结束后的观察

在莫莉搬走之后，我会定期收到她的来信。她通常也会给我寄圣诞卡，附着有关她生活的信息。她和史蒂夫经历了一些艰难的时期，但是他们能够共同解决问题，并且努力度过了一些严重的压力，包括他们的房子在大火中付之一炬，而他们的爱却完好如初。有一次，他们去拜访与我住得很近的亲戚，也顺便来看我，我们一起喝了咖啡而且说了很多他们的事情，史蒂夫的女儿、他们的工作、还有他们养的众多动物。事情似乎一直进展顺利，直到结束治疗的十年后，莫莉在事态已经很严重的时候给我打来电话：她的身体出了问题，已经被诊断为那个家族疾病的症状。她两个依然健在的弟弟妹妹也表现出了恶化的迹象。很明显，这个灾难没有如预期一般遵循孟德尔的路径，而是出现在她父母的每一个后代身上，只是时间早晚而已。

在莫莉接受心理治疗期间，我和她曾经探讨过她是否担心她会因为这种病而倒下的问题。她曾说她的面相包含了一些和这种病有关的特征，但是她很确信如果她已经得了这个病，她应该在那之前就表现出症状的。我想她和我无意识地做了一个决定，不再更深入地研究这个问题。这太令人难过了，以至于无法想象在她用尽全力来改善她的生活之后，她仍将不得不面对一个历经身体痛苦后的早逝。莫莉在治疗中花了一些时间来做出一个决定——并且因为这个决定而悲哀——就是不要孩子。她不想传递这种遗传性的诅咒。现在，她感到恐惧和彻底的挫败。我的感觉也好不了多少。

在那之后的很短一段时间，莫莉和我频繁地通过电话讨论她的诊断所包含的意义。她面对的问题之一，就是她那种令人们对她望而生畏的旧倾向出现了新的版本，而她还不足以意识到这一点。我们一起想主意，看她如何能够着手找到一位医学专家，此人不会因病人对某一极其罕见的病情比医生知道得更多（莫莉自然已经对此疾病研究透彻）而感到畏惧。她最终决定到一个声望很高的医学院附属医院跑一趟，并且去与那里的专家们见面。她找到了一位愿意听莫莉讲解那种罕见疾病的医生，并且愿意与莫莉密切合作，去研究有关这一疾病的最新知识，并且去用尽所有可能的努力来保住莫莉的生命。几年下来，他们躲过了各种各样的治疗危机。在这段时间里，莫莉与我保持定期联系。

她在1987年的一封来信中说到：

这一切实在是太艰难了，但我能忍受。你了解我，为了活下来，我变得更强悍……而我的家庭中无人开始面对我即将来临的死亡，虽然这个死亡不会来得很快，但我现在知道死亡将如何到来。（当然，我也随时可能被汽车撞死。）……南希，你知道这并非一个未曾预料到的事情……对我来说不是。我曾经一些非常出色的老师就是像你那样生活的。我将因为当代的药物而比我家族中其他人活得久一些，而且我十分珍惜这里的生活——如今就你所知有多少人能这样活着呢？

她那样又活了几年。我拥有她成堆的勇敢、诙谐而且鼓舞人心的来信，她在信中不时地回忆起她的心理治疗，尤其是那些我们一起大笑着谈论她教会学校的经历。但是，就在1991年春天，莫莉出现了呼吸困难，然后去世了。她的心理治疗给与了她超过15年之久发自内心的真正快乐、自我主宰感、通向情感深处的通道、一个充满深情而且平等的关系、还有自我认识和自我掌控的感觉。我希望她还能拥有更多，我发现在她生命的最后几年，我很难忍受自己对挽救她生命的无能。我依旧想念她。然而，她应该会很高兴，我在这里讲述她的故事，并且向一代又一代治疗师们传承她在治疗中所学到的东西。

第 九 章

唐　　娜[1]

有许多途径和方法来实施精神分析，能够通向痊愈的就是好的。

——Sigmund Freud

　　尽管精神分析的文献包含了一些对边缘性和精神病性范畴病人治疗全面而详尽的描述 (e. g., H. Green，1964；Sechehaye，1960；Stoller，1997)，但目前作为例子呈现给学生以说明精神分析实践的大部分个案，多半是关于像莫莉这样能够轻易投身于治疗并容易与治疗师合作的病人。比起怀有友好合作态度的病人来说，新入行的治疗师所看到的众多病人更有可能是怀有敌意和贬低的病人，就如这里要描述的这位女士一样。

　　由于"唐娜"是我最早的病人之一，尽管我很长时间一直因为不知道自己在做什么而忧心忡忡，但她的治疗还是很好地阐明了我作为一个年轻治疗师的探索之途，以及设法以深入且一劳永逸的办法去帮助她的历程。她的故事也能说明我在此书中明确强调某些问题的原因。我们的第一批病人对于我们形成"什么是心理治疗最重要因素"的个人感觉至关重要。我认为

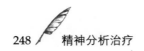

我从唐娜身上学到的东西比从其他任何我所治疗过的人身上学到的都要多。我并不把她的治疗当作典范来展示我做的大部分对的事情，而是认为我的失误能让这个个案的呈现更加有用，因为这本书主要的重点是强调治疗师的语气——表达了令干预手段发挥作用的精神分析敏感性——比任何特定技术更有治疗效果。

　　我写这个个案的另外一个原因是，至今，我已经认识这位前病人超过30年了，对她有足够长期的追踪，既包括她如何得到了永久性的帮助，也包括她如何残留着一定的脆弱。我也有一个不那么隐蔽的内容：尽管目前对所谓"伍迪·埃伦综合征（Woody Allen syndrome）"——也就是冗长而无休止的精神分析治疗——的蔑视堆积如山，但我相信一些病人确实需要一定程度的投入，这等同于承诺努力保证：即使不是一辈子也会是在很长时间内，病人都可以来找治疗师。我所认识的大部分治疗师在从业过程中曾经（通常还在）有这样的病人，包括那些不做精神分析治疗的从业者也如此。例如，我的同行，杰出的认知行为治疗师 Donald Peterson，多年前，当我在罗格斯（Rutgers）的一个小组里介绍了唐娜的个案之后，他曾对我说，他也有一些病人在长达几十年的时间里来找他进行反复治疗。总而言之，我把这种投入看作是节约社会成本。尤其是对于比较不正常的病人，与一个关切他的治疗师在门诊进行的长期的接近所吸取的资源，比起反复住院、精神病紧急会诊、危机干预和不时的监狱判刑需要消耗掉的资源相比要少得多。

　　在接下来的讲述中，我已经改了病人的名字和少许人口统计方面的细节。但是征得了唐娜的允许，我会尽可能精确而诚实地叙述我所能记起的我们治疗中所发生的事情。

初期临床描述

治疗开始

唐娜第一次来到我所工作的精神健康中心寻求帮助是在1972年的秋天，当时她23岁，是当地学院一名二年级的学生，主修劳动关系学。之前她有过几次和治疗师及机构的接触，从16岁开始，包括两次短期住院和大量药物治疗（吃过氨砜噻吨、硫醚嗪、氯丙嗪，和几种安定类抗焦虑药）。那时，她处于与一个女孩强烈的、融合的性关系中，这个女孩最终因为精神分裂症而住院。唐娜曾详细地告诉过这个女孩自己处在妄想边缘的对摇滚明星的幻想，她的内心备受死亡恐惧的折磨并且谈到过自杀。她体重严重超标、强迫性洗手、大量使用毒品（大麻、麻醉剂、兴奋剂以及迷幻药），而且还在家里大发脾气。

从唐娜最初的青春期危机开始到进入门诊治疗之间的七年中，尽管使用了药物、住了医院、在一个"庇护工场"*里工作过一阵，还有几次短期的因她明显而难以化解的敌意而告终的心理治疗经历，但她的问题还是在极大程度上恶化了。她在性的方面表现出严酷的自我破坏方式，她一再用小刀割伤自己，多半在手腕和手臂上［尽管有一次，她对父亲非常愤怒，就在腿上刻上了"爸爸（DAD）"的字样］，她对激怒她的人发出杀死对方的威胁和身体攻击。她也贪食，但是在我从业的那个时候，没有按惯例针对可能的进食障碍进行询问，而且我一直没有发现她曾有规律地暴食和腹泻，直到她和我一起工作后的第5个年头，当时她偶然间提到，"顺便说一声，我不再呕吐了"。

---

* 庇护工场是指为那些不能进入正式职场工作的身心障碍者设立的提供就业训练与安置的机构——译者注

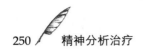

州立康复中心在负担唐娜大学课程的费用，但鉴于她被正式判定为情感心理异常，她被要求去接受治疗。于是，她成为一名病人，对此她并不情愿、充满挑衅、并且表现得绝望。她对自己问题的描述是"我是一个神经质的人。爱焦虑。吃了迷幻药之后的幻觉反应使我消沉，我没有动力去完成我在学校的课业。"她连续不断地抽着烟，咬指甲，强迫性地说话，热衷于甜食，而且担忧她很容易变成一个酗酒之徒或者某些东西的瘾君子。她恐惧疾病，对乳癌尤其害怕，因而几乎处在躯体幻觉的边缘。一位她喜欢的老师推荐唐娜来求助，并且在他的敦促下，唐娜才开始尝试给医疗部门一个机会来帮助她，但是她对精神健康中心表示深深的怀疑。她对女人和犹太人也有很深的不信任；结果，她的以色列女社会工作者招致了她络绎不绝的侮辱和挑衅。

早期临床印象

尽管体重很重，但唐娜还是拥有迷人的外表，并且在她这个年龄的人当中，她穿得像个大学生。她的外貌没有任何令人不愉快的地方，而她传递出的强烈敌意和惊恐绝望很容易令别人感觉受到来自她的威胁。她表现得非常偏执，让她说出谚语的含义时她总作出非常具体的回应，并且常常谈论无关的内容并伴随不合时宜的情感。在让她完成包括以"我是那种＿＿＿＿的人"一类的短语的信息采集问卷时，她会以愤怒的谩骂来回应。基于这些原因，在她首次来见我时，她已经被诊断为精神分裂症（长期未分化型）。参照以往的情况，鉴于唐娜从未详细描述过幻觉或妄想，则人格组织处在边缘性水平（Kernberg，1975）的偏执－受虐型特征的诊断（Nydes，1963）可能更有道理些。然而在她和我建立关系的头几年，以及在此之前，几位不同的对她进行检查的精神病医生总是选择较为严重的诊断（偏执型、青春型、未分化型、非固定型、或假神经性精神分裂症），这大概是因为她在会谈情境中的焦虑令她方寸大乱，以至于她看上去就是个十足的精神病人。我第一次认识唐娜时，确实可以看出她的自我功能处在精神病边缘上，而不是神经症边缘上（Grinker，Werble & Drye，1968）。

个人历史

　　唐娜是一对处于阶层上升中的意大利中产阶级夫妇三个孩子中最年长的一个。经过家族谱系的调查，她近期了解到在父母双方家族中都出现过严重精神疾病的先例，包括一个自杀的人和一个持续了几十年的成人选择性缄默症病人。唐娜的父亲依靠建筑生意而变得非常富有，显然这部分基于涉足有组织的犯罪。他很享受于满足唐娜各种物质需求，而且喜欢炫耀家庭的富足。唐娜记得他们一家驾着凯迪拉克在附近转悠，享受着他们假定正在激起的那种妒忌。父母将家庭的大好运气和优越地位当作为人父母的优势，但在这种情况下，唐娜实质上遭受的情感剥夺显得格外令人刺痛。

　　唐娜的母亲依然健在，唐娜出生的时候，她19岁，远远没有准备好照顾一个小孩。她有几次因为担心女儿而给我打电话，我从与她的交谈中感觉到她是多么地深爱唐娜。但是在唐娜出生的时候，她陷入严重的产后抑郁症，历时两年。尽管母亲从外婆那里获得了一些帮助（对于外婆对唐娜的照顾，每当提及，唐娜始终抱以深深的感激），但母亲仍然最多只能够给与她的小婴儿敷衍的监护式关注。在抑郁症期间，她从未脱掉她的睡衣。由于她持续感到疲惫不堪，她会让唐娜在婴儿床上无人照看地待上几个小时，即使是尿湿了床或者是大哭着也不去管她。偶尔，唐娜的外婆会将她救离这种最严重的忽视，但是她并不是总在唐娜左右。

　　尽管在那时我们还没有像今天这样拥有一些针对母亲的抑郁症和婴儿精神病理之间相关性（Cohn，Campbell，Matias，& Hopkins，1990；Field，Goldstein，Guthertz，1990；Tronick，1989）很有说服力的实证研究，但我直觉地感到唐娜不可能幸免于母亲严重的抑郁症状和随之产生的情感忽视而未遭受严重的情感伤害。从那时起，Beatrice Beebe 和她的同事们（Beebe，Lachmann，& Jaffe，1997）恰当地强调了当婴儿的母亲严重抑郁时互动修复是不可能的，他们解释说母亲回应的失败迫使婴儿去依靠其最原始的自我调节能力。他们的研究表明母亲的抑郁症因此而成为婴儿出生第一年精神病理的主要来源。

　　进入治疗后的几年内，唐娜就成功让母亲毫无防御地谈论她的幼年时期了。至少有一次，她知道了母亲曾在某种解离性的暴怒状态下割伤过她。唐娜把母亲形容为焦虑、幼稚和恐惧的人；她的描述说明母亲是一位有着很严重的广场恐怖的女人。在我遇到唐娜之前的那一年，她的母亲与丈夫——唐娜的父亲——分开了，而和一名女性寄宿者建立了稳定、持久的关系，唐娜开始的时候很讨厌这名女子，但随着时间的推移，唐娜更加接纳她了。自从失去了丈夫，唐娜的母亲总是陷入经济危机。在我第一次见到唐娜的时候，她母亲正在进行一系列文书的工作，据说在条件允许的情况下，她还通过从商店里顺手牵羊少量的商品来贴补家用。

　　在唐娜7岁和12岁的时候，她的母亲分别生了另一个女孩和一个男孩。在这两次，母亲又遭受了彻底的衰弱，以及漫长的精神病水平的产后抑郁症。她将对孩子的照顾工作大量移交给唐娜，唐娜讨厌这种角色，并且将她的不满发泄在婴儿身上。她的两个弟妹都有严重的心理问题。和唐娜一样，他们有严重的自我破坏倾向，并且很难与另一个人建立亲密的关系。

　　唐娜的父亲在她与我一起工作的第三年死于心脏病，他极少参与家庭的日常生活。他的工作和婚外韵事似乎已经说明了他对家庭的情感投入如何了。他是一个傲慢自大、刚愎自用、专横独裁的男人，他吓到了他的孩子们。唐娜觉得她从一开始就令父亲失望，因为她不是个男孩儿。她记得他坚持让自己看上去永远是对的。他似乎曾对女儿进行惩罚和诱惑的交替的侵扰。唐娜详细叙述了在她青春期的时候，父亲如何要求她和他一起淋浴，并且她心存厌恶地描述有一次父亲吻了她并且将他的舌头伸到她的嘴里。她被吓到，并且后来每当父亲靠近她时，唐娜就把自己锁在房间里。唐娜向母亲抱怨父亲的行为，却引来母亲对唐娜是"一个骗子和变态"的指责。

　　唐娜的童年可想而知是混乱的。尽管在走路和说话上早熟，但她在进食问题上反复挣扎，对被遗弃或被遗忘充满淹没性的恐惧，还总做噩梦从吉卜赛人的大蓬车上摔下来。她对自己成长的描述中不包含任何感到受别人尊重的回忆、甚至不包括别人识别她感受的记忆，除了爱她的外婆可能是例外。唐娜潜在的痛苦记忆与外公的去世有关。人们不允许她去参加葬礼，而是告诉她"上床睡觉和想想泰迪熊以及其他美好的事情"。她在幼儿园以及小学期间虐待过动物。因为去幼儿园而产生的分离是创伤性的。一次在学校，尽管她有严重的问题缠身，她还是能轻易得到 B 的成绩，因为她有超群的智力。从接近青春期开始，她采取了好斗者的身份而成为"异教徒"，并且和比较另类的学生们在外晃荡。在 12 岁之前，她对她的女童子军领队产生了强烈的依赖，她理想化了这个女人，并且指望获得她的情感支持，但这个女人忽然以一种极其恐怖的方式自杀了：她用一把电动小刀割断了喉咙。这对于唐娜来说是一次灾难性的丧失，尤其是在这样一个容易受感染的年纪，然而，没有人和她讨论过这件事情。

从唐娜开始记事起，她的父母之间就有暴力的对抗，最终在她十五六岁期间分居并离婚。家庭的瓦解似乎是她和女友进入共生式关系和性关系的直接触发因素，在这种关系中，她第一次体验到失控和自毁。这种友谊或许象征着对她母亲选择以女性作为伴侣的认同，也可能就是一段特别充满激情的"密友"关系（Sullivan, 1953），或者两者都有。她的放纵贪食、割伤自己、物质滥用和对别人的暴力攻击似乎都起源于这个家庭瓦解的时期，以及在我首次见她之前七年青春期的过渡时期。

治 疗 历 程

我在1973年4月开始会见唐娜，我应邀带领一个患有精神分裂症的妇女小组，这与我在当地精神健康中心的工作有关。她与"其她"的精神分裂症病人不同，她拥有更多的能量，但尽管如此，她的能量全都以敌对的方式表达。她当时在与那位负责收诊会谈的以色列社会工作者进行一周两次的治

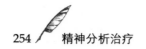

疗。几周以后，这位治疗师得知她将不得不搬家，就请我来接手唐娜的个体治疗。我很渴望获得对严重异常病人的心理治疗经验，而且一段时间以来，唐娜在精神分裂小组中的活力已经吸引了我。我开始与她展开了一周两次的治疗，面对面进行，另外还在小组中与她见面。(在她进入治疗的几年里，她有一次想要尝试躺在我的躺椅上，可是她刚一这么做，就不可抵挡地产生一种精神错乱的想法，即她是一个杀人凶手，而她也因此而很快放弃了使用躺椅的念头。)

初始阶段：建立治疗联盟

若是把我们治疗关系的头几年只说成是风波不断，就等同于把飓风说成是大风。唐娜怀着极大的愤怒开始了与我的工作，愤怒一部分基于她和妇女小组中其余病人的竞争，也有一部分基于被她的前治疗师抛弃的怒气，那时她已经开始试着与那位治疗师合作了。我提醒自己说这是一个好的迹象，尽管她憎恨女性和犹太人，但她已经能够与这位女性建立积极的依恋关系了。她也曾短期服用氟哌啶醇（Haldol），她对此有严重的过敏反应，而她的前治疗师错误地表明这种反应可能有心理成分。这次经历令她增加了对整个精神健康中心和精神健康专业人员的对抗。在与我建立的关系中，她偶尔有依赖和绝望的表现，但是大部分还是严厉的批评，攻击我的外表、我的衣着、我的解析、我受的训练等。因为我知道她心里的魔鬼有多强大，所以接受她的敌意并没有想象中那么难。

头两年，唐娜问了许多关于我的问题，其中大部分似乎可以翻译为"既然其他人在我这里都失败了，我如何能够预料你会对我有所帮助？"这些具体的问题包括我的政治信仰、我的家庭情况、我的专业训练、以及我的理论取向。我坦白而充分地回答这些问题，根据所受的训练，我知道偏执型的病人需要感受到治疗师心甘情愿的完全坦白。建议这样做的理由是偏执型病人投射得太多，他们或许需要有人告知他们所观察到的内容里哪些方面是准确的（以便让他们感觉不那么疯狂），同样或许也需要有人说出他们正在错误解读的部分（这样他们能够认识到他们常常正确地接收到一些现象，却错误地理解其含义。）这种工作风格也反映了一种认识，当一个治疗师毫无防御地回答问题时，偏执型病人会将其体验为支持，而当治疗师只是简单地回答问题，偏执型病人会体验到一种危险的虚弱或阴险的逃避。因此，我与唐娜之间典型的互动就会是"为什么你总是把头发梳成这个样子？假如你弄了一些很流行的东西，你担心显得太有魅力了吗？""事实上，我十分喜欢自己的头发梳成这样。根据我那60年代的审美观，这就是很有魅力。但是我猜你不会同意［微笑着］。"然后，我可能接着说："你知不知道为什么你今天脑子里一直想着我的外表？"

或许，我最早所做的干预就是同意她对于自己并不属于患有精神分裂症妇女小组的评价，这似乎提高了她与我合作的意愿。她抗议说："我知道我很疯狂，但是我并不是她们那种疯狂。"很幸运，我当时在参加精神分析的培训，而且正在学习鉴别精神分裂病人和在压力下产生的焦虑达到精神病水平的病人。我向我所在学院的一位老师请教了她的情况，他简单地说"她不是精神分裂症。"我没有采纳精神健康中心的专业前辈的意见，也没有对他们意见一致的精神病诊断提出争论，但是我能够说服我的老板，让他知道唐娜不太适合待在精神分裂症小组，既为了她本人好，也为了其她组员好，唐娜应该离开小组。唐娜离开小组的决定获得了支持，这令她感到既惊讶又解脱。

不知道为什么，尽管唐娜无情，而且有时成功地使用攻击，但我还是喜欢她。她是一个斗士，而我尊重她的愤怒。我能看出她没有精神分裂的病人身上的空洞和混乱特征，我也能看到她的敌意攻击似乎是在试探是否有人能够忍受她内心的生活。她花了数周乃至数月的时间在我面前走马灯似地展示了她假定是她疾病中最为恶劣的方面，她显然想看看我是否会变得惊恐而无助（像母亲那样），或者变得恼怒而专制（像父亲那样）。她不加节制地服用违禁药品，和她熟识的一大群男性和女性发生性接触，而且还时常割伤自己。她两度怀孕而且每次都堕胎。她似乎一遍又一遍地在说："你能

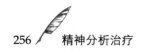

忍受最差劲时的我吗？"

　　在进入治疗大约一年左右的时候，唐娜才首次对我就某事给出的解释有所回应，而不是一味怀疑和贬低。我说她似乎有一个核心问题就是亲密关系和距离，而她很容易就同意了这种说法。她接受了一些我所说的东西，我吃了一惊，而且我第一次感觉到我所给出的一些解释性内容可能不会被拒绝。（即使我还没有读过 Masterson 关于边缘性自我状态的有效解析，我也能看出唐娜有一个核心冲突就是在人际关系接近时的被吞没感和被控制感，而当出现一定距离的时候，她又会感受到被抛弃。）然后，她下一节治疗没有出现。对她来说错过治疗是很反常的，因为尽管还处在不够稳固的初始阶段，但她过去在遵守预约方面已经是一个模范病人了。她总是按时到来，激动而敌对，不着边际地谈上约半个小时，而后当我们集中在一个主题上时，她才平静下来，然后在45分钟的治疗安排结束前的2或3分钟，她再次感到焦虑并且突然离去。正在我认为我终于触碰到她的时候她却消失了，这令我十分迷惑，但是我的督导表示唐娜正是在感觉到让我靠得太紧的时候需要撤退，这种感觉是对的。

　　（我从未以这种早期存在的模式来面质唐娜，因为我想支持她对袒露程度以及我们之间情感浮现的渐进速度有所控制的感觉。几年后，她能够待够整个治疗时段并且能够忍受我结束一节治疗了，我在那个时候说出她似乎变得更能够相信我会保持边界了。当和我在一起我看到她行为中自我保护和寻求健康的方面时，我尝试去理解而不做解释，而后在事情有所转变时尝试说出赞赏的话，这种倾向成为了我典型的解释风格。Fred Pine（1985）曾称之为"趁热打铁"。我想假如我对每一个细微的阻抗都加以解释，她会感到时时刻刻在受批判和控制，于是我节制了大量解释性的说辞，而为赞赏性的陈述让路。

　　接下来的一次，唐娜展现出了从我身上内化一些设定限制的能力。这个意外事件发生在我即将换工作的时候，当时我解释说如果她希望的话，我会在私人时间里继续见她，收取比她付给精神健康中心要低的费用（这样做是经过中心批准的；唐娜那些和氟哌啶醇恶果有关的诉讼威胁令官员们已经对给她提供照护变得警惕了）。她立刻挑战说："如果我不付费呢？"我回答说："那么我不再见你。"接着，我就遭到她一番关于锱铢必较和贪婪无度的令人头晕目眩、残酷无情以及慷慨激昂的指责，但是几年后，她主动说其实那个时候她的感受还包括一种隐秘的愉快，因为有人正在把她当作一个有能力负责的人来看待。她的家庭模式是直到她陷入危机才会对她有所关注，然后就是冲将过来接管她，并且把她当作一个无助的受害者来对待。

在那时，我在理智上知道我不得不把持的立场，但是在情感上我几乎是在跟着感觉摸索，相信我的督导，并且希望我没有正在犯下任何不可挽回的错误。在治疗联盟尚未稳定的较早时期，我对于关系感受的主要记忆包括唐娜顽固地将世界分裂为极少的好人和无处不在的坏人。通常她的妈妈是好的，而我和其他精神健康组织一样，是阴险邪恶、追逐私利、独裁专断以及毫无关怀的。倘若考虑到唐娜的母亲已经实实在在地深深辜负了她，但唐娜仍保持将母亲当成一个好的、爱的客体，我对她的决心感到敬畏。和其他的病人相比，正是唐娜更多的教给我一个可观察到的真理，即孩子们总是极其牢固地紧紧依附于带来创伤的照顾者（参见 Main & Hesse，1990）。

一次类似的关于设置限制的互动发生在下一年，当时唐娜处在暴怒中，我怀疑这无意识地与我提到即将到来的休假有关系，她流血不止而且威胁要自杀，把自己弄到精神健康中心的紧急服务部门，在住院部住院。在留院的几个小时后，她给我打电话恳求我介入来让她在72小时的强制性观察期结束前得到释放。（时代已经发生了根本的变化。在那个年代，普遍的做法是当病人签字进入医院治疗时，坚持让他们签署书面协议，以表示同意在离开医院之前接受至少3天的留院观察。）住院部的工作人员告诉她只要我同意她可以提前离开。他们认识我并且会很乐意摆脱这个令人恼怒的姑娘。我要求和唐娜说话，我所告诉她的要点是："你在知道你会同意在医院待3天的情况下签了名，你应该履行你的承诺，后天再出去。如果你这样做了，我会继续与你工作。"有一次，她因为我没能保护她而恼羞成怒，而且好几

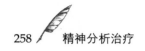

个月都对我发火，但是私下里（她后来向我承认），她因为被当作一个能忍受自己行为不良后果的成年人而感觉受到肯定。

在我们共同工作第二年的下半年，她说有些事情要告诉我：她信任我！从一个偏执型人那里得到这种声明，令人深深感动。但是，这也将治疗领入了我变成坚定不移的好人而所有其他权威人士都是坏人的时期。依我的观点，这只是微小的进步。在她周期性退步——常常与分离密切相关——的时期，她会出现在精神健康中心，要求立刻接受紧急治疗，然后就严厉批评那些毫无帮助的当班工作人员，怪他们不像我那样好。（例如，"你这个该死的婊子，我的治疗师，Nancy McWilliams，她从来不以这种可恶的麻木对待我，她是一个精神分析师，才不像你，你是个热衷药物、只会记录的笨蛋！"）这种行为可没有给我赢得很多朋友。我暂时忍受着我自己的偏执——我确定她将会激怒我所有的同行，使他们对我产生长期的不满。大约一年的时间里，这种担忧并非毫无根据。事实上，几位好心的同行曾设法向我表明我正伴着这个严重病态的女人走在一条错误的道路上，而她需要"好好管教"。

然而与此同时，唐娜开始有了可见的进步。在一些慷慨的医疗监督之下，她慢慢戒断了氯丙嗪，减少了黑市毒品的服用量，还完成了一定的与母亲和极度精神错乱的朋友们之间心理上的分离。她已经辍学，但是她的日常生活正在建立起来。她较少割伤自己了，而且自我伤害式的性行为少了。她逐渐减轻了一些体重。在她与我的约谈中，她的不着边际也少了许多，偶尔能够自我嘲笑了，而且较少会把谈话耗费在激昂的长篇大论中了。我开始感觉到我们之间开启了一种转变或者"游戏空间"（"play space"）（Winnicott，1971）。

漫长的治疗中间阶段

随着唐娜情况的改善，她开始能够忍受和我在一起更多时间，而且能够更多关注她对我的体验。她增加到每周3节治疗。她现在交替性地以理想化和鄙视态度来对待我，而我们有时候可能找到她态度的来源并且讨论。她对治疗的兴趣不断提高，而不是把我要么当作她即时需要的满足者要么当作阻挠者来对待，这种变化令我感到兴奋。她似乎拥有了更强的情绪容忍能力而不将其见诸行动，并且能将这些感受带到治疗室来，相信我能帮助她理解这些情绪。她超群的智力开始投入到对潜意识内容的探索过程中，她也开始表达对自己的好奇。她似乎正在对改变的可能性产生一些信心。

　　她的父亲在这段时间去世，而她在刚失去父亲的四个月内突然结婚。当她宣布要嫁给一个最近认识的男人的打算时，我怀疑无论我可能提出怎样的反对意见她都会很抵触，这样做只会增强她大步走入婚礼的决心，然而与此同时，我感到假如我什么都不说，我便没有尽到我的职责。所以我道出了我的两难困境："我想你知道作为你的治疗师，我必然要对任何在我看来你所做的冲动决定提出质疑，并且推动你去审视。但是我有一个感觉，就是你不会觉得这种做法对你非常有帮助。"她回答说"你的感觉完全正确。你什么也别说了"。她继续解释说，如果我一定要流露出哪怕是一丝反对的语气，那么我们的关系就会破裂，对她而言，向我坦白这一点以及在这一点上获得我的帮助都是很丢脸的。"无论你说什么，我都将这样做，"她声明，"所以你最好省下力气去说那些我想听的话吧。"我照她说的做了，很有意思，那次婚姻维持了好几年，而且尽管遇到些麻烦，却并非全然无益。唐娜选择了一个虚弱的男人，她有时会对他施以口头上和身体上的虐待，但是他提供了一种持续稳定性，这是唐娜不曾拥有的。

　　大约在她父亲去世的周年纪念日前后，她陷入了深深的忧郁，她依旧战栗地称之为"黑色抑郁"。尽管事实上对她来说难以承受，但我还在希望这证明了她在从唯一的偏执性敏感反应（paranoid sensibility）向克莱因（1935）所称的抑郁位（depressive position）和温尼科特（1954）后来创立的"关切阶段（stage of concern）"进行发展性前移。唐娜似乎是在哀悼，这在她的生命中还是第一次。她奋力承受这段时期，除了安定以外不用任何药物治疗，安定是在她戒断氯丙嗪时开的。她下定决心在不服用抗抑郁药物的情况下熬过这长期迁延、且确确实实非常痛苦悲伤的过程，这真是令人鼓舞。假如我是现在治疗她，我可能会建议她试用较新的抗抑郁药中的一种，但在那个时候，在请教了我的一位精神病医生朋友之后，我坚信当时可得到的药物可能都有危险。它们大部分有令体重增加的副作用，这会破坏唐娜的健康和自尊。加之，单胺氧化酶抑制剂较为严格地要求避免某些特定的食物，而我认为唐娜不能很好地遵守，而且三环类的抗抑郁药对于任何过量服用的冲动类病人都是致命的。对于她以不用药物帮助和不放弃治疗的方式从严重抑郁症中活过来，我至今依然感到无限敬佩。

就在这个她为父亲悲伤的时期，我恰好生了一个宝宝。当我在六周的休息之后重新现身时，唐娜从最糟的抑郁状态有所反弹。她投身于一个法律角逐去争夺父亲的财产（每样东西都给了他的新妻子），这样她能够为母亲、弟弟、妹妹和自己保住大量的金钱。这还是第一次，我看到她合法、恰当且有效地使用她的敌对姿态。（有趣的是，这些遗产中没有一样真的交给了唐娜。她母亲的窘境和她大量无意识负疚感相混杂注定她最终将一无所获，（她没有能力承受一次成功及从中获益）这样就再度制造了她早年那种被剥夺的情境。）

整个治疗的头两年，她依靠定期的残障津贴和母亲偶尔的施舍过日子。现在，由于她的收入包含了丈夫不多但定期的薪水，她主动提出要增加她付给我的费用。这类慷慨是她最动人的特质之一。她偶尔会给我带来一点家里做的松饼或一束鲜花或她画的一幅画。尽管会有令人绝望的倒退时期，但她从没在两节治疗之间的时间里给我打电话来滥用我对她的帮助意愿。我明白她提出提高我的费用部分为一种受虐行动，部分为一种转变，从她无助的心理病人主导身份朝向健康的转变。我接受她的提议（我收的费用低到足以体现我自己包含其中的受虐性），并且通过向我支付更为正常的费用，她似乎感受到一次尊严的提升。在第一年间，我会接受她偶尔带来的礼物并且不做过多的解析（后来我们共同发现，常常是在她试图抵消和消除对我的负面情感时，她就会给我带来礼物。）我会拒绝任何看上去表达了自我破坏水平的善意给予，而她的慷慨从未具有这样的特征。不幸的是，唐娜依旧非常偏执以致于自己不能担当一名拿工资的雇员。她曾在一个银行做了几周出纳员的工作，但是就在获得提升的时候她出现了严重的代偿失调，从而令自己遭到解雇。

在我们一起工作的第四个年头里，唐娜的见诸行动具备了相对特定和可分析的特征。有一次，她浅浅地切开了自己的喉咙，这可以理解为体现她对过去那个女童子军领队潜意识认同的行动。她与一位摩托车手展开了施虐受虐的性关系，他的力量打动了她（在这种移情中，她将关注从母亲身上移向父亲）。两人热衷于灼烧唐娜的乳头、捆绑、用尖锐的物体插入体内等类似的活动。她对此并不多谈，但是她割伤自己的情况少了很多。我安慰自己说至少他的自我伤害方式终于是客体关联（object-related）的了。（假如我是在现在做她的治疗师，我会对她的行为提出比较激进的面质，同时遵循Kernberg 和他的同事们［例如 Clarkin 等，1999］所推荐的思路。而在那个时候，我实在害怕我说什么都不会对她的行为起作用，而且我觉得与我只是保持倾听和努力理解相比，试图阻止她或许会更糟，并且铁定无效。）我花费了好几年的时间才意识到我作为一个治疗师拥有多大的力量，以及将这种力量运用于对自我破坏行为的约定中会是多么有价值。

我们分析了她自我损毁模式的许多方面（向父母各自的残忍认同；重复婴儿期时母亲割伤她的经历，从而魔法般地令母亲与她同在；向她生活史中自我虐待的人们认同；象征性地自我阉割；与手足们竞争充当最病态的角色；求助的呐喊；身体自我的稳固——她后来说"我必须通过挨个伤害我的身体部位来认识它"；还有更加核心的，即努力反复确认自己活着、自己存在。）但是在古典精神分析方式下，要到症状在移情中呈现并且得到处理，症状才会完全消除。一天，唐娜感觉我误解了她（我不再记得我说了什么或是本该说但我没说什么），她变得狂怒不已且语不成句。她冲入治疗室的卫生间，割开了手腕，然后握着手臂出来，血滴在地毯上。我磕磕巴巴地建议她试着用语言来表达她的感受，但是她沉默地瞪着我，然后在明显的气愤中离开，只是在那天晚上怀着最终还是永久疏离于我的恐惧给我打了电话。我反复向她保证我会像往常一样期待着和她在下一节治疗中见面。就在我们一起思考那次会面时所发生的意外事件的时候，她能够看到割腕举动充满怨恨的一面，这显然是一个武断的行为中最后主要的潜意识决定因素。自此，严重的自己割伤事件未曾复发过。

在唐娜往身上做了纹身的那节治疗之后，她变得非常投入。然而，在20世纪70年代这种纹身极少出现在美国中产阶级的妇女身上。我将此行为视为一种对更为原始的自我损毁动力的升华。她则将其视为自己艺术感和美感方面的表现，这一方面正作为她最大的资源开始出现。施虐受虐的性关系和纹身均在接下来的三年中淡去。随着唐娜慢慢地越来越健康，她对布满整个手臂的纹身感到难堪，她会穿长袖衬衫来遮掩。但是后来，她仍然认定这些纹身是她曾经多么疯狂的真实写照，她并不以曾经的疯狂和获得康复而感到羞耻。她告诉我"假如人们将因为看见这种证明我曾经发过神经的代表物而鄙视我，那么我无论如何也不稀罕他们的友情。"

1979年，唐娜开始了一次强烈冲突但最终获得成功的抗争，减少了对所有种类药物的依赖。在此之前她对高剂量的安定严重成瘾。她利用我生第二个孩子那六周的休假时间，去向我的一位同事求助，接受缓慢的、系统性的安定使用戒断的监控。她唯一一次以暴力见诸行动的高峰就出现在这一时期：她在一次减量服用药物后被焦虑所吞没，而且再一次跑到精神健康中心要求一些迅速的药物干预。当正在紧急服务处当班的社会工作者说她应该等着见一下大夫时，她用她镶满长钉的铁手镯向这位社会工作者猛击过去，幸好她的摩托车手前男友和她一起去的，他敏捷的插手，才让我的同事逃过下巴断裂的厄运。唐娜当时在上空手道的课，而且那是一次真正的身体威胁。

在治疗中处理这一事故时，我告诉她那位社会工作者是我的一位好朋友。（这是真的。我袒露我的这份友谊是致力于瓦解她的分裂的倾向，我正试图传递这样的信息：尽管从唐娜的观点来看这位女士可能行为上不够体贴，但她并非必然是个坏人。）在无法将自己的暴力方面归因到"外在的"坏人世界的情况下，唐娜在意识上感觉到懊悔和羞愧。再一次，正是移情关系中的症状体验令情况发生相应的改变。大约就在那个时候，她的分裂开始由更为正常的矛盾并存形式所替代；在同一个小时内，她既能感受到对我的恨也能感受到对我爱，并且她能更深入和细致地谈论其他人。

　　一个这种冗长治疗的纲要不足以传达出唐娜缓慢进步中的来回反复。甚至比大部分病人更甚，她在任何明显的成就之后，接踵而来的都是陷入大步的倒退。每一次我在治疗中为她的进步而感到强烈澎湃的兴奋后，就要开始担心接下来一次的预约见面。但是贯穿所有的起起伏伏，无论她的自我状态如何，她所拥有的某种力量都深深触动着我。例如，像许多偏执型的人那样，她对我的表现如此高度警惕以至于她从未错过任何蛛丝马迹。尽管事实上我最得意的专业成就之一就是被一位同事称为"鼻子哈欠"（nose yawn）的完美表现，但我一次也没有在唐娜面前成功地打一个不动声色的哈欠。

　　唐娜非凡直觉力的一个生动例子是关于她对当地一个众人皆知的古怪男人的感觉，这个被称为"床单人"的男人相当明显有偏执型精神分裂症，他在我所工作的社区主干道上闲逛，身穿一件像床单一样的白色袍子。一天，唐娜在针对精神健康专业人士们的玩忽职守发表长篇大论时，因"床单人"的处境产生了强烈的愤怒。她强调"他过去至少看上去身体是健康的，可现在他看上去苍白而憔悴，而且他的脚在流血。他**变了**。他有大麻烦可是没有人在帮助他！"我相信她的难过其实是对自己没有得到足够帮助的感受的置换。据此，我把这个信息带入移情，解释说这好像是她对我没有注意到她某些方面痛苦的愤怒的置换。我推测她较多地将我体验为像她抑郁的母亲，没有对她宝宝的困苦作出反应。她勉强接受我对她强烈关切"床单人"的分析。第二天，床单人刺死了他母亲。唐娜以看上去有些不太明显的自鸣得意开始了下一节的治疗，而我不得不承认她的敏锐比置换更胜一筹。

　　1982年或者1983年中的一段时间，我开始明显听到唐娜已经内化了治疗中的自我观察，自我观察是我到那时一直鼓励的方式。第一次我注意到这个，是在当她反复叙述一次派对情景的时候。在那次派对上，另一位客人是她立刻就感觉不喜欢的，此君不断吹嘘她首饰的价钱和品质。无论何时如果有另一个女人和唐娜有所竞争时，她的自动反应就是试图侮辱和挖苦对方。然而这一次，当她即将要发射她常用的讽刺炮弹时，她停住了，而且去想**为什么**这个女人要这样炫耀。她问了几个问题让对方吐露实情，从而得知她的父亲在她13岁时抛弃了她的家庭，而她仅有借助父亲送给自己的手镯来记住父亲。唐娜骄傲地宣布："所以我理解她为何如此看重她的首饰。"就在我满心欢喜地等待我预期她会说出同情的话时，她补充说："所以我意识到我不是非要**公开**羞辱她不可。我可以仅仅在脑海中消灭她。"这何尝不是一个巨大的心理成就啊！

伴随着大部分这些内在的发展，唐娜的大量行为有了积极的转变。她渐渐变得不那么依赖原生家庭了，而对她的所有亲戚们则变得比较诚实和友好。尽管我们没有把她的贪食症当作一个目标症状来集中处理，但贪食的现象消失了。她的自杀和杀人的先占观念（preoccupations）不见了。她不再陷入危机、紧急救助和恶性退行。尽管她丈夫因为不堪忍受在她身边遭受的虐待而与她离婚，但他们依然保持亲密而互爱的朋友关系。离婚后，她有生以来第一次成功地独立生活，这可是在我刚开始与她工作的时候无法想象的成就。

在1982年，她遇到一个男人，她与之发展出一种非常平静且充满深情的关系。在她们开始约会大约一年之后，两人在一间天主教堂结了婚，选择在那里为了表达唐娜与她孩提时代的宗教传统的关系得到和解，她曾经满腹敌意地抵制这一宗教传统许多年。这段婚姻顺利发展了近十年，直到她丈夫遭遇了一次工伤，而后对止痛药非常上瘾，以至于行为开始变得冷漠无情而不再可信，并如恶劣的瘾君子般索取无度。那时候，她已经停止见我很久了，但她有能力凭着微薄的支持来秉持自我保护和不给他伤害自己权利的立场，而且当他坚持不把唐娜不可逾越的界限当回事儿时，唐娜与他离了婚。即使他们的性关系不如唐娜与前男友之间因为非常大胆放纵的性受虐行为成分而那么令人兴奋，但在他们关系很好的那些年，他们却能拥有一种温暖的关系。事实上，她会心存疑虑地回顾她生命中与前男友一起度过的那一段。

在20世纪80年代早期，唐娜有了一条狗。最初的时候她会虐待这个动物，但是渐渐地，面对它对她执著的情感，她变得越来越会养育它了。在那之后有一段时间，她因为认为自己应该放弃生一个小宝宝的愿望而感到悲伤不已。她觉得在失去自己生育能力之前，她不能够成功达到照顾一个婴儿所需的情感准备状态。然而，在1986年，唐娜怀孕了，而且尽管我们俩都很紧张担心她可能会患上和她母亲曾经一样严重的产后抑郁症，但她还是决定生下这个孩子。经过了较为顺利的妊娠期，她生下了一个女孩儿，她能够以不同以往的反应来对这个女孩履行母职。在唐娜从生产中复原的头几周，我去她家探望过几次，我发现她与女儿之间的依恋关系十分动人。唐娜身上没有出现任何严重抑郁的迹象。她与丈夫双双醉心于父母的角色。最终，在丈夫出意外之前，他们能够负担得起一所房子，位于一个住着其他年轻夫妇家庭的安全街区。

如今，唐娜的女儿已经将近20岁。她像一个小孩子一样害羞和退缩，而且在小学阶段被诊断为某种学习障碍。青春期对她来说也很艰难。为了回应她的困难，母亲确信她需要拜访一位治疗师。最后，母亲想办法让她进入了一所全是认知和情感困难孩子的特殊学校，在那里，教师们给予她温暖的个别关注。在那样的环境下她活跃了起来。她现在有了一个男友，而且成长中并没有任何她母亲年轻时候那些色彩斑斓且自我破坏式的病态心理。剩下的就要看她和唐娜将如何成功地应付她成人后的分离过程了，但是至今为止，唐娜对于失去她的焦虑和因与一个易怒的青少年生活在一起的愤怒似乎都处于正常范围内。

工作的问题还是唐娜所有改变的领域中问题最大的部分。在整个我们共同工作的过程中，她产生了许多职业的设想，有的宏伟浮夸，有的相当实际合理。虽然她只可以在短时间内保住工作，但她所有这些受雇经历最终在她偏执的暗礁上扎根，在获得雇主的赏识或提拔时尤其如此。她最为成功的工作是在她女儿出生前几年为一家本地的大学联谊会会堂当厨师，那是一个兼职工作，她基本上独自工作而且当自己的老板。尽管有几周她被焦虑和倒退纠缠得几近崩溃，但她还是成功地维持了这份工作很长一段时间。报酬微不足道，但学生们很喜欢她，而且这份工作满足了她天马行空的创造力。她将自己的角色，一位熟练的厨师，视为她本性中口欲的最佳升华，而这些口欲特征曾经看上去是那么令人恐惧。

治疗结束阶段

在20世纪80年代早期，唐娜的进步发生在治疗逐渐不那么密集的情况下。1981年，她和我将会面从每周3次降低到每周2次，在1983年，我们变为每周1次预约会面。这两次减量都是因为我工作地点的变化（我慢慢地将我的实务工作移到了一个离她相当远的镇上），但这个减量也与唐娜的意愿是同步的。1984年上半年，她表明想要试着每两周见我一次，同时，如果她在两次见面之间的那一周出现恐慌，她可以要求与我见面一次（她从未觉得有必要发出这样的要求）。大约一年以后，她决定改为"按需"见我。她发现自己很少需要治疗，尽管有时候她会给我打电话简明地询问个别问题，而有时候她给我打电话只是想在答录机里听听我的声音。她自然大方地把这种自己循序渐进式地减少与我联系说成是断奶。

到了我们工作的第十年，我就明确知道唐娜已经在质上有了不容置疑的好转。她渐渐减少与我联系感觉上像是开始了一次自然而且基本上自发的分离过程。她呈现的所有问题不是已然消失就是得到了显著改善：包括割伤自己、杀人想法、自杀想法、贪食、不安全性行为、物质成瘾、极端偏执以及强迫症状。然而，从精神分析的观点来看，那年她带着前来治疗的这个梦是更加重要的里程碑：

"我在一家精神病院，但是精神病人们在上锁的门的另一边。我意识到我不是精神病人，我在外面。我注意到我非常饿，于是我去医院的食堂想弄点吃的。当我带着食物去交钱时，收银员告诉我我不能吃，只允许病人们吃这种食物。我开始离开，但是后来我意识到这不公平。我返回到收银员那里，据理力争，表示即使没有病的人也有权利吃东西。她被我说服了，而我得到了食物，并且带着食物离开了医院。"

治疗结束后的观察

从前面这个梦能明显地看出，唐娜的治疗帮助她建立了对自己作为一个人更为积极的感受，无论这个人有没有精神障碍都有资格获得养育，这个人也可以以恰当地、解决问题的方式为自己抗争。她的客体恒常性和自体恒常性都有所提高。她调节情绪的能力有了实质性的提升，伴随而来的便是见诸行动的减少。她能够将他人和自己视为包含了负面和正面特征的整体的人了；她也能够体验和容忍相互矛盾的情感了。她能干地处理家庭的困境，而且和她的双亲相比，她对女儿实在好得多。她和我都认为我们成功地打破了创伤反复重现的循环，这种创伤早在她能够去探索之前很久就已经是她家庭的特征了。

在和我进行治疗期间，唐娜所经历的最好的人格转变恐怕莫过于她有了幽默感。曾经，偏执性的冷酷形象只有在偶尔的尖锐讽刺时有所缓和，现在，她会对自己的弱点进行充满智慧的诙谐评论，也乐于用我的弱点来和我逗乐了。除了当她陷入惊恐、或陷入促使她给我打电话的特殊事件以外，她是我所认识的最风趣的人之一。事实上，甚至当她真的惊恐时，她的幽默感也没有完全离她而去。她在几年前给我打过一次电话，她非常害怕，女儿一个朋友的父亲将要以可怕的方式报复她，因为在那个男孩欺负女儿时，唐娜严厉地斥责了他。她以那种旧有的无助语气祈问我："我该怎么办？"我建议说："噢，你可以考虑道歉。"她立刻就开心了起来。她大声说："我从没有想过这个！这应该管用。你看这就是我想和你保持联系的原因，你太有用了。"

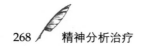

（这类以我的立场给出的轻率建议不是我在治疗期间的风格，但现在，我们已经结束唐娜的治疗很多年，她和我建立了一种更加放松的谈话方式。）

在过去十年中，我和唐娜会有平均每年4、5次的谈话，有时候是她因为某事而心烦意乱，有时候则仅仅因为她想念我，想知道我还好吗，想让我熟知她生活中的事情，还想充满深情地直接向我表达她的爱和感激。我发现自己永远很乐意在电话里听到她的声音。对我们两任何一个来说，很难在情感上记得我们相聚的早期有多么艰难。

自从唐娜在20世纪90年代慢慢与我分离，她就开始在另外几位治疗师那里咨询。这是综合了她与我的地理距离、她轻度的驾驶恐惧、以及她对是否也能够和其他人进行治疗性工作的好奇这几个因素后作出的决定。她的某些经验是失败的，但有几个却进展顺利。将他人用作支持性资源的能力是她治疗早期的主要成果之一。随着女儿度过了她自己的青春期分离以及对父母离异的反应，唐娜产生了预计中的痛苦，她在恰当的指引下向外求助。她见了一位慈爱而能干的治疗师许多个月，他曾经是我的学生，在他的推荐下，唐娜参加了一个辩证行为治疗小组（Linehan，1993），她发现很有帮助。她对自己的成就感觉良好，也为她的女儿感到骄傲，并且对自己如此奋力争取的改变充满欣赏。

我相信唐娜在与我的长期合作中获得了本质而持久的进步。她依旧会因为众多的焦虑、不时的偏执念头以及有时候的癌症恐惧复发而受苦。她正发现女儿的青春期也是一个挑战，但是这种家长式的反应几乎不带有病理性。尽管没有人会选择唐娜作为精神健康的典范人物，但也不会有哪个新认识的人立刻发现唐娜有或曾经有过严重的精神问题。我有一个几个月前偶然遇见唐娜的同事说她是一个"古怪而可爱"的人。几年前她的一位朋友问她是否可以来找我做治疗，因为她很羡慕唐娜，并且接受她的建议将治疗作为一种她某些问题可能的帮助来源。

事实上，唐娜可以读到这一章，她也热心地答应这次如此内容详细的公开，在我看来这证明了她的自我接纳，她对自己的成长和成熟的利他主义精神感到骄傲。她希望她的故事将激发治疗师们对他们最为病态和麻烦的病人保持信心，相信一种朝向成长的天然动力最终将在病人们努力理解和包容那些中毒、恐惧和混乱情感的情况下出现。在我告诉她我详细描写了我们的工作之前，她就曾对我提过她也在考虑将自己生活的记述写出来出版一类的事情。

我还有其他几个依然保持联系的"长长程"病人，对他们中的每一个人来说分离都是非常深层次的瓦解，以至于假如可能的话就不让他们承受这样的压力。（对我来说明显运用了首要的希波克拉底原则［新医生入行时所立的誓言］——"首先是不能造成伤害"，这正是对那些对丧失、忽视和分离有深层倒退反应的病人禁用短程治疗的原因。）正如我前面所提到的，我的大部分同行似乎也都有一小把这样的病人，通常都是在他们参加临床工作的早期就会拥有这样的病人，这些治疗师因良心使然而从来不会合理化地抛开病人。那些几十年来和我保持一定联系的人们全都经过了最初几年每周至少见我2次、然后逐渐减少到每周1次或更少的历程。除了见证他们每个人成长的欣喜以外，和他们一起工作最大的满足感，就是阻止了创伤代际传递所获得的快乐了（Main，Kaplan，& Cassidy，1985）。

把唐娜的故事写出来最令人满意的一点在于有个机会展现对一个困难病人治疗的成功。但是我想强调我并没有认为我的经历与众不同。大部分精神动力学治疗师都治疗过他们自己的唐娜，同样有效地将精神分析理论包含的耐心、坚韧及安慰相结合。对于治疗师来说，这类病人提供了一次完整的专业教育。不幸的是，我们的专业成就从未得以转化为精神健康的官方数据，部分因为独立开业的保密本质，也部分因为许多治疗师实质上对这些极麻烦的病人所作的正是预防其发作。一个治疗师几乎无法提供可靠的证据来说明自己阻止过的自杀人数、或避免过的精神病爆发数量、或使住院变得没有必要的次数、又或让受虐儿童不再受苦的数目。

我们这种在精神健康机构中工作过一定量时间的人已经看过像唐娜一样的众多病人来来去去。他们在陷入危机时到来，激怒和耗尽那些试图接

触他们的工作人员的精力，他们还诱发出机构的反移情，既包括控制政策也包括拒收政策，这对他们没有长远的好处，反而只是筑起他们对权威机构的绝望与敌意。他们最初以病态的青少年面目出现，然后转变为病态成人，他们有着通过与孩子共生来治愈自己的强大幻想。他们不能很好地对待孩子，耗尽了朋友和亲戚的资源。他们一个接一个在医生那里消费医生们钟爱的药物。他们变成"旋转门（revolving door）"式的病人（译者注：反复进出治疗机构而不能治愈的病人），在发展道路上的每一次重要事件中，他们都会出现可预知的崩溃，他们的疾病都因为紧急治疗和住院治疗而耗费好几万美金（通常是公费的）。他们的医疗记录变得和电话黄页一样厚。然而一旦安全地投入到一次心理治疗过程中，哪怕是一个精神病性的错乱病人，也通常能够因为拥有一个倾情投入的治疗师而避免住院。假如我们的治疗构想一直能获得成功，并且我们防止无休止的心理疾病循环重复的愿望能够实现，那么我们的精神健康政策一定要为唐娜这样的病人提供更多空间。

注　　释

1. 这一章是在 McWilliams（1986）发表的关于唐娜的文章基础上扩展而成的。我很感谢霍沃思出版社（The Haworth Press）允许我在这里发表扩展和更新的版本。

第 十 章
精神分析治疗的附加课程[1]

一个人在自己心中知道一件事，与从外部的某人那里听到这件事是不同的……在生命中的紧急关头并肩，爱是伟大的教育者；而且正是凭借最接近的他人的爱，不完整的人类才能够尊重必然存在的需要……

——Sigmund Freud（1916, p.312）

贯穿整本书，我都在强调真诚在精神分析理念中的核心地位，也在强调当病人们渐渐越来越多地向一个他深深依恋和尊重的人道出他们最为私密的想法和感受时，那种深层的受益能够自然增长。发自内心的谈话以及得到重视的体验建筑起精神的栋梁，来支撑对生活的承受力。除了这个内在情感支撑的发展，大部分病人还从治疗经历中吸取了大量有帮助的信息。我想在这一章中谈论一些这种信息。

当我们鼓励人们去倾听他们的感受时，当我们帮助他们在自己内部寻找所要的答案时，或者当我们以他们能够更好理解并且包容自己人性的方式去将他们的痛苦概念化时，我们假设所有人都有潜力去获取智慧，这些智

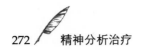

慧是关于生活的，关于我们是谁和我们追寻什么，关于什么是可能的而什么是不可能的，关于什么是能改变的以及什么是必须去哀悼的。在心理治疗中，即使治疗师一方完全没有刻意努力成为教师，病人们也能不断地学习到超越他们个人历史及冲突琐碎细节的内容。

当然，任何个人从心理治疗关系中学到什么有赖于在此人的家庭或亚文化中什么样的知识是无法得到的或者是禁忌的。例如一个人需要学习抑制愤怒表达的新技巧，而另一个人则发现将愤怒表达出来可以是一种达到所追求目标的有效方法。就像我的一个病人表明她从来不知道对自己的孩子有敌意幻想是正常的一样，一些病人在心理治疗中所学到的东西构成了于他们而言全新的信息和观念。而且病人们所学到的东西中，有些正是他们在理智层面所"知道"，却从未在情感上接纳的一些信息。因此，我的一位病人说道，"我本该在我们治疗开始的时候就告诉你，我害怕遭到拒绝，可我不知道这严重到一直影响着我做的每一件事情的程度。现在我**感觉得到**那种害怕，并且对这种情感的认识有助于我应付这种情感。"

关于精神分析的知识

人们普遍认为精神分析传统中的"智慧"已陈旧不堪，又有着文化上的局限性，而且被弗洛伊德那怪异而过时的偏见污染得不可救药。然而请注意，这一类批评或许只说对了一小部分事实，Drew Western（1998）观察到"像歌星猫王一样，弗洛伊德已经去世许多年了，但依旧时常被引用……大部分临床工作者都报告说他们在一定程度上依靠精神动力学原理工作"（p.333）。由于精神分析的真知灼见已经渗透到西方文化之中，人们将一直把这些洞见看作是常识，这一渗透性过程既有积极效应又有消极效应。一方面，精神分析的观念让大众在许多问题上获得多种多样的收益，包括医院的小儿科护理、法院的儿童监护政策、以及歧视造成的心理后果等领域。诸如"认同危机"、"防御"、"否认"、"依恋"、"内向"、"升华"和"弗洛伊德式口误"一类的词汇，曾经是精神分析师晦涩的术语，而如今只是常识性的说法。另一方面，就在公众心目中建立对精神分析的认识而言，把那些观念框架当作普通知识比当作精神分析通用知识更有帮助，只不过那些观念会有些问题、违反直觉或很值得质疑（例如死亡本能地存在、阴茎羡慕在女性身上共有的中心地位。）在本书中，我会努力重申这些被驱逐的观念的地位，在后弗洛伊德时代，它们就似乎成为精神分析的基本常识性观念了。

与这个传播过程平行，大多数当代心理学家、精神病学家和其他精神健康专家们对精神分析起源的不熟悉造成了一种古怪的现象：没有精神分析背景的人们不时地重复发现一些其实都是曾经属于精神分析领域的知识。心理治疗发展早期的行为主义运动（e. g., Wolpe，1964）在将认知功能最小化的方面追随了大多数学院派实验主义者。然而，随着这一运动的推进，许多行为主义的从业者对相同的认知现象印象深刻，尤其是当他们探索诸如抑郁（e. g., Beck，1976）一类的问题时，发现有关痛苦的认知正是苦难的中心，而这些现象早已令分析性的治疗师们着迷了几十年了。

由于行为主义、精神分析、人本主义以及系统取向的所有学习人类本质的学生们在密切关注并努力理解的都是同一种动物，所以来自不同传统的细心观察者们会获得相似的结论和提出相似的干预方法，这不足为怪。但是这个过程也带有反复做无用功的味道。当临床心理学中的行为主义运动将"认知"加入到该学派的特征当中时，其倡导者将这个领域据为己有，但精神分析治疗师们在这一领域早已正当合理地保持了特有的能力许多年。随后，非分析性或反对分析性知识的专业人员宣称他们在意识和潜意识思维过程方面有着优越的专长。当前在学院派心理学家当中存在着一种事实上的家庭手工业的风气，他们发掘出一些实践派治疗师和咨询师们已经知道了几十年的事情，并给它们另行命名，还声称如今科学研究正悄悄通向革命性的新发现。例如，"火星人"可能很难辨别 Klerman 的"人际治疗"（Klerman，Weissman，Rounsaville，& Chevron，1984）和短期动力性治疗，前

者声称这种治疗在中度抑郁的疗效方面有着实证研究支持的可与药物治疗相提并论的疗效。

在目前对生物性精神病学热情高涨的气氛下，在"谈话治疗"与药物治疗之间产生了一种错误的两极对立局面。事实上，心理治疗和精神药理学有着解不开的互赖关系。在最为具体、实践的层面，医生想要病人服用药片，必须依赖基本的精神分析原则，例如建立治疗联盟，表达共情，以及克服阻抗。身体与心理、甚或认知与情感之间的两分法假设长期存在（这个假设通常追溯于17世纪哲学家莱恩·笛卡尔的二元论），当代神经系统科学已经披露这一假设站不住脚，在这种意义下，心理治疗与精神药理学也是彼此互赖的。正如我们所知，大脑化学作用影响我们体验自己和世界的方式，我们也知道某些特定的体验——包括心理治疗——也影响我们的大脑化学反应（Goldstein & Thau，2003；Schore，1994；Solms & Turnbull，2002；Vaughan，1997）。

无论心理治疗师是否要从一个博学的权威地位公开给病人提供信息，他们都永远且不可避免地卷入一种教学。大部分经典的解释（例如，"你害怕你的敌对情感会伤害到我，就像你感觉它们会伤害到母亲一样"）都带有隐含的再教育信息（"不论你如何断定，敌意的情感并不是那么危险"）。表面上是收集信息的问题，但提问的语气也能够发出教育的信息（例如，"所以你直到二十多岁才懂得自慰吗？"传递出"大部分人比那更早就自慰；这里可能有些东西需要探索一下"）。除了以这些方式传授信息以外，当感觉到到病人在某些领域有所误解，而这些领域恰好是精神分析中的常识，很少有治疗师会恪守规则而克制住使用直接教育性影响的技术。诸如"潜意识的矛盾冲突反应非常普遍"或"当家庭出现问题的时候，孩子们通常会责怪他们自己"或"不存在完全没有矛盾的反应"一类的说法代表了各种可能对精神分析取向的治疗师来说是常识的信息，对病人来说是却可能传递了新的观念。

我在第四章当中谈到一些方式，分析性治疗师帮助病人学会在组成心理治疗的复杂人际关系中扮演他们的角色。或许除了在治疗上最为老练的病人外，对于大部分病人来说，一定数量关于治疗过程的直接教育是治疗成功的关键。除了实施这种定向功能以外，精神分析治疗师还倾向于避免直接明确地说教，因为他们最关切的是帮助病人找到他们自己的答案。然而，有些这样的答案有一个共同的性质：那就是它们易于被那些在治疗师的协助下坚持不懈努力学习的人发现，这样，病人们越来越深入地认识自己和世界。在这一章，我将涉及那些在正常心理治疗过程中易于被吸收的知识。我将这些洞察归纳为几组：情感、发展、创伤和压力、亲密和性、自尊。最后，我还有一些评论，关于如何获得一种能够有所接纳和原谅的真诚性情，亦即如何达成心理的平静。

情　感

铸就心理治疗的基石之一就是谈话可以助人的信念。即使我们没有个人经验和临床经验来支持这种信念，我们也可以为此信念找到大量实证研究的证据（e. g., Pennebakerm 1997；Smith，Glass，& Miller，1980）。无论我们是否曾经对着病人宣讲自我表达的价值，许多来找我们的病人并不知道这一点，这是他们跟着我们学习的事情之一。分析性治疗师最常被问到的问题之一就是"谈话怎么帮助人？"（参见 Luepnitz[2002] 对此提问所写个案研究的漂亮回答。）大部分从业者对这种质问会作出一定回应，哪怕仅仅是说"或许你在担心谈话只会让你感觉更糟"，这一共情的努力也传递出这样的可能性，即长久来看，谈话能够让人感觉好一些。而且随着时间推移，我们的病人的的确确能明白谈话很有助益，尤其是谈到那些他们之前从未说出来的事情。

我们的病人中有许多人在治疗里学到的相关课程就是弥漫和烦扰的情感状态可以被加以命名并顺畅地整合到认识当中。有时，当治疗师把这些情绪状态本身看作是被防御所掩埋的"正在显露的"情感时，他们事实上正在标定一种情感，这在病人的记忆中还是第一次。治疗师犹如镜子反射一般所想到的东西有可能被病人当作新的认识来吸收。也就是说，治疗师或许以为自己只不过正在以侧重感受的语气复述病人已经表达出来的东西，但病人可能觉得是之前没有被准确清晰表达的知觉现在有了形状和颜色（参见 D.B.Stern，1997）。与其说是这个病人的体验被"反映出来"，不如说是病人的体验被给混乱定型的语言力量**条理化**了。Bollas（1987）所称的"想不清的认识，未经思考的所知"（unthought known）变得能被了解、表达，以及情感上得以整合了。"述情障碍"（缺乏有关情感的语言）、心身问题困扰的病人（参见 Krystal，1988；McDougall，1989；Siffneos，1973），似乎花上一辈子才能取得微小的进步，但依旧在痛苦的漫长岁月中学着命名那些情感，将这些情感说出来并且和别人分享。Judith Kantrowitz 和她的同事们（Kantrowitz 等，1986）对精神分析治疗的结果进行过一个全面追踪的纵贯研究，发现病人在情感的感受力、忍耐力、复杂度、及调节能力方面均存在显著而持久的变化。

　　在一个精神分析师们显然会感兴趣的项目中，Shedler、Mayman 和 Manis（1993）研究了一组人，他们在自陈式问卷中全都看上去非常健康，然后让经验丰富的治疗师们来区分那些似乎真正健康的人和那些似乎基于对潜在弱点的防御性否认而表现出表面上健康或虚假调整的人。在他们认为有"精神健康假象"的一组中，他们发现了显著的健康隐患。技术精湛的治疗师们在这项研究中分辨出了高度防御且抗拒治疗的个体，由这些人组成一个治疗性的病人亲密小组，McDougall（1985）称这些病人为"正常样病人"（normopaths）和"抗精神分析者（anti-analysands）"，Bollas（1987）则以遭受"正常样疾病"（normotic illness）的折磨来描述这类人的特点。他们缺乏想象力，思维顽固而独断，并且似乎在我们现在所知右脑范围内的大部分功能上都有缺陷。在治疗当中，这种病人以需要花费大量时间学会来表达情感而著称，然而有证据表明，与那些从治疗开始就对他们所感知的东西有所认识的人相比，他们能从治疗经历中的获得更多。

　　过去经常有一种现象令我震惊，就是在连续的心理治疗或心理分析期间，病人根本没有经过"分析"，但长期存在的身体症状却逐渐消失了，推测看来这些症状离开是随着找到了 Cardial（1983）生动指称的"表达症状的语言"而获得全身性缓解的结果。身体不再需要去表达心理包含的东西。其他治疗师同意这一观察，并且也有数量可观的实证研究支持这一发现。1965 年，Duehrssen 和 Jorswick 报告说在 5 年内，经历过精神分析治疗的人比控制组的人更少住院治疗，20 年后，一项对心理治疗与医疗保健的使用及开销之间相关关系进行的 58 个实证研究的回顾证实了这一强有力的发现（Mumford 等，1984）。最近在德国实施的一项研究当中（Leuzinger-Bohleber，Stuhr，Ruger，& Beutel，2003），调查者也发现在开始精神分析治疗之后医疗保健的利用与花费大幅度降低，而且发现这种花费即使是在治疗结束之后还在继续降低。

　　我在第八章中描述过我取名为莫莉的病人在与我工作的第一年如何发现情感"好像是**身体的**"感觉，而后又是如何在治疗的三年半后，忽然注意到她的头疼消失了。然而，处在情绪表达另一极端的病人，其麻烦则在于不能忍受强烈的情感而将其或者见诸行动、或者解离、或者退缩到较深的精神分裂状态。但在治疗结束之际，这类病人发展出了与他们的情感世界舒适共处的感觉，而且明白他们能够忍受和处理情感，这些情感之前被以令人害怕和异己的方式而加以体验。在愤怒管理的认知行为治疗方法发展起来之前很久，就有过一部论述人们学习如何忍受和容纳他们情感过程的精神分析文献（Krystal，1978；Russell，1988；Spezzano，1993；Zetzel，1970）。

　　有情感表达障碍的病人包括一些有表演性和轻躁狂倾向的人，以及更加令人眼花缭乱的边缘型人格组织的人，他们学习调节情感以及学习看到一个心理状态与另一个状态之间的联系。所以，前一章中我称作唐娜的病人到了她能够忍受情感而不是将它们以割伤自己、成瘾行为、贪食和危险性行为的方式见诸行动时，以及在她能够对这类心理状态进行反思和足以

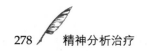
信任地在她的下一次治疗约会中谈论时，她就获得了极大的帮助。她发现在她的脑海中可以容纳一种强大的情感观念并且可以不遵循它去行动，这对于她缓慢但令人感动的康复是至关重要的。

唐娜在深层次地懂得情感和行为是两件不同事情的方面并非唯一。许多自我控制得多的人来治疗时也不能领会这种差异。来到治疗室时，他们深信自己有不可饶恕的想法就是犯罪，而且将他们负面的感情视为自己堕落的证据。确实也只有很少的人，必须由治疗师以严肃的讲授方式来说明性或敌对幻想与色情或攻击行为之间的差异，但实际上治疗师行为中的每一部分都在给两者间的区别做示范。Silverman（1984）观点的精髓就在于当治疗师超越了对情感或冲动的解译，并且帮助病人学会在之前不肯承认的情感状态中发现乐趣时，他们就能给与病人更大的帮助。我曾经对病人们这样说过"你现在能够**承认**恨我是一个进步，而我希望你能开始**享受**这种感觉。"大部分治疗师可能偶尔会说类似的话，以期减轻病人因一些情感而产生的痛苦，这些情感是普遍存在的，除非被破坏性地实施，否则不仅无害而且与内心深处的生存感、甚至是愉悦感相联通。如果将某些东西看作主观世界中必须的、意料中的部分来欣然接受，就能够减少常常与暴露这些内容相伴而生的羞愧感，并且传递出"私密的体验并不危险"的观念。这也能增加存在感与真实感，令痛苦的情感也值得去感受。

人们也倾向于在治疗中认识到不同的甚至相反的情感状态可能会并存。我最近对我的一位病人做了一次有效但令人受伤的评论，她对此产生了复杂的反应，在探索这种反应时，她说"我在努力弄清楚我对你是感到感激还是怨恨？但后来发现这两者或许并不互相排斥。"经过与我们的工作，我们的病人们学到了负面情感是不可能避免的，矛盾是无处不在的，任何人的局限性都和他或她的优势紧紧相连。这些并非总是受欢迎的课程，因为简单的吸引力是根深蒂固的，例如，只承认情感张力的一方而外化另一方，或者坚定不移地在自己或他人身上寻找完美。但事实上这些课程是有价值的。近些年我们所看到的实在太引人注目了，人们可以非常坚决地将所有的善良投注给自己，把一切的恶性推给敌人，他们也许欣然地、甚至是心醉神秘地在执意保留这种错觉的作用下毁灭了自己和别人（参见 Eigen，2001，2002）。

Goleman（1995）所称的情感智力（emotional intelligence）与精神分析师们的传统术语情感洞察力（emotional insight）（相对于智力洞察力）是类似的概念（Hatcher，1973）。这个概念以一股灵光乍现般的力量冲击了众多的西方文化，这一事实表明精神分析领域认为理所当然的某些知识，在别的领域并非通识。我们将无数对情感管理和情感成熟的思考传输给病人。他们学会区分正常的悲伤和病理性的哀伤，区分难过与抑郁；他们明白分离焦虑是不可避免的；他们知道他们个人的意识都能够忍受些什么和不能忍受什么；他们开始懂得深入地感受事物不等于"表现软弱"或"可怜自己"；他们明白所有情感与动机在纯粹不加限定的意义上都是自私的，也明白哪怕是知悉了个人最为虚假的"无私"行动背后的秘密动机也不必感到羞耻。他们学会认真对待他们的情感。

发　　展

自从弗洛伊德推测儿童期整个贯穿了性心理发展的顺序阶段，至今精神分析都信奉着发展理论。从最初的精神分析运动那些年开始，精神动力学治疗师就形成了一种习惯，将人格的类型和精神病理都看作是在表达"固着"。也就是说，我们想象病人们因为某种原因被阻滞在一个正常的发展困境中很长时间，错过了通常应该解决或超越的时机。例如，弗洛伊德将在强迫性人格个体身上观察到著名的三大特征——整洁规律、顽固倔强以及节俭吝啬——看作是童年如厕训练戏剧性的续集，在此迈向成熟的危机当中，会自然地引出那些反应及其相反的方面。

许多理论家的发展模型几十年来已经为精神动力学思路建立了框架，

例如埃里克·埃里克森、彼得·布洛斯、哈里·斯塔克·沙利文、玛格丽特·马勒、让·皮亚杰、梅兰妮·克莱因、唐纳德·温尼科特、托马斯·奥格登以及其他人。鉴于精神分析的思想家们偏爱以发展的观点来分析问题，他们已经成为依恋关系、婴儿心理学以及早期亲子关系研究的忠实用户。从业者们大量吸取这些理论与实证工作的内容，直接或间接地有助于在日复一日与病人们的互动中提高敏感性。治疗师从发展的视角来看待病人，而且通过与病人反反复复谈论他们的问题，毫不奇怪，病人就学会把自己看作在与通向成熟的挑战进行搏斗，而不是遭到严峻而静止的现实袭击。

治疗师们自己之间会开玩笑说说"门把手式对话"或者"临出门的话"（Gabbard，1982）——指的是病人在一个小时的末尾时分所作的重要袒露（常常在那一个小时当中似乎什么都没发生），那时病人将要走出门去并且似乎已经没有时间对他所说的话进行处理了。对这种行为治疗师们有类似反应，我在自己身上注意到，也在其他从业者那里听到他们在自己身上识别出的反应。我们常常在一节治疗结束的时候会做一个不经意的"独白"，目的是为了向病人传递一些重要的东西但不要求他们反馈。这些话多半是有关正常的发展现象的话语，有意去允许病人们以一种正常而较少病理色彩的眼光来看问题。例如，大部分治疗师发现他们偶尔会做这样的评点："理想化是一段关系在求爱阶段的正常部分"，或者"在怀孕期间，一个人能感受到更像成人和更有能力，也会感到更像小孩子和更有需要"，再或者"退休的确是向人的身份感提出了挑战"，**也**会有"在你这个年纪处理亲密关系的问题是非常自然的"，还有"那一类道德的刻板观念在青春期很普遍"以及"遭到虐待的孩子很容易坚持认为自己很坏；他们宁可相信能通过变'好'来改善状况，也不愿认清他们的照顾者有所疏忽或虐待这一可怕的现实"。

我来自一个教师家庭，并且我的性情使自己善于使用教学法。我知道我比许多治疗师更多地使用这种方式，我对此毫不惊讶。和大多数从业者一样，我对拼命保持精神健全的病人们使用大量教育性"独白"，因为有精神病性心理特征或处在共生期心理状态的病人常常对正常的发展性冲突感到迷惑，并且容易将正常的冲动与疯狂的感受相混淆。但是，我也发现我偶尔会对较高功能的病人做这样的评点，尤其是当他们面对一些新的通向成熟的挑战，而这些挑战是在我的专业——或者只是以我的年龄——令我对此有所理解的时候。例如，我有时会对那些为了照顾死亡将至的父母而令自己筋疲力尽的人们说：

"依据我的经验，无论你多么地投入，无论你在病榻边花费多少时间，你都将可能在父母去世后感到自己本该做得更多。我很怀疑现在的照护能防止你往后的自我批评。那自责似乎只是哀伤早期的一个组成部分。我认识这样一些人，他们是奉献的楷模，即使他们在所爱的人弥留之际紧握着对方的手，他们仍然因为没有再多说一次'我爱你'而严惩自己。"

病人在后来往往对这类评论表达感激。纵使在经历每一次新的调适期都已经**拥有**对这些问题的认识，贯穿整个生命过程的发展仍然足够艰难。所以，大部分治疗师有时候针对病人即将面对的问题给与一种"先知先觉"的评点。

治疗师们时常针对个体病人的情况告诉他们一些熟识的、发展性的精神分析观察所得，例如病人在症状与康复之间的来回往复、人类正常的依恋需要、以及某人的基本气质和依恋类型的相对稳定性。我们希望病人内化这些观察，并且在治疗结束以后，这些内化的东西能够起作用来帮助病人提高他们保持进步的能力，以及提高心平气和地处理未来挑战的能力。一位妇女在27岁时学会理解抑郁的反应是在表达对她已故母亲再次被激活的认同，她出生时母亲27岁，于是，她不会为自己在接近母亲去世的年龄出现抑郁的反应而感到惊讶。理论上，她对无意识周年纪念力量的认识，会让她在又一次抑郁到来时更加有效地哀悼，而且以某些方式安慰自己，这些方式在不了解那种无意识力量的情况下是不可能产生的。

不论治疗师们在对待病人通向成熟的问题方面是否像我有时那样直来直去，分析性治疗师的发展式参考框架都很容易就传达给病人并且被病人吸收。这种吸收的一个常见征兆就是病人忽然开始理解自己儿童式自我的不成熟。当我们开始从生命早期思索所经历的事件时，或许能在我们孩提时的样子和现在的样子之间感受到连续性（continuity）。然而在治疗中谈论童年的经历常常触发病人令人震惊的情感意识上的"非连续性（discontinuity）"，他们现在会用已经变化的成人观点来看到在发展过程中没有准备好去处理的早年的压力。当他们再次造访童年时代的感受，他们开始区分成人自我和童年时代的自我，他们也能与生命早期产生的态度拉开距离了。治疗师听到的祖露常常有关病人在孩提时代的遭遇，那时曾经历了一些重大的压力和创伤。我的一位病人在拜访了深爱的侄女后，回忆起自己在那个年纪曾因为竭力处理所遭到的骚扰而养成了非常可怕的早熟性格，她说"7岁真的太**年轻**！"。我们自身和其他人心中对儿童的同情，需要去理解儿童的情感世界是多么的不一样，也要理解从那时到现在有多少转化曾出现在我们的变迁当中。这种同情是心理治疗另一个非特定的课程，我将对此作更多简要的讲解。

创伤与压力

　　精神分析的传统一直信奉后天形成的认识论（epigenetic epistemology），在此认识论中，发展是与精神压力和精神创伤相互影响的。多年来，我们已对创伤性的经历、心理压力和人的脆弱有了大量的了解（参见，e.g., van der Kolk，Mcfarlane，& Weisaeth，1997）。例如，所有孩子在遭遇丧失或动乱或离婚之后，在没有帮助的情况下，都有复原能力并且将会很快恢复过来，我们知道这一假设简直是痴心妄想。我们理解依恋感的强大本质和失去所爱之人的痛苦。我们知道人们不会在不被欣赏、过度工作、无情批判、容易在瞬间即被解雇的文化中茁壮成长。我们知道创伤会伤害大脑（Fonagy & Target，1997；Thomson，2003）以及导致闪回和重演带来的重复创伤。在西方文化当中，许多人不同意我们的观点；例如，有些人热情激昂地深信斗争经历总是会令性格坚强起来，而不是有时造成不可逆转的伤害。

当我们的病人在治疗室中面对他们自己的脆弱时，他们接受了这种令人痛心的现实。我治疗过的一位男士对水产贝类菜有危及生命的过敏反应，他总是防御性地忽略此威胁所包含的意义，当他变得能够正视假如某个时候有人不小心传给他盛有贝类食物的菜盘时他真的可能陷入过敏性休克甚至死亡这一事实时，他才开始佩戴一种医学警报手镯。我的一位同事有个女病人，也有类似强装勇敢的表现，直到她看透了凭借意志力量和健康的生活来规避癌症并不一定奏效时，她才开始接受了一些类似巴氏早期癌变涂片和乳房 X 线照片的医学筛查。心理治疗师们不会因为我们所作的大量预防工作而获得好评（大部分是因为我们无法证明如果没有心理治疗会怎么样），但是这两位病人对治疗所作出的反应支持着我们深信，通过为病人提供帮助，他们变得对自身的脆弱与局限更加诚实，因此我们预防了许多严重的痛苦。

在这种情况下，去考虑一项最近的发现可能暗含的意义会很有趣，这个发现说的是精神分析师的死亡率——至少男性如此——实际上低于其他任何人，包括其他的男性专业人员、医生、以及精神病学家。我们这个领域中的大多数人可以从这个研究中推导出接受精神分析有助于身体健康的结论。但是除了健康上得益于将情感诉诸语言和降低对我们弱点的防御反应以外，分析师们也可能已然间接地学会去避开那些我们所看到的主宰着病人世界的压力。在美国，被广泛认可的建立生活的方式是缺乏人道的，达到了一种社会文化的精神病态程度。近年来，我发现我越来越多的挑战病人们对于自己能绷多紧就绷多紧的信念。我大声表示质疑他们是否会后悔没有花更多时间与年幼的孩子们在一起；我诘问他们为何要接受要求他们白天黑夜随时待命的工作；我追问他们如果每周工作60小时、照顾两个学龄前儿童和一个十几岁的继女，还要照顾一只狗、一套房子、一条船和一对年迈的父母，那么如何期望生活会快乐？

基于精神分析治疗师们对自己密集细致探索的经验和对他人私密生活的观察，他们作出关于什么是可驾驭的生活的假定，这种生活假定似乎与更加追求物质欲望的当代工业社会亚文化期待之间有很大的冲突。然而小小的安慰在于最近政治、经济、和社会心理学学者正在证实精神分析的一些假设，即经由物质积累来追求快乐注定是失败的（参见 Lane，2002）。当艾里希·弗洛姆（1947）对 20 世纪国内和国际商业现象伴随而来的"市场"取向作出观察评论时（他描述了一类人的出现，他们将自己和他人体验为商品，把自己当成拥有优越的吸引力、名声和资源的产品来"包装自己"或"出售自己"，从而寻求自尊），我怀疑他可能已经预想到那一类受驱使的心理可能扩展的程度了。虽然"减少压力"的普通医疗规劝越来越多，但相对于所有的经济、技术和社会压力逼迫对当代家庭所堆积的层层压力而言，实在只是一剂无力的解药。在针对检视怎样的个人感受是真实和正确的心理治疗中，无论一个人取得什么样的进步，都凌驾和超越了文化所定义的规范，这种进步产生了对没有道理却在广大环境中存在之要求的抗体，这是有助于健康的抗体。

至于精神创伤，它指的是那种超出了压力承受范围的无法抗拒的体验。大部分具有创伤背景的病人似乎从心理治疗中学到的主要课程包括他们能够保护自己免受许多来自曾经无法控制的事物的侵害；还有，不是每一个情景都等同于一个重复体验精神创伤的场合。有过创伤性受虐历史的病人，他们最初的移情容易由于察言观色的能力而变得强烈且无法冲淡，这样的病人很难理解治疗师可能在内心诚挚地以他们的利益为重。和大部分病人相比，精神创伤的历经者们更加戏剧性地将我们与曾经伤害过他们的人混淆在一起。区分现在与过去的缓慢过程永远是这一类病人治疗体验的中心。除了从轶事和理论的观点出发写成的关于这一过程的大量治疗文献以外，我们现在从生理学的研究中得知，心理治疗加强了前额叶皮层的活动，以至不再那么容易遭到创伤性记忆的入侵（LeDoux，1992）。

精神创伤的历经者们也易于在心理治疗中学会如何避免会过度激发极

其痛苦的记忆的那些情景。即便精神分析治疗师们倾向于努力避免给与指导，但在这个领域我们直接提出建议是非常普遍的。2001年9月11日，我许多朋友和同事告诉他们的病人，"不要让你的孩子坐在电视机前一遍又一遍地观看世贸大厦倒塌。"我曾询问过一个以上解离状态的病人："你确定去看《女巫》是个好主意？"病人们内化了我们的信念，相信他们能保护自己能够避免遭重复创伤的伤害，相信他们并非命中注定要重复过去，以及相信他们不应该再遭受任何更多伤害，除了道德和脆弱带来的羞辱，那是生活中不可避免的部分。

亲密关系与性

在精神分析治疗中，我们从直接的体验中了解到一种被严格限制于谈话的关系可以非常亲密，到了足以令我们惊喜、安慰我们、养育我们以及感动我们的地步。无论我们是否进入治疗来提升与他人之间的联结，通过清晰地说出非常个人的思想和情感所发展起来有所提高的技能都会转移到其他各处。确实只有极少的人经历整个密集治疗却没能学到一些关于如何充实自己的友谊和恋爱关系的东西。情感亲密能力的扩展因此而成为分析性治疗常见的副产品；有时，性亲密能力的提升也会出现。

过去几十年所实施的调查显示，至少在美国，许多人抱怨对想要同某人建立性伴侣关系的渴望正在衰减。无论是异性恋者、同性恋者、双性恋者还是变性者，最近这些年来去找性治疗师表达情感的匮乏和性的冷漠比因具体的性功能障碍而求助更常见（Leiblum & Rosen，2000）。尽管将性兴奋与情感投入相结合的能力并非总会是那些来向心理治疗师求助的人们直接的目标，但在治疗经历中他们常常也能认识到将亲密与激情合璧是有可能的。

治疗师们比其他任何人能听到更多关于人们性生活和亲密关系的故

事——甚至比酒吧招待、美容师以及出租车司机听到的更多。人们在性方面如此多种多样，实在令我们印象深刻。正当许多文化还遵守着"所有的猫在黑暗中都一样"的荒谬说法时——换句话说，就是大部分人都遵循一套标准化的模式来进行性唤起，以及做一个优秀爱人的要素是要知会各种各样独创的方法去激活一种通用的模式——治疗师们却因看到多么悬殊的个体差异而惊叹着迷，例如，动力水平、唤起模式、性幻想的内容、在性活动中所称呼的身份类型、唤起性欲的地带、性恐惧与性愿望的影响、性创伤历史、偏好的强烈或懈怠程度以及主动和被动程度、性与攻击或依赖一类冲动结合的方式、观看与被观看的愿望、支配与被支配的愿望等等。我们注意到人们在防御性地使用性方面也是有差别的：发泄对他人的敌意、表现潜意识的罪责感、征服创伤、修复破裂的人际关系、恳求宽慰、保存自尊、补偿与别人的疏远，减少对他人的厌倦。

对我们来说作为个人去体会我们是"正常"或"不正常"似乎很容易；也就是说，假定大部分其他人都像我们一样，或是假定我们个人的倾向性是异常的和不为他人所理解的。但大部分事情的真理可能都处于中间地带的某个位置；换句话说，就是在基本的方式上我们全都是彼此相似的，同时我们也全都是不同于别人的独特的人。心理治疗帮助我们清楚表达什么是我们自己身上不寻常或者特别的东西，并且不必因为我们超出了苍白的人类经验而感到羞愧。对人们假定常态或是癖好特殊的这种两可趋向可能在性的领域尤其真切：我们都是有性的生命，而且在我们的性倾向上都至少有一点点差异性。许多人在心理治疗中认识到他们不能够轻率假定他们自己的或者其他人的性特征。治疗师们只要在讨论性的时候询问病人具体的细节，就可能以微妙的方式来交流个体性爱方面的独特性。病人对性多样性的理解以及无须辩解地拥有自己独特的性特征常常是分析性治疗"非特定的"成果，这些成果开启了一扇门，通往性关系协调能力的提高。

在心理治疗中，人们学会生动地描述和实事求是地谈论性的问题。性或许是生活中唯一的领域要我们每个人在没有长者们的帮助下，找到一种方式去传达我们所需要的东西。在我们上学前的那些年，当我们开始提问的时候，我们的父母或许曾是优秀的性教育者，但是青春期的性成熟已经令我们转变了对身体需要的知觉，并且令我们所关心的内容变得大大的私人化和紧迫了，而分离的发展性迫切需求妨碍了我们去和哪怕是最开明的父母练习谈论我们的感受和渴望以获得锻炼。在来见治疗师之前，很少有人能有机会毫无防御地向权威人士谈论性的问题，并且他们因此而极其敏感地聆听治疗师在此问题上的观点。

试图丰富性生活的人可能会寻求一些方式去向性伙伴表达他们特殊的性特质，并且从对方那里知道什么是特别令伙伴快乐的。因为他们总体上不那么羞于言辞表达，而且他们很少期望不必说伴侣也应该"就是**知道**"自己需要什么，所以他们变得不那么羞怯了，敢于询问什么能让伙伴产生快感。他们明白了性和情感的亲密关系通常需要努力争取和积极协商。那种两人一旦找到真正的精神伴侣，从此之后就能高高兴兴地堕入无语的奇妙性爱或生活的文化图景，并不是进行性和亲密关系教育的良好素材。

近些年，由精神分析师撰写的几本畅销书就在阐述这个问题，推测来看，这大概是由于治疗师们看到在病人们身上普遍存在一种发现和探索亲密关系方面矛盾的需要，也可能是因为他们见证了在此领域获得更多理解对病人不断形成的价值。Harriet Lerner（1989）在一本针对妇女的书中，将忠于彼此的伴侣亦进亦退的模式描述为一种"亲密舞步"。Stephen Mitchell在遗作《爱与岁月》（2002）一书中，则争论说亲密感对我们而言比孤立感更加可怕。Deborah Luepnitz（2002）在此主题上论述的灵感来自于哲学家叔本华所使用的比喻，叔本华含蓄地将人类比喻为寒冷夜晚的豪猪：我们需要相互靠近来得到温暖，但是当我们刺痛彼此的时候，为了不受到伤害而需要分开。然后，我们开始冻僵，并且再次靠近，依次循环往复。

对情感和性的亲密既渴望又害怕，意识到这一点常常是心理治疗的一个成果，照这个意思，一个人是有力量通过吐露其愿望和鼓励其伴侣也这么做来改善关系的。另一个相关的内容，是人们在治疗中学到解决他们困难

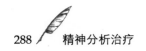

的方法不在于伴侣的改造，而在于伴侣像自己一样作出让步。他们时常说已经开始深刻理解了一个人的缺点无法摆脱地与其的优点紧密相连接（我的一个朋友说"我明白人们都是组装过来的"），并且他们因为与自己共同生活的人容忍了自己身上不太可爱的品质而产生感激。

自　　尊

可靠而真实的奠基性自尊感的发展是另一个常见的治疗结果，这体现了一个深入学习的过程。通过治疗，人们能够重新开始在没有焦虑和不丧失自尊感的情况下理解和接受他们自己的样子，维持他们评价自己的合理标准，以及忍受批评和失败（亦或成功，进一步考虑这一点发现，忍受成功也会很困难）（参见 Strenger，1998）。在心理治疗当中所学到的东西对稳定而有弹性的自尊产生的助益因人而异，这有赖于各人心理动力的差异。

一些来接受治疗的人（大部分是特别抑郁、受虐，和典型强迫的人），有着野蛮无情的内心声音，持续提醒着他们的缺点、失败、过失、罪过以及错觉。对他们来说，在治疗中必须学会的是知道他们并不像自己以为的那么坏，他们对自身有局限性和有邪恶面的看法没有什么特殊或异常之处，他们拿自己的心理现象去和幻想中完美之人进行无情对比是毫无道理的。随着反复向一位不会令自己感到羞耻的治疗师暴露可憎品质的过程，他们严酷的超我变得柔和，这种病人学会自我安慰而不再自我攻击。他们放弃了那种自己就是少有的混球的幻想，相反他们变得很舒适地体会到自己足够好。

另外一些来治疗的人（特别是具有严重自恋或反社会性的人），有着内心的空虚感或对已有权益的不现实感。后者令这些人长期妒忌别人，在他们看来那些人拥有他们所缺乏的东西。）在这一疾病组群中，相对成功的人可能会大肆炫耀世俗的成就（金钱、声望、权力），并且吐露说他们所有的成就仍然还不能令他们感到"足够"。在此组群中不那么成功的人因为深陷于一种充满怨恨和抑郁的沮丧之中而来寻求治疗。他们想要弄明白在享受人生方面，他们没有"得到"什么。他们更看重外表而不是实质，而且似乎对于源自于内部资源而得到的快乐非常陌生。Kernberg（1984）指出他们在酗酒和药物滥用方面比其他组群的人具有更大风险。

主观上感到"空虚"的病人很容易在治疗中学到的是，自尊不是依靠获胜、征服或化学作用下的兴奋累积来供给的，而是由内在动力感的发展维持的。病人学着向内寻找感到真实的东西，而不是向外寻求转瞬即逝的快乐，并且学着接受**真实**的东西，和学会去接受**事实**，而不在致力于追寻完美主义理想。这种转变不是道德说教的结果。确切地说，从最小的治疗事件中抽取意义的过程有利于加强活在当下的能力，也有助于停止不断将此刻与某些幻想的更好时刻相比较从而更能享受此时此地。在第三章，我曾说过，如果治疗师能自动自发地承认错误和局限性而不带来任何伤害，则人们能够从中大有收获，尤其是那些备受空虚感或欺骗感折磨的人。治疗师们如果保持一种抛却完美主义却健康有力的自尊感，那么这一事实能够深深打动这一类病人。

当我在给某位病人做治疗，而此人在最基本的方面似乎有着病态的空虚或防御性的虚假，我对于一节治疗良好与否的评价标准就在于是否包含了些许真实情感。这一组群中的病人在精神健康的工作者们那里声名狼藉，因为他们只是表面上自我专注，以及对治疗师的仁慈冷漠忽视，然而就在一个"空虚"的病人找到一种令人信服的诚恳方式说话的那一刻，病人和治疗师都会被深深感动。与其他病人相比，这些人的进步似乎缓慢一些，并且对进步的认可也缓慢，但随着时间的推移，他们的确会领会到治疗师的真诚关心、情感真实和相对的清廉正直，经由这种内化，冰冷的内心世界开始温暖起来。我过去的一位来访者颇为惊讶地说，"我发现和我努力操控却让自己而变得无能时相比，我在投入工作时——哪怕是做一个愚蠢而低级的工作——对自己的感觉更好一些。"

因主观空虚感而痛苦的病人们会自然而然地描述他们在治疗中所学到

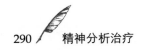

的东西，此时他们许多的说法表明他们借助榜样所学到的东西比经由谈话或自我检视所学到的东西更多。他们可能开始认同治疗师身上令人赞赏的方面，从而因此提高了他们的自我价值。不止一个病人告诉过我，我按时结束治疗的习惯，和我对准时付款的坚持给了他们启发，原来保有尊严的行为是可能的。其他人则告诉我他们从我这里学会了倾听。一位男士则在治疗结束时告诉我，他的治疗当中对他启发最大的就是我拒绝对他的保险公司作假而坚持实事求是，这令我大为震惊。

原谅与同情

进入心理治疗的时候，我们通常怀着一种强烈的希望，就是我们能够通过某种方式改变父母、配偶、老板和家庭成员来解决我们的问题，这种希望有时是有意识的，有时不是。其实我们所能确实改变的唯一的人就是来到治疗的这个人，认识到这一点在情感上的确很痛苦。而这构成了我们对儿童式愿望的一次重要的摈弃，并且通常卷入一个漫长的悲伤过程，放弃改造他人的工程，放弃让他们最终听到我们的声音，放弃让他们有所回应，放弃对我们主观现实的辩护。我们明白了"修理"某人或某事与寻找方法应对我们的处境之间的差别。我们明白了接纳有限性比无休止地保护它们更能让人解放，这一课说明，所有有关让我们屈服于令人失望之现实的悲伤都是有价值的。

许多没有精神分析治疗亲身经历的人怀疑它是一种哭诉练习，一种因为某人自己的错误与意志失败而对其童年时期照顾者进行责备的程式化引诱过程。父母们担心见了心理治疗师的孩子会披露他们最严重的失误，或者将受到鼓励而把父母视为无知蠢货或妖魔鬼怪。在治疗的早期的确如此，许多病人触发了对家庭成员的抱怨，并且灵敏地知晓他们年少时期的权威人物所有不符合理想父母的方面。但是随着时间推移，随着失望渐渐得以哀悼和接纳，相反的态度开始浮出。人们开始认为父母和其他的权威人物在他们能够应付的情况下已经尽了全力了。随着病人们自己越来越像成年人，他们开始懂得成年人也不过是人类。那种世间万物都要公平的婴儿初期的愿望开始由新的观念所取代，即尽管生活不一定公平，但它也包含着创造性、欢愉及满足的良机。

在原谅犯罪行为之前，先要认识它们。通常当我们开始治疗的时候，理智上知道我们的父母有他们的父母，他们也曾经是被别人的缺点和生活史中的意外所伤害的孩童。但是为了**感受到**原谅那些曾经对我们有所失误的人，承认以及探索那些失误带来的情感后果是有帮助的。而且我们必须在自己身上找到相类似的失误，或者失误的潜在可能性。精神分析治疗鼓励我们说出我们自己的委屈，在移情中表达我们因感受到伤害，对始作俑者而产生的愤怒，感受对所发生事情的悲伤，并且最终，尽管我们的过去不能改变，也要开始与现实和解，我们自主感的成长能够塑造我们的未来。

在精神分析治疗中，我们学会以较少的自我批判来看待我们自己的问题和弱点。和自我攻击相反，我们致力于改变所能改变的，并发展出安慰的能力，并不因为我们所不能改变的东西而攻击自己。随着我们对自己和缺点发展出更多的接纳，我们也就发现自己对别人更加富有同情心。事实上，Young-Eisendrath（2001）写过，不断提升对自己和他人的同情心是一个与缓解痛苦同等价值的治疗目标。Neville Symington（1986，p.170）直接将自尊与爱的能力联系在一起。尽管在短程治疗和针对受伤害较重的病人的治疗中，治疗师期待一个充满悲惨遭遇的病人转变为宽宏大量的楷模是不现实的，但是，无时间限制的精神分析治疗中显著的成果就是原谅自己和别人的能力大大提升，这一点与我的临床经验相符合。

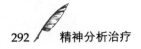

注　释

1. 这一章大部分内容之前都出现在 McWilliams（2003）的著作中。我十分感谢 APA 出版社同意我在此处有所改编。

第 十 一 章
职业上的危险与满足

我总是为一些不重要的事情而犯傻。

—— Billy Joel,《*The Longest Time*》

　　和做一名独立从业的心理治疗师相比，没有什么事情是我更想用来谋生的。因为不断有机会进行深入的学习，我感觉获得了滋养，我可以控制我的时间投入和工作环境，我确信我所做的事情很有价值，并且我始终如一地因处于受到尊敬和信赖的地位而感动。每一位病人和接受督导的人都很不一样，工作很少令人感到乏味。然而这些特权还是都要付出代价的。对于那些从孩提时代就心怀强烈愿望想要对别人有用的读者，或许很有必要了解专业助人者角色的缺点和限制——不能太早开始编排自己伟大的拯救计划。对于那些没有感受到那么强烈的内在呼唤以及不太确定自己的性情是否适合做精神分析治疗师的人来说，这一章在评估你是否正向着正确的职业方向前进上，可能有些用处。我首先阐述一些精神分析师角色令人不舒服和令人失望的内容，然后我再说明这一角色令人获得真实满足的内容。

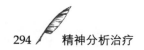

职 业 危 险

实务性职业的不利条件

在我们 Rutgers 大学（新泽西州立大学）的系里，不做临床实践的教师们怀着非难和可能有的妒忌评论精神分析从业者轻松而收入丰厚的生活，这在过去十分普遍。在他们的想象中，我们整天坐着治疗那些"无病呻吟"的人，在每一次有规律的间歇说着"嗯嗯"，在一个小时结束的时候收取大额的支票。我们不拓展自己去阅读实证研究的文献（这一点上他们是对的——大部分治疗师读的是其他治疗师写的东西，而不是学术研究者们的研究报告）；我们无期限地会见富有的病人，无论他们是否需要会见；而且我们不必非得向某人就我们的做法给出令其满意的解释。如果以上解读在过去是准确的，那么这在我从业的近三十多年来，情况确实已经并非如此。在对诸如此类的评论做出反应时，我很难不去反驳，"耶，拥有一个终身职位、一份有保障的工作、一间免费的办公室、一个秘书、若干研究生助手、影印设备、可靠的收入、周期性带薪休假、津贴、生病不会损失收入、而且没有人在半夜打来电话威胁说要自杀，这一定很艰难吧。"为了额外的学术补贴，我可能甚至要阅读更多实证研究的文献。

就像在任何职业中一样，在心理治疗事业中存在着明显的现实性劣势，而其中许多劣势都与其优势紧密相连。在每一位病人那里，我们都面对着未知。对于每一位新病人，都无法重复上一次的做法，我们不得不从零开始，弄清楚自己怎么样和此人进入有意义的谈话中，自己怎样变得有帮助。我们承担着容易让人退缩的责任，而且有的时候真的没有足够的力量去承担。我们可能面对可怕的甚至是危险的心理病理表现。假如我们说错话，我们的话可能铭刻在病人们的脑海中，并且一次又一次地回来与我们纠缠。我们反复面对自己的限制和失败，我们长期遭受着内心的压力，尽人类之所能去保持自我的真诚与诚实，在我们看到使这项工作最初对我们如此有吸引力的那种病人深层次的改变之前，我们不得不投入大量的时间，有时候这种改变只有在我们已经结束会见一个特定的病人之后才能以一种清晰可见方式显现成形。

假如我们在一个机构体系内进行实务工作，我们可能遇到在一个功能不佳的公共机构中工作会遇到的所有问题：破坏性的办公室政治、毫无同情心的主管、疯狂的老板、独裁专断的政策、变化不断的规则、以及有时令人头疼的官僚式打击。为了抵抗诉讼而在保管档案上小心谨慎的关注或许大大多于对病人照护的关注。在美国，机构中的治疗师们不得不顺应保险制度的要求，一张接一张地填写单子，而这些与人们如何得到真正的帮助几乎毫不相干（将精神分析治疗转换为"目标症状"和"功能水平"一类的语言，是一种许多人都掌握却只有很少的人喜欢的技术）。另外，工作负荷会是压榨性的。哪怕在运行良好的机构中，当前病人快速周转的压力也要求治疗师要与更多病人建立依恋关系以及分离，数量多到超出了一位充满关怀的职业人士能够进行情感投入的限度。我的一位同事最近说到，这些日子里在机构体系下待了多年的雇员要么就是很容易变成圣人或驽马，要么就是从未完成获得独立从业职业执照的程序。并且由于短程治疗存在的限制，这些压力剥夺了机构治疗师们通过在他们治疗的人们身上看到显著的人格改变或对新能力的成熟内化而建立起信心的体验。

我们这种私人执业的人有自行设置收费标准和工作日程的优势，但是我们的收入极少稳定。病人来来去去，而且哪怕是那些已经治疗很长时间的病人也有可能改变他们治疗的频率。当我们生病、遇到意外、被陪审团临时征用或休假，我们不会得到任何补偿。无论我们正式的或"常规的"收费如何，我们中间总有好心肠的人，而且大量存在，他们很容易在病人们有财政方面的需要时降低费用。除非我们能够通过成为另一个家庭成员保险的受益人，否则在美国，我们这种人要在健康保险上花掉自己收入的很大部分。我们必须租一个办公室、布置办公室、为治疗失当的保险付钱、公布

我们可预约的时间、与转诊的来源方培养关系、维持职业发展、管理帐单和保管记录，以及在我们离开的时候为病人预先采取措施。因为最可靠的转诊来源是感到满意的病人，那么假如工作做得不好，我们就不可能得到许多病人。这些都不是不可抗拒的问题，但它们却是要求我们成为精明商人的理由，职业生活的这一面时常与我们的人格倾向不一致，并且我们的训练项目中很容易忽视这一点。

最后，我们的工作需要长久坐着这一特性令我们锻炼不足。治疗师不仅整天坐着，他们还要整天**静止地**坐着。治疗儿童的人有一定好处可以展开四肢坐在地上，以及在沙盘里画画或玩耍。大部分治疗对象都是成年人的治疗师就没有这样身体上的释放（即使在两节治疗之间，无论是否需要我都要上下楼一次），而且很难通过对姿势的关注留意来缓解静止安坐很长时间造成的身体紧绷疲劳，我还没有找到一种对我的背脊有好处的坐姿，同时这种坐姿还要向病人发出他或她可以和我一起放松、而且可以毫无保留倾诉的信号。当我两脚着地直立端坐，我的姿势象是"军官"或者"教会学校教师"，而不是"放松的心腹知己"。我最近得知在背部和颈部问题的发生率上，治疗师仅次于卡车司机，我对此毫不吃惊。

情感枯竭和间接创伤

作为治疗师，在一天的时间当中吸收各种情感纠结的信息是很累的，这远远超出了正常的疲劳度。和在全天与病人工作之后我所感到的筋疲力尽和无力动弹相比，在休假那天或者哪怕是一整天的教学结束时，我总是对我还拥有那么多能量而感到震惊。情感枯竭是一种阴险的疲惫感，在面对病人一个小时的此时此景中，我完全不会意识到这种枯竭正在我身上蔓延。工作的时候，我意识当中体会到的是，当我在每一节治疗中对信息进行加工时是敏锐的、有兴趣的以及连贯的，注意力也在我对病人所谈产生的联想、意向和情绪反应中不断穿梭着。除了处在边缘水平的病人会对我进行疾风骤雨般的情感冲击以外，在那个时刻其他病人们不会令我感到筋疲力尽。就像一些运动员报告说他们直到比赛结束才意识到感觉疲劳一样，我直到离开办公室的时候我才意识到情感耗尽的状态。

我的女儿海伦（Helen），在她长大到能够分辨一个成人真正主动关心式的倾听与只不过是使用了一种感兴趣的表情之间的差别时，曾经责备说在我和病人们工作一天之后就患上了"倾听无能"（listening disability）（她乐意于以 DSM 的风格将其简称为 LD）。她说得没错。给一些治疗师们的孩子和配偶做治疗，我注意到这个群体共同的抱怨就是父母或伴侣因为无界限的关怀和同情态度而得到同事和病人的尊敬热爱，而在家里，他们却是漠不关心和烦躁易怒的典型。在考虑情感枯竭如何折磨哪怕是我们中那些对个案数量有所限制和自己有所调节的人时，我就能想象到那些机构里的治疗师所遭遇的情形，人们期待他们治疗大量的病人和家庭。他们必须要么学会不在乎，要么学会不迅速耗尽能量，或者两者兼具。在我的一个咨询小组（Consultation group）当中有三位在大学咨询中心工作的治疗师。在学年中的高压时期，他们满怀憧憬地谈论去经营一个小花店会是多么的美好。

这种损耗的一部分无疑正是辛苦劳作以及无休止的戒律导致的结果，这样持续地倾听耗光了情感的能量，威胁到与病人共情式接触的维系。但这种损耗的一部分也有可能与治疗师鲜有机会倾谈他们吸取的所有内容以便在情感上部分排泄掉全天当中所吸收的情感有关。就像母亲与婴幼儿们单独度过一天之后非常渴望与成人谈话一样，治疗师们会因与病人之间与众不同的关系而感觉到筋疲力尽和强烈绝望。即使是在公共机构当中，治疗师的角色也是孤立的，所有侵入意识的投射和投射性认同很难被轻易驱除。此外，保密职责明文规定，当我们确实有机会与同事分享我们的体验时，我们不能直接道出。为了保护病人的匿名权要不断地留神警惕，使用假名字和修改一些可能让病人被认出的细节，我们甚至在下班时间里继续工作，小心翼翼地保护着我们为其保守秘密的人们的隐私。在精神分析的文章中，常常提到枯竭的危险（e. g., A. Cooper, 1986）。

这样毫不间断地吸纳别人情感的另一个结果就是我们发现自己感受到

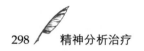

我们宁可不要的反应。纵使爱能吸取力量，但是体验到对一个病人的厌倦、烦躁或憎恨是特别令人难受的。对于那些我们一贯同情和担忧的病人，我们无法免除痛苦的情绪状态；我们或许会对他们向我们描述的人怀有强烈的负面情绪。我们很容易去憎恨那些未曾谋面的却令我们所爱之人陷入生活困境的代表人物。青少年的治疗师不得不定期与认同病人的诱惑作斗争，避免因此将他们的父母注释为白痴或恶魔。在有关系的人们的治疗中，当我与夫妇中的一方工作并且获准与在为另一方做治疗的同事交谈时，我们很少能够真诚和谐地讨论病人双方之间的动力学。相反，我发现无论我们如何多加注意，都会和自己一方的病人站在一边，批判对方照护下的配偶。

　　有时，和找到如何改善他们的某些困境相比，病人更大的兴趣在于说服治疗师相信，病人的孩子或配偶是指望不上的。在一位父亲或母亲无论孩子表现如何都坚决将孩子视为坏蛋时，目睹这种对其他人病理性曲解的顽固需求格外令人痛苦，在父亲或母亲似乎心理上过于脆弱以至于不能够直接面对自己的投射时尤其如此。治疗一个儿童往往涉及目睹孩子在欠理想的家庭环境中的痛苦，这些家庭可能已尽其所能但还是具有伤害性。我们常常想要重塑整个家庭系统，或为病人或病人的亲戚进行思想移植，然而，我们必须得安于小的调整。或许顺应一些限制本质上是很劳神的，因为这关乎因放弃更加远大但不现实的目标而引发的伤感。

　　像许多治疗师一样，我是一个坚定不移的偷窥癖者：我热爱见证公众视野下秘密的、掩藏和隐蔽的东西，我阅读《人物》杂志，我也喜欢蜚短流长，我喜欢各种奇闻轶事。我想当我开始治疗师训练的时候，我人格中这种不雅却很强大的部分在工作中得到了深层的培育。我很遗憾地说，当一个偷窥癖者不能够与别人分享时，此人的偷窥就大大丧失了趣味。一个病人所袒露的材料越吸引人和越独特，这个病人就越可能被认出来，因此，对谈论病人所袒露内容的禁止就越发严格。而且因为"你做了**什么**？！"很少被当作治疗性干预的做法，治疗师就更受到约束，难以享受与哪怕是不受保密限制的人分享偷窥的兴奋了。就这么点有益地将窥探欲升华的希望也落空了。

　　当一位治疗师在处理大量对病人的担忧——他们受自杀蛊惑、或受包含虐待的关系羁绊、或对危险事物成瘾、或被可怕的疾病困扰——却并未获得较多安慰时，情况更加严重。倾向于提供帮助的同样敏感的心灵会因无助感而备受折磨。如果缺乏对人们的关心，就不可能在精神分析的意义上推动病人的成长，但关心自有其相联系的折磨（参见 Gaylin，1976）。我们这个领域以外的人，可能想象我们建立了一种无动于衷的定力来忍受痛苦，他们通常没有注意到我们日常生活中情感的浓度。我们当中那些为创伤的受害者工作的人可能因投身于其中而受到特别的影响，这些影响可能是如此之大以至于现在有不断增加的专业文献谈到次级的或替代性创伤（Greenson，1967；Herman，1992；Kogan，1995；Pearlman & Saakvitne，1995）。

理性与非理性的罪疚感

　　治疗师们对病人的帮助很少能像人们希望的那么快和那么多，有时他们不得不承受治疗对病人毫无益处的结果。心理治疗并不能影响每一个人，精神分析的方法也不是对每一个寻求帮助的人都适宜，而且并非每一对治疗师－病人的配对都能很好地工作。病人与治疗师之间的"契合"（fit）是一种很难被控制的微妙而关键的要素（参见 Kantrowitz，1995）。依靠治疗有效来维系自尊的不利之处——大部分治疗师的超我似乎就是这样构筑的——在于如果没有能够获得积极的效果就会令治疗师产生抑郁的后果。一个病人的治疗失败是很惨痛的感受，尤其是在投入很长时间和巨大的情感之后更是如此。

　　在一个治疗师的身上，一定量的万能感可能是一种有价值的资源。早年我坚决相信我能帮助任何人，只要我足够努力地去理解和治疗对方，这种决心可能促进了我一些最困难的病人得以康复。因权威感而产生的信心生发出希望，而希望本身有着强大的治疗性力量（Frank & Frank，1991）。但是，正常的全能式动力与对不尽人意之事实冠冕堂皇的否认之间是有界线的，跨越了这条界线就会对许多治疗师的心理产生特定的职业性危险。

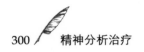

我们中那些怀有强烈愿望想要解救他人的人，渐渐习惯于一种令人痛苦的自我批判。

严重精神疾病患者死亡率的统计数字显示，与严重错乱的人们工作足够长时间的任何人——无论是否技艺精湛——都将治疗到某个自杀的人。病人以这种方式死去，治疗师的悲痛是巨大的。经历了这一创伤事件的治疗师常被极力建议就此去接受帮助，假如可能的话，去向有和病人自杀的治疗师会谈经验的专业人员寻求帮助。在一个病人自杀后，产生某种偏执是很常见的，担心精神健康行业的每一个人现在都在谈论这个无法让病人活着的蹩脚治疗师。这种反应的动力学包含将病人自杀引起的愤怒和批判朝向自身（这些情感的本来对象是病人），并且随后就将这些态度投射到同行们身上。

或许唯一比没能阻止病人自杀更糟糕的职业经历就是治疗一个犯谋杀罪的人。我的一位同事，应一位深情而忧心的女士之托检查她越来越偏执的丈夫，双方见了一面，我同事努力建立治疗联盟，并且力劝他考虑住院以及开始一个疗程的抗精神病药物治疗。这位病人的医疗管理公司根据他的能言善辩和令人信服的抗议说他没事，拒绝承担住院费用。在下一次预约治疗前的那一周，他以一种骇人听闻和高度引人注目的方式杀害了他的妻子。没人会因为治疗师处理这个问题的方式来责怪他，但是，治疗师当然会责怪自己。

这位治疗师至少还因为曾经力图作出正确的事情而获得些许安慰。想象一下假如他低估了这个病人的杀人意图——当一个人努力掩盖破坏性时是很容易被低估的——和只建议了每周一次的门诊治疗，他将会感受到些什么。正如我在第三章中提到的，我们所有人都会犯错，这些错误常常是可纠正的，甚至是有成长促进作用的。但有时它们也全然是灾难。由于罪疚感的动力处在大部分治疗师身上的核心位置，尤其是对那些成为治疗师的抱负无意识地起源于消除童年时代犯罪幻想愿望的从业者而言，很难让他们因为自己的局限性而自我原谅。我的一位律师朋友，他的实务工作包括为成为起诉对象的治疗师辩护，他说他常常惊讶于大部分客户在没有做错任何事情的情况下那么轻易地感到罪疚，他对于客户们如此受虐狂般地轻易服从严酷的戒律性法规也深感惊讶。

与他人麻烦的关系

对于大部分分析性治疗师来说，要面对原来就认识但处于治疗领域之外的人们的防御，这有些令人为难。这样一些人会带着紧张的笑容说"你没有在分析我吧？"有时候我觉得像是礼仪小姐茱迪斯·马丁（Judith Martin，美国人十分熟悉的礼仪小姐，对人们颇有影响），她曾抱怨说无论何时去参加宴会，坐在她旁边的人就会变得小心翼翼地刻意注意自己是否用对了叉子。通常我发现用一些方式可以让这些紧张兮兮和半严肃的人们放松下来，例如开玩笑说"我在没有收到付款之前从不工作"，或者通过较为严肃地回答"你可不知道在我能够开始分析你之前，你需要告诉我好多好多事情"。我有一个同行，以这样的逗乐来处理这种情景："是的，对我来说你是透明的，我能看到你所有的问题，但尽管如此，我还是很愿意和你一起吃饭。"

更困难的事情是遇到那些与某个病人有某种关系的人，而他们表现得不太自然。他们可能会想象临床医师从病人那里听到一些关于自己的内容（经常是在治疗师不知道他们就是病人口中的"琼"或是"乔"的时候）；或者他们可能对治疗师吹毛求疵，因为治疗师似乎没有足够快地帮助他们的朋友。有时候治疗师会遭遇始料未及和难以理解的行为和态度，这些行为和态度只能理解为起源于这个人与自己病人之间的关系。在不明原因、或有所怀疑但无法自由地把可能引发难堪的原因提出来讨论的情况下，被别人的行为惊到或激怒会让治疗师体验到一种很奇怪的孤独感。

对治疗师来说，麻烦得多的事情是因遭到亲近之人的误解而产生的痛楚感，包括我们的朋友和同行。我们时常从病人那里听到其他人大概会怎么说我们，这很少被讨论，但却是显著的职业性危害。处在精神分析治疗中的人很可能对关于治疗师的所有事情都竖起敏锐的耳朵，而且刻意打听别

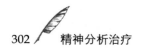

人对他或她的表述。有时候他们似乎能相当准确地报告别人所说的内容，而有时候他们的话里则充满移情性的情感而扭曲了别人评论的语气或者内容。病人并非总是治疗师的亲善大使。哪怕是名声相对较好的病人，在强烈情绪的重压下也会有所伪装。我的一个病人承认说她曾经**编造**了一个听上去挺专业的贬抑性"诊断"贴在她丈夫身上，而且说是我说的。

　　我在第八章提到过我的病人唐娜过去常常在我休假的时候，不时地到当地精神健康中心的紧急服务部门去，而且在那时野蛮地攻击和她会谈的工作人员，责怪对方不像我一样对她。我有一次从小道消息听说那个机构的主管曾经因为唐娜挑衅和威胁的行为，蔑视而毁谤地评论我的能力。这刺伤了我，而且我对此无能为力（直到现在，我才能道出这件事，并且将这一经历转化为对别人有用的东西——见 Lepore & Smyth, 2002）。与此同时，我所拥有唯一的抚慰就是生动而详细地幻想去控告他诽谤。

　　当一个治疗师听到贬损性的表述，怀疑出自一个朋友或同行，但因为不了解说话的背景，很难分辨对方所说的真实内容或真实含义。由于我们承诺保密，我们不能随便去做我们鼓励病人们去做的事情——即去问那个被转述的人"你是不是真的说过我是一个古怪的疯子，如果是这样，你就伤害了我的感情。"因此，我们无法处理我们的反应，消除其毒害。作为一名治疗师，我们珍视真诚和坦率的情感表达，但我们的职业有时抑制着我们以两者中任何一种方式来行动，这的确是一种反讽。

　　对于在一个狭小社区里生活和工作的治疗师来说，正常的日常活动会像是在鱼缸里。假如一个治疗师在大学、学校、公司、宗教社区、乡下村庄里或者是小镇上工作，会感觉到长期的压力，要像凯撒的妻子，永远都表现得无懈可击。即使是在大城市，好奇的病人或者他们的告密者有时也会看到心理治疗师以非专业角色出现。想要成为心理治疗师的人们常常提前理解，他们的行为必须遵循咨询室内的规则，但是他们很少预料到他们在咨询室之外要遵循这种规则的程度。是在办公室以外行为可以不受抑制而且不计后果（例如，他们会想，病人所看见或得知的任何关于自己非专业自我的东西，正是治疗磨练中的素材），还是在任何公共场合都应该努力保持恰当得体。或许我们中的大部分人会将两者结合。无论我们适应哪种方式，都必须对因被别人仔细观察到了如此程度而产生的不满有所管理。任何处在重要或高度暴露角色下的人，这种自我知觉都是一种职业危害，包括神职人员、商业领袖、名人、政治家、教师等等，但大部分想要成为治疗师的人都不能预测他们朴实、平凡的生活会引发闲话、妒忌、敌意和其他副作用力量的程度。

治疗师有一个社交上的问题就是在应邀参加的活动里遇见——或可能遇见——一个或更多病人。去参加一个无时无刻都感觉到被研究和品评的聚会是很愚蠢的。一些治疗师在被邀请参加一个社交聚会的时候要求看客人名单，以便如果有一个病人也将出席，那他们就会婉言回绝。有些治疗师则与怀疑会参加活动的病人详细讨论俩人在那个场合彼此如何行为，并且达成共识。有些治疗师也会单单根据病人的偏好来决定怎么做。我们大部分人大概都会做适当的病人的具体评估，例如"这个女人是否有足够的信任会回来和我讨论我的行为中任何对她形成困扰的事？"或者"这个男人和我工作了足够长的时间以至于他能够忍受理想化的我身上有些瑕疵了吗？"或者"对有性虐待历史的少年来说，看见治疗师角色以外的我是否意味着就像是一次违反了禁忌的再度创伤？"在决定是否接受一个邀请的时候，治疗师有时发现自己很妒忌那些能够依靠简单的个人性情做决定的人们。

在堪萨斯，曾经一度卓越而现在却悲剧性地消失的门宁格地区，治疗师和病人别无选择，随处都可以彼此撞见。托皮卡（Topeka）是一个小城市，而门宁格临床医疗中心是其主要的雇佣行业。那里大多数精神病学家、心理学家、社会工作者和护士都在接受专业训练中提供的治疗和分析服务，他们必然要在同一个狭小区域内接受同行的治疗。其他病人则为了高质量和长期的住院治疗来到这里。在医疗中心的每个人，病人和从业者，在同一间食堂就餐。某人端着一碟子食物走向一张餐桌，注意到一个病人正坐在那里，然后优美地转身走向另一个地方，这种情况在那里是司空见惯的。聚

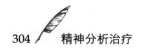

会就必定是真正的挑战了。

　　理论上讲，治疗师有权力像其他人一样"拥有真正的生活"——也就是说在它们的专业领域之外拥有放松和享受的活动。然而我所认识的许多治疗师不得不在一定程度上压缩他们办公室以外的社交参与，因为要力图保护治疗关系。我的一个朋友放弃了参加一次令人满意的政治活动，因为一名有边缘性心理特征和强迫性跟踪过往史的女病人加入了他所在的行动小组，而且开始出席会议和主动参与各种活动。分派任务的人对于治疗师和那位病人之间的另一层关系一无所知，将他们分在同一个委员会，而且和其中一个人谈论另一个人，病人显然很乐意于这些事情，而治疗师则几乎不能忍受。在治疗中，病人试图把治疗师带入政治性的谈话中，而且她太过防御以至于没能看到自己加入治疗师所在政治团体的决心正是另一次强迫性依恋的征兆，这一次是在移情当中发生的。治疗师感觉到被病人"跟踪"，而且厌倦了编造借口告诉别人为什么自己这次或那次委员会活动突然间对他失去了吸引力，他最后选择离开了这个组织。他本来应以病人能够继续接受他的治疗为条件而坚决要求他的病人不要参加他所积极参与的团体，但是他感觉这位女士对要求离开会有偏执和遭受创伤的反应，所以没有这么做。和大多数有关心理治疗的文献和专业发展的建议中所提及的情况相比，现实中这种两难境地更为普遍。

工作超时

　　许多做了心理治疗师的人们都会注意到，自己从童年时代开始，就很容易陷入一种角色，别人常常来向他们寻求理解、安慰和建议。成为别人的心腹知己常常成为他们的乐事，这激发了他们成为心理治疗师的兴趣。许多临床工作者喜欢帮助别人，这种帮助超出了职业责任的要求；他们被志愿者、社区里的捐助者、弱势儿童的良师益友等等一类角色所吸引。然而，一旦受雇为一名治疗师，我们大部分人都会发现被那些想要在个人问题方面得到办公室以外咨询的人挑中是一件令人厌烦的事情。我每周在电脑上至少会收到一个来自于某个我不认识的人的即时信息，这些信息都是关于心理症状或者人际关系的。我过去习惯于尝试对每一个来信者恭敬地措辞，力图了解到他或她居住的地方，然后向他们推荐该地区的治疗师。但是，这花费了大量的时间，而且这种事情很少以那个人去见了我推荐的同行而告终。所以我现在基本上不去回复不熟悉的即时信息了。

对亲密好友的超时工作，往往不存在因过度给与而心生怨恨的问题。治疗师非常了解他们，深深地关心他们，而且乐于给予帮助。但是对于那些仅是萍水相逢的人，治疗师对于他们不请自来的信任和求助，就会感到十分负累。对任何困境必须了解大量的内容，而且必须了解导致这种困境的大量人格特征，因此，在治疗室以外，没有经过一定的程序以及没有完成临床面谈，治疗师在提供建议方面不比其他任何一个人高明多少。在听到"噢，我有些事情正想要请教一位心理学家 [精神病学家，咨询师，社会工作者]"一类的话语时，那种有所暗示的感觉为我们中的大多数人所熟悉。我们都害怕在两种情况之间进退维谷：一方面，如果试图去岔开话题以回避不请自来的恳求似乎有些粗鲁无礼；另一方面，如果我们表现得礼貌，此人会将我们的礼待看作是邀请而不断继续，我们则因此而陷入无休止的纠缠。

还有些人设计一堆的问题，来抱怨自己的治疗师，或抱怨配偶、孩子、朋友的治疗师，试图证明治疗没有效果，或者治疗师无能。有人开始就会问"你怎么看一位会对病人说……的治疗师？"这种提问本身就是非常不受欢迎的开头。我们都或多或少积累了一些经验，以得体的方式来回绝焦虑不安的人想获得免费治疗的请求，或躲避吹毛求疵者的轰炸。但是，治疗师们回绝别人是很痛苦的，而且实际上并不喜欢在过度工作和拒绝治疗之间没有选择的余地。

导致治疗师们在办公室以外还继续工作的一个因素，就是随着时间的推移，我们越发擅长共情，而且随着我们专业上的不断成熟，我们对他人任何自然而然的关切都会得到更加有效的表达。我们从别人的面部表情和肢体语言中提取一些信息，并且时常邀请他们作更多的自我袒露，尽管其实我

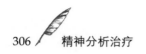
们并非真的想在工作时间以外了解那么多。举例来说，曾经有一次，在经过了漫长而疲惫的飞行之后，我和同行们到达一座遥远的城市参加一个会议。我在酒店接待前台的队伍中排在第一个，当时我注意到给新来的人分派房间的女士看上去非常的筋疲力尽。就在她对着电脑查找禁烟的空房间时，我问道"今天很辛苦吧？"她立刻开始道出苦水，诉说这个艰难的下午，她对我顺畅的口头关心所表达的同情而感到亲切。等在我后面的一位同行轻敲了一下我的肩膀，低声说"本节治疗何时结束？我想进我的房间了。"

　　人们很容易习惯于待在治疗师的角色中以及在非专业关系中继续自动地承担引导者角色——这是以牺牲亲密感为代价的，这种亲密感本该在工作损耗之后真正来滋养自己的。这可能是担负着重要的机构职责的治疗师们所特有的情况，他们发现自己通常成为移情反应的对象，尤其是理想化移情和贬低化移情，不仅来自于病人，也来自于他们所督导的人以及雇员。因为对于那些处在权威位置上的人来说，获得真正彼此连结的关系的机会变得很少了（那些要与权威角色培养关系的人通常有着比追求友谊更为复杂的打算——真是高处不胜寒啊！）；如果一位经验丰富的治疗师不能够在有可能蕴含平等和互爱的关系中放下做自我节制型听众的习惯，那么这确实是一种莫大的损失。我有一位指导培训机构的同行写道：

　　我和同行们发现，一旦经过多年实践工作而形成习惯，非常容易就能放弃自己在人际关系中的渴望，哪怕在友谊中也如此，并且也会给他人的愿望以特权——就像在治疗关系中所作的那样。我在给病人提供治疗服务当中变得如此习惯于搁置掉很多互惠关系中非常普通的东西，在此之后，我不得不在现实当中重新训练自己成为一个普通人，能够拥有自己的空间，拥有需要，会说**我**想要什么或者我对我们之间的某事有何感受。（私人交流，2003年8月4日）

对真诚上瘾

有一个很少被讨论的职业危害，但是在我提到的时候，我的同行们告诉我他们已经识别出来了，这就是心理治疗实践破坏了闲谈、聊天和鸡尾酒会的现象。治疗师会习惯性地力图保持触及真实的、情感上重要的、以及无防御的内容，以至于善意的玩笑也变成一种严酷的考验。我注意到几年前，当一位朋友对我说一些逗乐的、讽刺的或者纯粹幽默的话时，我要花上一小会儿才能"听明白"。我不认为经过这些年我变得越来越木讷或者已经丧失了幽默感；只是我所默认的治疗师立场必定会认真对待别人对我说的任何话。

当我和病人在一起时，如果我对听到的事情发笑将会造成专业上的灾难（说到这里，我脑子里浮现出我一个病人说到朋友的"自杀尝试"，这位仁兄试图用一把塑料黄油餐刀来割腕）。在听到的时候要保持面不改色，或者至少维持一种相对温和的表情，这变得非常自动化，以至于很难不将这种态度延伸到社交关系中。或许这种现象解释了为什么那么多治疗师在别人眼里会显得毫无幽默感、迟钝、或者心不在焉。一些人因为我们这个行业中许多人执拗的真诚而被推向毫无准备的境地。当人们出于一种特定的防御而想要能言善辩或轻描淡写或不被挑战时，我们认真对待他们的自动倾向就会令他们不舒服，并且把我们讽刺为关心泛滥型（caring-sharing-type）专业人士。

敌对或麻木的专业人员

目前药物学和认知行为的治疗手法盛行于世，同时对于精神分析治疗法缺乏"实证支持"或没有"证据为本"的谴责也流行甚广，精神分析治疗师们经常被其他专业人员当作空想家、老古董或者白痴来对待，即使是在精神健康学科当中亦如此。一次，在美国心理协会大会上的一个社交活动中，我刚认识了一位心理学家，他来自一个很远的州，与他共舞令我十分开心。

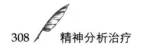

我问他在做什么样的工作，而且饶有兴趣地听他说他对遭受严重脑部损伤的人们进行治疗。然后，他问起我的工作，我回答说我是一名分析师。就在那一刻，他放开了我，好像我有传染病，惊呼道"噢，这是一份肮脏的工作，但是我想有**某些人**不得不去从事吧！"

非临床心理学家和研究者倾向于对于弗洛伊德学派的东西都不以为然地远远旁观，这是一直以来的事实，但至少他们习惯于或多或少地由着从业者去。在过去几十年中，甚至教授变态心理学的教师们自身都很容易只有极少的临床经验——追求补助金和发表研究成果的压力变得很紧迫以至于治疗几个病人成了奢侈品而没有人负担得起。结果，提供给本科生的心理病理学和心理治疗的论题——某种意义上是对临床实践本质的赞同——确实少得可怜。由于向学生们普遍误传，大多数当代的治疗师们因此而感到非常悲痛，并且非常担忧那些对这项工作知之甚少的人们已经和继续对公共政策施加影响的程度。

与此并行的发展，最近几年我听到越来越多的故事，关于一些公认的专家（使用药物治疗的精神病医生、家庭成员、老师、熟人）如何告诉在倾心投入的治疗师那里接受治疗的病人，他或她正在经历的这种治疗是无效的或者甚至是"不道德的"——浪费时间和金钱。遭遇这么多蔑视是非常痛苦的，尤其是当它威胁到一个病人来之不易的信任感。幸好，大多数精神分析治疗中的人们看得见他们正在获得帮助的证据，因此对别人的破坏性观点不屑一顾。但是治疗师们通常不喜欢处于防御状态。他们更愿意致力于努力帮助病人，而不愿意试图去证明他们存在的合理性。被别的从业人员误解是令人烦恼的，也可能具有伤害性。

过去有一种职业上的礼貌，大意是说一个人要尊重和支持其他从业者的工作——可能事实上没有那么地尊重，但伦理规则必定会施加一些影响使人们在行为上尊重。假如某人的病人陷入危机需要住院，医疗中心的工作人员本应当满怀敬意地倾听治疗师对情况评估，并且以将病人返回到门诊最初的治疗师那里作为目标来治疗病人。在运行良好的机构中，这些考虑周全的操作依旧是标准做法。但是，或许是因为要见的病人越来越多，并且要越来越快地处理他们的问题，医疗中心雇员们承受着巨大的压力，结果在许多机构中，原先那种体贴入微的方式似乎已消失殆尽。我的许多同行发现当他们的病人面对医院的官僚作风时，他们自己的工作就被视为"失败"，而且病人被敦促去寻求其他种类的治疗，或者全然放弃治疗。再或者可能在没有打个电话给治疗师了解一下病人之前服用过什么药物和效果如何的情况下，就给病人施用了药物。要忍受过度劳累或心怀敌意的专业人员对自己病人的不当治疗是非常困难的。

　　还有一个令人苦恼的现象，治疗师们讨论得很多，但是极少在精神分析的文献中有所阐述，我在这里理应谈到，这就是精神分析的专业人员们对待彼此所采用的竞争的甚至是轻蔑的方式。我不止一次看见过从业者对于在会议上的一个个案报告给与那种鄙视性的"公开督导"。精神分析师身上最糟糕的罪过——Clara Thompson（M.Green，1964）曾经恰如其分地将其称为"恶毒的习惯"——就是以**个人偏好**出发的错误解读替代了对实质内容的批判（例如，"他正在将自己的自恋权利（entitlement）见诸行动，"或"她显然出现了对敌对父亲的移情"）。在治疗室内是忍耐的心灵、共情的典范，这样的人怎么会在公开的讨论会上就变成了如此粗人，这可是个很有趣的问题。可能他们彼此的恶意对待与之前讨论过的基于某些体验而积累起来的敌意有关联，一个人通过秘密渠道知悉其他人对自己的负面评价，却不能直接谈论这些评价。我想力劝读者们，无论是精神分析还是其他取向，都不要用侮辱来虐待同行而把事情弄得更糟。苛刻地批评其他治疗师很少给任何人带来好处；首先，一个人永远不会知道在听众里，谁有可能就在你正批评的人那里接受治疗。

　　类似的，尽管当治疗师们掌握了违反伦理实践的证据时，他们必须依照职业伦理法规和州法律来行事，但我要建议在鼓励病人们对前治疗师提起诉讼或提出正式投诉之前，请深思熟虑并且寻求一定的咨询。从实行惩罚的努力中，我看到过很少的益处，却看到太多的害处，包括律师为了调查病

人们想要绳之以法的治疗师们，对病人进行的严密的证人询问使病人遭受再次创伤。有许多反移情性质的态度可能使一名治疗师倾向于隐蔽地或公开地向病人施加压力去追求公正，包括希望使自己看起来比别人更为正直；希望简化一些复杂的事情；以及无意识的蔑视倾向，将病人看作是无助的孩子，对自己意识到所处的境遇缺乏责任感。此外，一旦一名治疗师采取了倡议者的角色，病人就不再能够无拘无束地从所有可能的角度来考虑一个决定了，因为担心令（假定道德上高人一等的）治疗师失望。

我也听到过许多故事是关于善良负责的从业者花费数周或数年的时间来忍受烦累的调查工作，这仅只因为一个愤怒的病人决定要惩罚他们。我们这种助人职业中的人容易马上和受欺压者站在一边，而且当我们听到一个临床工作者有失误的嫌疑，就自然想要代表声称自己在这样的治疗师手上遭受折磨的人寻求赔偿。我曾屈服于这种引诱，而且我对此感到后悔。除了受到法律和伦理法规约束以外，出于多种原因，最好让其他从业者从怀疑中受益。假如真诚关心一个可能制造伤害的同行，大部分道德戒律的表述建议了治疗师们在卷入第三方之前就该直接向同行提出这种关心。

自恋扩大

既然精神分析已经从上个世纪大部分时间稳坐的受尊崇地位上跌落了，治疗师们变得自我陶醉的危险也就不那么严重了。正如我在第八章里提到的，这个职业中的人依然可能整个工作日都在处理病人的问题，病人令我们成为他们情感世界的中心，或者是把我们当成他们所寻找的理想偶像。我在之前的文章（McWilliams，1987）中已经说过这个故事，但对我来说，这个故事依然标志着当意识到治疗师角色带来的自恋满足如何破坏了我对自己的感知时那种惊讶的体会。我最近被选入教育理事会。我用了很长一段时间来掌握其中的规矩。然后就在我觉得我合理合法给出专家意见的时候出现了一个问题。我耐心地等待着开口的机会，然后给出我认为机智、敏锐、时机恰当的讲话，接受我督导的人们常常对我这种讲话报以赞赏。与我预期的将出现长时间的掌声不绝相反，大家客气地接受了我的发言并且很快忽略了它。我内心的反应是"等等！**是我发言啊！**"。这可是一个真正的"唤醒之声"呀。

从那时起，我一直拥护一个观点，就是无论是出于自己的利益还是为了病人们的福祉，治疗师都应该确保自己定期地或时常有机会置身于一些不知道也不关心他们靠什么为生的人当中。投入于年幼儿童父母的角色，对于作为治疗中的万能感是一种很好的反作用力，这和拥有一些会斥责你但也有会让你保持诚实的朋友一样。治疗师们的自大不可避免地在巧妙技艺的实践中频繁地得到强化，这可能可以部分地解释分析师们专横放肆、傲慢自大和倨傲轻蔑的态度从何而来，最糟糕的是还用这种态度公开地彼此相待，以及对待其他的专业人员。

丧失

在精神分析治疗中，我们与病人建立很强的依恋关系。我们在两节治疗之间还想着他们；脑海中会形成他们生活中人物的生动图像；当他们冒险尝试原生家庭中本不能容忍的行为方式时，我们会为他们捏一把汗而且给与他们支持。当他们离开治疗时，哪怕是在一次富有成效的合作之后按照共同的计划终结治疗，我们都会忧伤，不是以忧郁凄凉的方式，而是在认识到是这项工作的收获要求我们让病人走的情况下苦乐掺半的情绪。一些治疗师将这种反应比作一个深爱孩子的父亲和母亲在孩子上学的第一天、毕业的第一天或者是婚礼那天流下的眼泪（参见 Furman，1982）。这种哀伤是私人的，而且有一点点孤寂，但至少它会与出色完成一项工作的积极情感和自豪感并存。

当一个病人或者前病人去世，治疗师的悲痛便得不到前面所述的任何一种安慰。这种悲痛尤其孤寂，而且会被这个职业的特质复杂化。这不像伴随我们家庭中或朋友圈子中的某人死去而产生的忧伤那样，因为失去一个保密关系中的人而带来的痛苦不能在普通的仪式和大家共同的慰藉方式中得以承认并且有所减轻。我特别伤心地记得莫莉的丧葬仪式，我在第八章中描述过这个病人，尽管她已经搬出了新泽西而且在弗吉尼亚生活了很多年，但我偶然发现她的葬礼就在我那个社区举行。她死于一次急性疾病发作，当时她和丈夫正在附近一个城镇拜访丈夫的亲戚。之前一次他们来看望丈夫的家人时，她和丈夫还在我居住和工作的房子拜访了我。几年后的一个早晨，她的丈夫出现在我的门口，说他回忆不起我的名字了，但记得这栋房子。他直接说他知道我会想要知道莫莉过世的事情。他问我能否与他一同去守灵，因为他不喜欢莫莉那些估计会来参加守灵的亲戚。他解释说她想要和他一起守灵的人是爱他妻子本人的人，不像她的父母，只会不断地逼迫她去实现他们自己遭受挫败的野心。莫莉从来没有告诉过她冷酷而苛刻的家人她接受分析的事情。

当莫莉的家人和朋友前来向她致敬时，他和我显然因为情感上的支持而互相依靠，顺带表明我是已故者生命中的某个重要人物。每一次又一个参加葬礼的人问我我是如何认识莫莉的，我就含糊回答（"一些年前我们俩都是同一个地区的专业人员。""哦，你也是一名护士？""不是，但我在一个与此相关的领域……"），然后我就拼命地四处张望来转移注意力。因为要时时刻刻努力保护莫莉的秘密，同时要支持他的丈夫对自己的约束（他担心他会攻击莫莉那失去女儿的父母），我自己的悲痛大部分都不得表达。第二天上午，我故意晚了几分钟来到葬礼，以便我不必参与交际，而可以静静地站在后面，为太早失去一个我深深敬佩的女性而哭泣，她在整个漫长的治疗过程中，与不幸童年的遗留奋力斗争。

在必然的死亡这一主题上，Michael Eigen 是我唯一知道的一个分析师，他曾经与所督导的人认真讨论过"让自己活着"这一责任给治疗师们带来的压力。至少在长程治疗中，治疗协议暗示说我们要持续地可利用。治疗师活着（Khan，1970；Pine，1985；Winnicott，1955）是治愈过程的主要因素，尤其是对于那些深信自己中毒不浅的病人来说。当我们接受一个正在受苦的人进入与我们的治疗性合作，我们就进入了一个暗含的契约，即在治疗期间将竭尽全力不离不弃。鼓励病人把我们变得足够重要来抵制他们成长史中的一些坏影响，这一做法在我们身上加诸了责任，即要尽可能保持健康。当治疗师们生病时，尤其是得了不治之症时，他们总是因为无数关乎病人利益的专业性决定而让自己无法很好地利用治疗疾病的资源。正如我在第六章提到的，要有足够力量去调整由来已久的心理过程，同时还一定要管理这种力量带来的负累。

满　足　感

作为一名精神分析从业者的大部分满足感，尤其是最重要的那些满足感，都不是立即出现的。在仅只拥有治疗师角色的职业生涯起始阶段，会有一些声望上的满足感（我记得在我刚开始的时候，我寻找各种途径不时地提到"我的病人"这个短语；在经过漫长幼儿状态的学生生涯后，我感觉自己毫不含糊地长大成人了）。然后，开始挣钱并且开始偿还培训期间堆积如山的债务是令人愉快的。依靠如此有意义和积极的工作来维生确实令人感到满足，在我最初开始从业时，这些工作让我获得一种特别的奇妙感觉。刚起步的治疗师们曾经时常对我说，因为做了一些他们若是提供得起就可以免费提供的工作而获得报酬的感觉"不太真实"。

在刚从业的头几个月乃至几年，除了刚才提到的满足感以外，最主要的回报还包括对人类心理和助人技巧的学习与经验快速提高。尽管在整个职业生活中不断学习人类知识和如何帮助他们能够提供快乐，但这在起步阶段特别重要，因为对这项工作更为深入和内在的满意感尚未出现。大部分经历了心理治疗训练的人没有和病人工作足够长的时间而得以看到病人们以显著的、改变生活的方式在成长，而他们必须不加怀疑地坚信这必然发生。

在治疗师们接受训练的岁月里所做的短程治疗可能会有深层次的帮助（比较：Marmor1979年的论点，心理治疗不一定非要为了深入而做得长久），

但是也许持续疗效的可靠证据还不足。甚至极少有病人曾经在机构中出现过后，多年没再现身，后来又搜寻到咨询师，去对他们谈话（谈话确实发生过）的长期效果表达满意。训练项目容易侧重于广度而非深度，使学生们面对范围尽可能广的各类病人，而不是支持他们与数量很少的几个病人进行深入透彻的工作。这可能是更好的选择，但这减慢了学生巩固为别人带来真正改变的胜任感。这种满足感和其他的内容将在接下来的小节中讨论。

持续及个人相关的学习

对于从事实践工作的治疗师来说，在情感上以及理智层面都不断受到吸引，来认识每个人独特的内心和主观世界。而这种满足感会立即出现。精神分析并不枯燥乏味。哪怕是在感觉到乏味的时候，治疗师也会立刻对为什么乏味的感觉正侵入治疗空间的问题而产生兴趣。每个病人都是不一样的。每个病人打开了一扇新的窗户，看到一个生命可以怎样活着。只是通过以我们一直认为（意识到或未意识到）的"自然"或"正常"情形来提供对照，每个病人就能教给我们一些关于我们自身和家庭的东西。因此，就像更加理解每一位病人一样，我们也更加了解自己了。从业者不断深入且精细的自我了解这一额外收益大概是心理治疗作为一个学科所独有的，尽管我也曾听到演员们谈到从他们职业中获得类似的收益。

因为缺乏对照的信息，我们全都容易把我们自己的动力学投射给其他人。我们看到他们的行为，并且根据假如是我们将如何表现来理解这些行为。有时候我们是对的，而有时候我们明显是错的。由于人类有着大量的共性，大部分人都能够通过归纳自身心理、以及对照自身而根据他们能够理解的他人行为动机来行动而合理良好地完成生活。然而，治疗师负担不起重大的误解。我们的专业进步有赖于学会将我们自己的动力学与其他人的区分，以及质疑那种"我们个人的体验方式就是样板"的自动假设。因此，我们被迫毕生都要努力去不断拓宽对自己的认识。这种朝向自我认识的推动力会触发一些痛苦和羞愧感，但最终令我们获益，这种获益超越了我们临床角色的层面。

补充一点，将自我与他人分化以及修正基于投射的信念的过程既是在宏观和组织层面的，也是在每一个个体层面的。随着心理治疗作为一个领域逐渐成熟，我们不断发现影响广泛的原则——如 X "永远"意味着 Y——是值得怀疑的。无论以偏概全的理论或许多么有吸引力，它也极少能够完美无瑕地对所有资料做出解释。理论都倾向于与其创建者（Atwood & Stolorow 1993）和大多数热烈拥护者的心理保持和谐。历经过去的几十年，精神分析作为一个领域已经日益涵盖了多样的理论（Gill，1994；Jacobson，1994；Michels，1988；Wallerstein，1988，1992），而且也慢慢修正了其最初过分概括化的倾向。弗洛伊德对他的一些观念相当独断，或许是因为他个人的动力学使这些观念对他而言似乎是"自然"或"正常"的。一个修正弗洛伊德理论误用的著名尝试[1]是海因兹·科胡特（Heinz Kohut）的开创性文章——"对 Z 先生的两种分析"。在这篇文章中，科胡特根据一个与自己受训中学到的俄狄浦斯的解释明显不同的范式（自体心理学）来解释一个被分析者的心理动力学，并且展示了这种看待病人的不同方式如何更为准确以及使最终的治疗效果大大提高。

基于投射而集体出错的一个更加具有分界线意义的例子可能是《精神障碍诊断与统计手册》第四版（DSM-Ⅳ；美国精神病学会，1994）中诊断反社会型人格障碍的"冲动或缺乏事前计划"这一标准。尽管一些精神错乱的人是冲动的，但是许多人冷酷地故意破坏或"卑鄙奸诈"，小心翼翼地谋划他们犯罪的每一个细节。作为一个类别，反社会个体是冲动的这一观念可能体现了建构 DSM-Ⅳ 那些相对而言非精神错乱的专业人员们的投射。换句话说，那些没有太多反社会倾向的人很自然会说："假如是我将要干下可憎的事情，这个行动必定就是处在高度冲动的状态"。努力试图进入骇人而残酷成性、不同于自己的犯罪型反社会者的内心世界，会是比归纳自己的心理过程更加令人不安的体验。类似的盲点证据出现在许多没有个人创伤经历的人身上，他们很容易相信有创伤经历的个体的解离表现是装出来的。

没有遭受过创伤的人可能会含蓄地归因说，"假如是我要实施如此戏剧化的行为，那一定是一次表演。"

　　治疗师们的专业经历不断地填补这些类型的盲点，来抵制投射的倾向。心理治疗是一种持续的谦恭教育。我们不理解，我们不能理解，我们需要向病人（Casement，1985）和经验（Bion，1962；Charles，in press）学习。我们不得不忍受谦卑的有所不知的状态。私密地面对这么多不同人的故事，这么多不同种类的痛苦，这么多对生活含义的不同假设，必然令治疗师开阔了视野。除了减少我们的投射倾向，还以最终对我们有利的方式满足了我们的窥视欲。Ella Freeman Sharpe（1947）代表大部分分析性治疗师说道：

　　我个人发现通过别人的经历来丰富我的自我（ego）不是我轻微的满足。从一个人生活的有限范围……我通过工作体验到各种各样丰富的生活……所有能想象到的环境、人类的悲剧和喜剧、诙谐幽默和严酷阴郁、失败的悲怆、以及对人类命运难以置信的忍耐力和一些灵魂所获得的成功。或许使我真心实意地选择成为一名精神分析师的正是每一种类型人类经历的丰富多样，这些经历已经成为了我的一部分，在只此一次的凡人生活中，我永远不可能体验或理解这些经历，但我的工作却可以让我做到这一点。（p.122）

　　作为治疗师，我们要面对关于我们自身不愿看到、但证明是对我们的成熟很关键的一些方面。当我们突然抓住有关一个病人的独特的东西，这些东西表明了在此发现之前我们有多少东西都不知道，我们就经历了一次惊讶时刻。而且我们对每个病人主观世界的情感沉溺深远地影响着我们。神经科学最近的研究（e. g., Cozolino，2002；Damasio，2002；LeDoux，1998，2003；Schore，2003a，2003b；Solms & Turnbull）揭示，当两个人有规律地处于真诚的情感连接当中，他们各自的大脑会缓慢变化。随着他们建立起独特的关系同步模式，新的神经系统网络被安装在双方那里，尤其是在想象、情感和"右脑"特有的深层结构区域，诸如 Solms 和 Schore 一类的有精神分析知识的研究者们，已将这个脑半球等同于弗洛伊德所说的无意识了。不夸张地说，我们的脑"成长"于与他人精神的亲密接触。正如每一个时期献身投入的治疗师们所观察到的（Aron，1996；Ferenczi，1932；Mitchell，1997；Searles，1975；Sharp，1947；Stone，1961；Szasz，1956），我们治愈病人的同时病人也治愈了我们。事实上，我的一位同行最近提到，或许**为了让治疗达到**对病人的治愈，治疗不得不改变治疗师身上的某些东西。Maroda（2003）写道：

> 人们通过深层次的亲密关系得以改变，在这种关系中，他们的防御滑落，他们大部分的原初情感浮现，并且他们有机会去认识自己，也获得不同感受。大部分人只有有限的途径获得这种体验。当他们坠入爱河或当他们有了一个孩子，或者当他们完完全全投身于分析的过程时，这种体验才会发生。而我们则不同，我们不断有机会去参与这种有着改善力量的亲密关系。（p.21）

老得其所，寿命更长

以心理治疗作为职业的优势之一，就是一个人实践越久，自然增长的智慧就越多，以及对技巧的施用更为舒服。尽管刚起步的治疗师们常常与老练的治疗师们一样有效，但他们可能要以更多的情感损耗和眼泪为代价来赢取治疗成功，然后某天就成为了病人。幸好，随着时间推移治疗师们会大大成熟，这一事实在人类文化中被普遍认可，而不仅仅是为从业者们自己所了解。在一个日益加速变化的时代，许多工作场所的人们害怕他们将被机器或者羽翼渐丰的新型专家所取代，拥有一份工作经验的年头与专业精深及判断成熟成正比的事业真是一种恩典。不像运动员、舞蹈家和重体力劳动者，治疗师们不会因为年老而退出职业，除非是因为老年痴呆症和其他的衰老性痴呆，否则没有命令要求其退休。一些治疗师直到他们九十几岁还一直看病人、发表原创的观点，而且为专业协会做着很大的贡献。

在前一章曾提到我对精神分析师比其他职业的人活得更久这一现象很感兴趣（Jeffrey，2001）。做一个精神动力学治疗师就包含着承诺要历经数

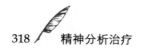

量可观的个人治疗。我们知道以情感表达为特征的精神分析治疗有利于良好的躯体健康（Penneybaker，1997），以及提高免疫系统的强度。我们很幸运拥有这份职业，因为治疗所赠与的好处，对为了训练目的而进入治疗的人和为了减轻痛苦而来到治疗的人本质上没有明显的区别。此外，我们的工作是有意义的、有刺激性的，也是有价值的，这无疑有利于我们的长寿和我们在年老时候的丰饶的创造力。

助人的满足感

根据我的意见，做一名治疗师最根本的满足感在于有机会靠诚实、好奇、以及受他人之托努力去做正确的事情来谋生。我看到少量的证据表明"无私的"利他主义存在，但是人们确实似乎有一种深嵌于内心的需要去彼此合作以及互相解困（Slavin & Kriegman，1992）。虽然许多职业都涉及对别人的服务，但心理治疗的使命容许一种亲密的、纯真的、综合类型的帮助，它令一个人的工作无论有多么辛苦都变得有意义而完满。我很高兴在我所处的时代和文化下有这样一种角色存在，这种角色允许我依靠做我所喜欢做的事情来谋生，并且发现这与我的性情很合拍。

我认识的许多经济上很宽裕的人将他们的工作视为负担，部分因为（我假设）工作没有明显地满足他们感觉自己很重要的需求。尤其是在最近的金融气候之下，他们可能压力很大、过度工作、以及为就业保障而焦虑。他们提高生活价值的愿望——常表达为想要"回馈"社区的感受——常常无法借由职业来满足。于是他们加入服务组织，为慈善团体捐款，参加非营利机构的理事会，出于某种原因担任志愿者，以及介入教会、政治行动和文艺活动。他们的生活由许多方向拉扯，他们过度承担义务的危险变得很严重了。

根据实践的情况，和我相比，我所认识的大部分人都相当少地控制他们的工作时间和工作条件。他们也许比我挣到多得多的钱，但他们付出的代价是大量的自由时间和自主感。他们常常认为不得不穿着考究，驾驶引人注目的汽车，以特定的光鲜别致示人。我发现这些压力让人非常沉闷压抑。

但我感觉比做一个治疗师的现实优势更为重要的是我工作中的多变性和包罗万象，我想这弥足珍贵，至少在现代和后现代时期都如此。借由心理治疗师的角色，我的工作生活、我的慈善动力、我无限的好奇心、以及我对真诚的热望全都能良好地结合。我越是能够自我满足，就越能更好地与病人工作。我想我们当中许多人珍视以治疗师为职业的这些特征，而且我有时候会怀疑，某些对精神分析临床工作者负面的刻板印象是否正是与对这些较难以言传的满足感的妒忌有关。

Frieda Fromm-Reichmann，一个很有天赋的分析师，她因为其很有影响的精神分析教科书（我在第三章所提到的）而深受前辈临床工作者们赞赏；她因为成功治疗了年轻的 Joanne Greenberg，而成为了知名的精神科医生——Greenberg 是自传式作品《我从未许诺给你一个玫瑰园》（*I Never Promised You a Rose Garden*）（H. Green，1964）的作者（最初冠以笔名 Hannah Green）。弗洛姆－赖希曼是以正统犹太人的方式养大的，孩提年代受到 16 世纪伟大的拉比 Isaac Luria 有关"修复"(tikkun)——拯救散落在世界万物身上神性火花的集体任务——的作品的启发（参见 Hornstein，2000）。Luria 教导说，帮助另一个人是人类与生俱来的救赎。根据"修复"的教义，"挽救一个人就是挽救世界。"这种信念和行动的满足感都与大部分精神分析师投身工作的基础是一致的。

我在第八章提到过，当我看到我的病人唐娜和她的新生女儿，她看上去很称职，和女儿在一起情感上十分和谐，我对此惊讶不已。她毫不费力地护理婴儿，以一种明显充满抚慰的姿势抱着她，并且每一个行为都像是一个倾心而敏感的母亲，既不像她精神病般抑郁的母亲，也不像她侮辱虐待且疏忽冷漠的父亲。基于我与她都很了解她自己早年的创伤，我问她是怎么知道做这样一个积极回应的母亲的这些必备能力的。这位麻烦缠身的女士，从未听说过温尼科特或者他精神分析的抱持观念，她想了一会儿然后回答说，"两件事。第一，我是灵长类动物；第二，我只不过以你这些年来抱着我的方式抱着她而已。"

尽管我们有一些治疗失败的病人，但大部分病人渐渐好起来。他们变得越来越对自己诚实，丢掉了令人无能的症状，学到更多处理问题的有效方法，改善了他们的人际关系，变得更加有趣，发展了更宽泛的情感领域以及更深入地感受自我，更好地调节情感，更有效地自我安慰，以及感到自己更加稳固、更具弹性、和更有生命力。经过长时间的努力，他们通常都以感激回报我们（参见 Gabbard，2000），但我们同样常常感激他们。我们在职业生活中看着一个病人在心理上成长起来的体验，最接近类似于看着一个深爱的孩子长成一个自信的成人的体验。没有比这更像的了。

注　释

1. 对一些人来说，这已经是臭名昭著了。在这篇开创性的文章中，科胡特描述了一个他声称他曾使用比较"经典"的、可靠的俄狄浦斯期观点治疗过的男士。然后他描述说，"Z 先生"对那种分析的结果大为失望，他在几年之后回来进行更多的治疗。在他们第二次治疗性合作中，科胡特根据他正在形成的自体心理学的概念来引导分析，而这位男士报告说改善甚多。在科胡特去世之后，他的儿子向精神分析圈透露说科胡特自己就是 Z 先生。他介绍了自己的动力学和自己对经典精神分析失败的反应，就好像他是一个如自己一般病人的治疗师。这是一次为了完成重要立论而可被原谅的伪装还是一次违反伦理的歪曲，这个问题从那时到现在一直都在进行着激烈的争论（参见 Strozier，2001）。

第 十 二 章
自 我 照 顾

有一类治疗师也许会几近消失，他们有着和一些自我牺牲的宗教信徒变成无个性之人的相同方式。这些人只为别人活着，而不是为自己而存在。当心理治疗日复一日地进行，治疗师就会有变成"非人"的危险；就像妓女的孩子不仅全都是私生子，而且是一种虚幻而非真实的存在……对于治疗师来说，找到能够为自己而生活的领域是很重要的，在这些领域当中，需要他们自我表达，而不是自我克制。

——Anthony Storr（1990，p.186）

我曾经从治疗师新手们那里听到一些说法，大意是说他们希望不是非得在历经艰难跋涉后才发现有关自我照顾的内容，而是有人早早告诉他们这些事情。为了回应这种希望，我用这一章来讨论有关治疗师自我照顾的内容。我提出的许多观点，尤其是本章的前面部分，涉及基本常识性的内容，像是妈妈们常会说的一些注意事项，例如睡眠充足的重要性；但除了妈妈们的话以外，我还要说清楚某些自我照顾方面的不足可能牵连出的工作上的

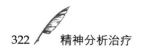

问题。我也很重视治疗师们与有创伤背景的病人一起工作时遭受的间接创伤。我们已经学会向创伤性的病人强调自我照顾的重要性，但我们很容易意识不到我们对自己该有的照顾。

心理治疗师对照顾他人都有着很强的动机，他们都很少热心投入自身照顾这一点是众所周知的。假使我们以自我耗损为代价而照顾别人的个人倾向——也就是我们的受虐倾向——还足够严重，那么我们中的多数人必定在受过的培训中被教导过，病人的需要高于一切从业者的需要这类无情信息。这个调调在将自我牺牲理想化的行业当中唱得最响，例如医学界（尤其是护理领域）、社会工作以及宗教行业，而心理治疗师可能都在这些学科中接受最初的训练。我在关于治疗边界的那几章里曾提到过，有这样一种想法认为病人的需求天生就与治疗师的需要相冲突或相竞争，这样照顾一个人就意味着在对有限资源进行竞争的零和总的博弈中不得不损耗另一个人，但是事实上这样的说法是似是而非的。当治疗师们留意到自己合理的个人需求时，他们才容易更有效地工作。

与我们许多人被灌输的假设相反，利他行为并非与自利行为势不两立。我最终相信，真实而有效的利他行动依赖于较高的自利水平，这与精神分析关于动机的观念以及最近关于生活满意度的实证研究结果相一致。即使是被普遍认同的慷慨无私的形象，如毫不考虑自己的需要而幸福地养育婴儿的母亲，也不能作为单向付出的例证。照顾宝宝的母亲以共生和互惠的方式从母乳喂养关系中受益：在宝宝吸奶的时候，母亲乳房部位难受的胀压感有所缓解，她感觉好多了。更不用说她抱着宝宝以及与宝宝进行眼神交流时的感官愉悦了。因此，这种最不对等的人类关系仍然为参与者双方提供了相互的益处。

在以下段落中，我总结了一些关于治疗师自我照顾的可行的明智之举，是我在长期的治疗工作以及训练别人来进行治疗的职业生涯中积累起来的。因为新手从业者们常常告诉我，我针对如何自我照顾所说的一些话对他们来说是全新的观点，所以下面我会尽量具体详细地给出这些建议。虽然我有一些大胆的概括，但请让我在开头就承认每一个人都是不同的，而且我的一些策略因此而不适合一部分读者。尽管有些功能会有重叠，但我稍有些戏说意味地将我的建议分别在"照顾本我"、"照顾自我"和"照顾超我"标题下来分组。

照 顾 本 我

这个部分阐述对治疗师身体、情感容量、和基本人类需求的照顾。许多治疗师过度工作，把他们对睡眠、休息、娱乐和"停工休整"的需求降到了最低。在前几章里我已经提到一些让自己承担过多责任的现象，而我要在此处总结出若干领域，在这些领域中，治疗师们要明智地承认身体上和精神上有极限这一现实，并且要制止自己的受虐倾向。

睡眠和休息

首先，治疗师们需要得到充足的睡眠。或许在努力倾听病人时所处的最糟糕的精神状况就是严重而强烈的睡意感了。看着时间在以蜗牛的速度缓慢爬行，同时努力保持眼睛睁着，这真是一种极大的痛苦。有些病人能在治疗师们身上引发一种"发作性睡眠反应"（narcoleptic response），而且处理这种情况非常艰难，非得令治疗师身体上筋疲力尽，并且被投射性认同和情绪感染所制造的精神疲劳包围不可，大部分大名鼎鼎的有自恋心理或者解离型防御的病人正是这种状况的来源。睡眠剥夺会损害治疗师的思考过程，从而没能尽全力工作，意识到这一点令人心痛，而且病人也通常在注意到他们让治疗师犯困的时候受到了伤害，这是足可以理解的。

不要工作太多个小时，以及保留坚决不安排治疗的时段，这很重要。珍视周末和晚上自由时光的治疗师们不应该为了方便病人而做出调整来破坏了这些时段，否则他们会发现自己产生了不健康的怨恨，要么是针对自己

的，要么是针对自己努力帮助的病人的。充足的休假时间对治疗师的健康也至关重要，这可以让其得以离开持续情感调节的紧张状态数日或数周。在无线电话的时代，电话可以在治疗师度假的时候"代替"他本人，但对于大部分治疗师来说，除非是真正地与工作分开，否则得不到充分的休息。

在我刚开始从业的时候，我有几个病人对分离的反应十分可怕，于是为了使他们免于受伤害，我尽力始终保持让病人能够找得到我。而我很快知道了对深层分离焦虑的长期疗效的关键并不是避免分离，而是离开并且铁定回来，这使得分开与重聚结合起来。由治疗间歇所代表的分离需要去充分探索、透彻讨论、以及用心感受，而不是去避免。正如我在论述界限的几章中主张的，病人对治疗师的局限性表示生气往往比因为自己令治疗师过度操劳而感到罪疚更好些。

一些机构对所雇用的临床工作者身体和情感资源都提出过度的要求，随着美国卫生保健危机的到来，这种状况变得越来越普遍。这些临床工作者们必须尽可能好地应对，并且当发现不可能充分照顾所接收的每一个病人时，要能够原谅自己（见 Altman 的文章，1993，或者书，1995，涉及在高度紧张拮据的机构中与穷困潦倒的病人工作，治疗师所承受的心理压力）。理论上讲，他们也应该奋力地诚实对待雇用他们的机构，以某种方式表达出他们认为机构的要求高到不人道的地步，并且他们应该抵制管理者们冲着自己而来的各种苛责，这些管理者们认为他们所强加的压力是合理的。但这是一种错误的节约。不去向攻击者认同以及不内化机构所持的"工作者应该能应付这种日程安排"的观念是很难的。尤其是在从业的头些年，那时临床工作者的事业前进要依靠取悦权威人物，而这些人物想要认为他们没有在提出不切实际的要求，那么过度工作可能是最好的适应方式了。但是，很重要的一点就是不要丧失对合适尺度的感觉，而且要订立恰当的奉献尺度。有时候，向与自己类似位置上的同行诉诉苦也会有帮助；病人们因为治疗师身上承受着机构带来的压力而得不到所需要的足够关注，向病人们道歉也不会伤害他们。

健康

治疗师们必须保重自身健康，无论是长期还是短期。我提及这一点是因为我知道精神分析取向的临床工作者们有一个假设，就是假如他们处于良好的情绪状态，他们也会身体健康，这种信念不是没有可取之处。但是相信良好的心理健康等同于身体健康的人，会不小心滑入一种全能式的否认，此间，他们忽略了现实存在的人类脆弱性。尤其是他们若对省略常规身体检查和例行预防筛查的行为进行了合理化，就会很危险。分析性治疗师以将他们的癌症症状解释为躯体化或转化症状直到为时已晚而著名。

及时敏感地处理疾病也很重要。病人有时候生着不太严重的病来赴约，则在封闭的房间里与这样的病人会谈，偶尔会使其治疗师遭受呼吸道疾病的传染。治疗师通常能够在患感冒或轻微感染时坚持工作；将注意力集中在他人身上可以转移身体上的不适，但不要延误康复。相对严重的疾病则需要离岗一些时候。因为处于疾病或手术康复中的从业者们很容易对抛下病人而感到罪责，他们很可能忍不住在完全康复以前就回归工作岗位。我们这些私人从业者每错过一个小时都在流失金钱，这导致了一种倾向，即我们在各方面功能都还没有良好的时候就去工作了。最好是放弃收入而等待恢复健康，这不仅仅是为了我们自己。病人们需要会恰当地照顾自己的成人榜样，而且治疗师们需要与病人们共同经历此历程（见 Schwartz & Silver，1990，对有关心理治疗师疾病文章的收集）。

心理治疗的性质要求其从业者花些时间去进行锻炼。像我这样对跑步机和正式的锻炼程序反感的人，仍然可以选择散步、跑步、游泳和跳舞。那些不相信自己能够坚持有规则的养生法的人，可以通过与一位朋友或同事共同策划定期的身体活动来增强他们的决心。一些咨询组合发现某些节次采用散步咨询和督导与坐着的时候一样有帮助。锻炼也可以与玩耍相结合（见下文）。多年来，我和另外四个五十开外的 Astaire 和 Rogers（Fred Astaire 和 Ginger Rogers 两人是一对美国电影演员及舞蹈家，搭档演出多部

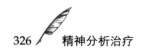

歌舞电影）的狂热崇拜者每周去上踢踏舞课。我们真的跳得很差劲，可是我们非常快乐。

正如前一章所提到的，背部和颈部问题在治疗师中间普遍存在，而且一旦某人的脊椎结构遭到损伤，接下来的一切就是进行损伤的控制。由于提前预防比既成事实之后去拜访整形外科医生和脊椎指压治疗师更有意义，治疗师们明智的做法是在连续两节治疗之间起来走动，以及坐有优质靠背支撑的椅子。我的一些同行很信得过整形外科椅，但是决定也走这条路的读者应当注意，尽管一个专业建造的装置物有所值，但不应该不亲自过目就订购。一些设计精良的椅子并非很好的适合某些臀部，而且当它们在某些方面"失灵"时，感觉上就像是折磨人的刑具。我对于保护背脊这一挑战所作的回应，就是在病人施用躺椅的时候，我也坐在一张腰部有很好支撑的可斜躺的椅子上，直到我几乎感到懒散起来。

财政

私人执业的治疗师们必须挣到足够的钱来承担偶尔出现的疾病、外出和没有付费的预约取消。因此，对他们而言很重要的一点就是要设定足够高的酬金，以便能够承担源自这些方面或其他方面不可预料的损失。尽管从业者的费用通常是以小时为单位设定，或者按照每一节收费，但是收入也要覆盖其他的工作时间，包括对临床过程的反思、商讨、为提高专业能力而阅读文献和参加会议、治疗记录保存、打电话、以及病人－治疗师接触那个小时以外的其他任务。并且必须为治疗师提供充足的资源以容许他们有足够的睡眠、锻炼、医疗保健以及娱乐放松。

正是在对病人确定适当的收费这件事上，许多从业新手都难于决定，但是通常他们很快知道，假如他们所要求的费用在此行业的标准范围内，大部分顾客眼都不眨一下就接受。对于需要或想要讨价还价的病人，最好设定一个"常规"或最高收费，再从此处有所让步，然后再以慷慨缩减后的价钱开始会谈。治疗师们常常能在来访者一进门的时候就猜到谁将会要猛砍治疗价格，但若是治疗师在病人开口之前就给出一个降低后的价格，那随之而来的讨价还价过程可能走向一个甚至令办公室房租都无法保证的价格。

在西方文化中，职业的声望与其支配的金钱是相结合的，尤其是在保险公司施压削减对"服务提供者"给付的时代，哪怕是在提供低价服务的时候，坚持维护心理治疗的价值也是很重要的。做到这一点的方法是给遭到压缩的费用命名。事实上，为了维系对心理治疗作为一门专业的尊重，也为了令公众们认识到专业时间真实的价钱，许多在医疗救助计划之内为病人提供治疗的美国治疗师，即使在接受相关计划为治疗提供平常不予考虑的价格时，也要声明他们正常的收费。没有人靠按小时计算的临床薪酬变得非常富有，哪怕是将所有时间都用于给按常规价格付费的病人提供治疗的那些人也没有很富有（而且就我所知，很少有人是这种情况）。然而，一份治疗师的收入的确容许我们过上舒适的生活，购置一套舒服的住房、偶尔出去吃饭、体验有趣的度假、以及给几个孩子支付高等教育的费用。

我认识一些同行，他们过高预计了治疗带来的收入，而且发现自己需要过度工作来摆脱债务。尤其是对进入私人执业领域的人来说，他们设定每小时的收费标准，并且依此来计算全年总收入，这种算法看上去合理，但没有考虑紧急情况、治疗中断、假日休息、转诊缺乏的时段、以及偶尔为突遇危机的病人降低收费等因素。因为尤其是在还必须偿还因培训欠下的债务那几年，很容易过宽地预估了收入，所以我应该提醒各位小心谨慎的重要性，千万不要在财政上承担超过偿还能力的债务。要从每一个临床小时获取最大金钱利益的压力感，可能干扰治疗中的决策。例如，一个病人是否需要增加治疗频率；一个治疗师是把病人对终止治疗的要求当作阻抗，还是看作一种正当的成长性进步。

升华

因为治疗师的工作只能在治疗室中进行这一原则，有时面对几乎不可忍受的情感压力，治疗师们需要对他们自己在治疗时间里苦苦压抑的自身

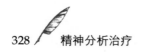

某些方面进行治疗之外的宣泄。必须要在别的地方释放的冲动与情感实质一定程度上因当前个案中的病人而异，也因不同临床工作者而异。弗洛伊德用术语"升华"来表述将一个人不良驱力引入既无害也对社会有用的领域的过程，这个概念源自于物理学，指的是一种不经过中间状态的形态变化（例如，从冰变为蒸汽）。我始终觉得这是一个十分恰当的比喻来体现心理能量的积极用途，此能量假如朝着病人的方向散发，可能就是破坏性的了。

很大比例的治疗师都有出风头的驱力，而且在治疗工作中小心地克制，包括我在内。对我们来说，教学是对心理治疗原则极大的解脱。我们可以说想说的话而不用担心我们的想法对病人带来的一切复杂影响，我们能尽情享受一个大大不同于安静而全神贯注的治疗师角色的表现，而且我们不必因为害怕会冲破某人的刺激防线而三缄其口。至于偷窥癖，在上一章中我曾提到，如果一个人不能谈论他所听到的，那么这种谈论需要无法满足会让心理治疗相当令人失望。但是对偷窥癖其他的发泄途径没有这样的限制，例如阅读传记和小说，观看戏剧和电影，与朋友就非保密范围内的话题说说闲话，等等。此类活动在许多治疗师的精神储备方面扮演着重要的角色。

我们的一些成熟而合理的自恋需求在临床实践中得到满足，通过心怀感激的病人和很好完成工作的成就感来满足。然而，正如我在第八章和第十章中提到的，对我们幼稚的自大所进行的强化是一种职业性的危害，而且通过将自己投入我们神经症性万能感遭到破坏的环境中可以避免这种强化。但是，除了设计来防止或降低病理性自恋的安排以外，我们可能还需要并非通过工作而获得的正常自恋满足的机会。尤其是在与病人的无情贬低作斗争的时候，强烈建议治疗师应该去告诉在乎他们的人，他们不时地需要获得他人欣赏而带来的肯定。

在寻找其他作者所谈到的从朋友和家庭成员那里获得情感支持需求的时候，我偶然发现引自 Ralph Greenson 的这段话：

精神分析师必须有机会在回到家的时候停止做一名精神分析师。当他离开办公室时，就应该感到像一个自发的、全心全意的、完整的人那样自由地做出反应……他需要一个可以暴露弱点地方，不但不因此而受到惩罚，而且甚至让其拥有的弱点被看作是惹人怜爱的品质。热爱与赞赏一个聪明的人很容易，但只有一个真正充满爱的妻子会钟爱一个在家里很愚笨的人。而精神分析师需要这个。假如他真的全心投入工作，那么他的工作就会抽取太多情感，以致让他衰竭。当分析师回家的时候，他需要一些情感上的营养。（1966，pp.286-287）

刨除 Greenson 陈述中的男权制假设，他的观点仍然是正确的。当配偶双方在相关领域工作，尤其是假如他们都是精神分析治疗师，他们需要商量一些彼此提供支持和增添养分的方式。

另一个常常产生升华的领域包括攻击性的情感、幻想和冲动。在正常的治疗过程中，有一个释放我们部分攻击性的地方，但不会释放很多。我们所做的每一次面质都不得不足够谨慎得体，以免不恰当地伤害到我们力图影响的人。治疗师工作的严肃性和小心谨慎地对待病人的长期需求可能在他们身上产生一种释放自身攻击性的渴望。这种释放很好的例子就在看电影《老大靠边闪》（*Analyze This*）中一个场景时的体会到的痛快，电影中，由 Billy Crystal 扮演的治疗师人物愤怒地对他牢骚不断的病人喊道"去生活！（get a life！）"看电影《天才也疯狂》（*What about Bob*）也一样开心，其中治疗师的安慰显然属于"总会变得更糟"的类型。临床压力会在治疗师们中间引发一种讽刺的才智，可与外科医生、验尸官和殡仪业者著名的黑色幽默相媲美。从业者因为"来自地狱的病人"而互相慰问，并且交流共同的工作痛苦。这种相互安慰和释放郁积情感的功能，是持续参加督导或咨询小组、或者是与其他同事一起工作的额外收获。

那些对抗和竞争需求在其职业要求下受挫的治疗师们可能会在运动、政治活动、侦探小说、专业竞争和其他追求中得到大量缓解，这些领域所涵盖的攻击性主题没有那么微妙复杂。我一位爱做陶器的同事很享受把黏土掷到陶轮上所带来攻击的满足感。我认识一些治疗师是极限运动迷，另

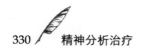

一些则因为热衷于用铁铲插入泥土而醉心于园艺，还有一些则收藏了大量的真实犯罪的文献。有许多方式去释放攻击性，也有许多理由支持治疗师这样做。

玩耍

治疗师——尤其是在小社区里——可能会发现很难完全从工作中脱离并完全投入娱乐当中。当然，这就是为什么要有休假，但是也要有一定量持续存在的日常嬉戏，没有它们，生活就会感觉像是永无休止的义务。性为许多成年人提供了最便利的玩耍空间，生活中性爱部分保持活跃和充满生机的治疗师们能够以良好的欢愉来经受住巨大的压力。尽管弗洛伊德的理论让人们误解，相信必须拥有性的宣泄，否则就有神经症的危险（弗洛伊德更多强调接受性的感受，而不是实施性行为），但令人满意的性生活，尤其是在拥有亲密情感的情况下，肯定能够将生活的紧张和失望推向远处。

其他的玩耍偏好比较个人化。一些治疗师有音乐上的热情，一些是运动迷，一些发展出业余爱好，一些是电影迷，一些花大量时间和孙辈待在一起。我认识的一些从业者一年去几次赌场玩21点扑克，他们在那里享受与不同人混在一张桌子上不停逗乐的时光，都是些互不相干的陌生人，用不着深入感知临床互动中那种微妙。诸如此类弥补从业孤独的活动会是特别珍贵的。无论此人的玩乐方式为何，最重要的是不让工作将他吞没。在孩子还小的时候，留给自己的时间非常稀少。但对于做治疗师工作而且同时养育婴儿和幼童的人来说，每周留出几个小时的时间，可以不干养育的活儿，这对于精神健康应该是至关重要的。

照 顾 自 我

这一节我会讨论支持一个人精神健全、能力胜任以及专业成长的自我照顾方面。读者将在其中看到我的预设，即自我（ego）的滋养与对更基本的本我（id）需求的照顾一样对健康很重要。

持续的心理学教育

在第四章中，我提出过一个广泛的论点，治疗师所接受的分析或治疗作为一种学习途径是很重要的，请让我在此加上它也是一种无比珍贵的压力释放方式，在保密的设置下，一个人可以谈论临床实践的压力，而且弄明白那些压力正在触发个人身上的什么东西。即使在颁发执照所要求的督导已经完成之后，在很长时间内仍安排定期的督导或请信任的资深同行做咨询，都是十分值得的投入。哪怕是与一个此领域中能够讨论案例的朋友每周约定一次共进午餐，对治疗师的工作能力和舒适感都有明显帮助。

鉴于临床工作的隔绝特点，以及许多治疗师喜欢社交的本性，则毫不奇怪参与者互相提供个案的小组会成为一种普遍流行的持续学习载体。我认识的一些人在同一个小组中待到三十年以上，还依旧享受并得益于这种体验。无领导的同辈小组和有资深从业者领导的小组都是持续教育的优秀来源。它们令组员保持诚实并减轻职业的孤独。这种聚会特有的优点在于一个房间里大家专业知识技能的增长与所出席的人数成正比。哪怕是在描述一个非常不同寻常的个案时，个案提交者基本上能发现类似的临床现象曾经也向组中的其他某个人提出过挑战。

例如，我记得我的星期三小组的一次聚会，所提交的个案中，病人因为对任何嚼口香糖的人产生不可抵挡的恶心反应而前来求治。尽管在 DSM 里不存在"病理性恶心"这一诊断，但组里的另一位成员却曾有过一个类似的

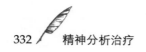

病人，那位妇女只要注意到家具上的一根头发就会出现不可救药的恶心。一个人寻求治疗的某些问题足够特殊，脱离于正式的诊断分类。为了去帮助深受其害的人们，我们需要去汇聚大量从业者所知道的情况。

没有人能变得有经验到不再有任何重要的东西需要学习。尤其是对于治疗对象广泛的从业者来说，永远都有病人要求他们了解新的领域，无论是涉及病人心理上的症状、生理状况的含义、性别和性取向的细微之处、人种或种族背景及民族、宗教态度、当前生活的亚文化、工作生活的压力，还是病人独特的生活史经历。对他人工作的不断熟悉也令从业者们保持敏感，面对不同风格的治疗做法，以及让自己进入一个网络，在其中的大家可以互相指点、讨论恰当的专业决策、及交换有关治疗资源的信息。

会议、集会以及工作坊提供了另一种职业滋养的可贵来源。研究生院和培训项目尤其回报不菲。我们当中在公共事业部门工作的人，不断地将我们的兴趣、共情和支持性情感向他人付出，而从他人那里吸取的体验感觉上像是补给，像是治疗情感枯竭的解药，这种情感枯竭正是照顾病人所付出的代价。即使是对临床工作者没有继续教育学分要求的州，从业者们也会积极参加提供新技术或方法来理解病人的会议。在专业保密会议上提交讨论自己的个案也是一种有用的经历；在其他收获当中，这在组织材料和查看遗漏部分的方面提供了良好的训练。

随着一个人成长成为治疗师，学习进度开始变缓。首先，这会是一种缓解，我们终于失去了全速学习基本知识的动力感。然后开始因失去透彻、快速吸收知识的激情而有些忧虑。经验丰富的治疗师们说，有一段时间他们开始对工作只是做做样子而并非感到富于创新（A.Copper，1986）。正如Emmanuel Ghent（1989）提到的，"当解释变得听上去像是陈词滥调……我们就正在通向分析性'枯竭症候群'的道路上了"（p.170）。治疗师职业生活中的平淡感应该提醒他们需要去面对一些新的思考和工作方式了。

隐私

我在前一章中讨论过，尤其是在相对狭小的社区里，治疗师们在某些方面就像生活在鱼缸中。这是常被初出茅庐的从业者们忽视或轻视的职业危险之一。但是因为这可能会阻碍从业者的舒适感和自发感，所以它值得注意。无论可能的程度如何，治疗师们要明智地保护好一个活动区域，他们可在其中做自己而不必担心随后去处理病人的反应。

在我搬入现在居住和工作的小社区时，我先前感觉太显眼的经历促使我做出一个决定，不治疗我这个新城镇或其周边郊区的任何人。此决策在许多方面对我很有益处，包括一些我没有预见到的益处。我可以参加教育董事会竞选，而不必担心会把我的病人置于决定是否投我票的尴尬境地。我不必面对治疗我孩子的朋友这种错综复杂的局面。我可以加入当地的扶轮社而不用担忧我因一个不登大雅之堂的笑话发笑会让某位病人心生反感。我可以不化妆和穿着牛仔裤在市区跑步，无需冒着可能遇到会对我非职业打扮感到巨大震惊之人的风险。（当然，这无论如何还是会发生，但是不太多。）

在我被诊断为乳癌的时候，事实证明这一保护我隐私的决定特别有价值。我能够让我的邻居们知道我的病，能够利用一些社区成员所知道的优秀医生和优良医疗条件的消息，能够接受一直都很重要的情感支持，还能够表达我的忧虑而不必担心消息会自动传递到我的病人那里。事实证明，我的病人无一得知我正在与癌症抗争，直到我接受治疗而且我知道预后很好之后。（附带说一句，这一做法证明了心理治疗圈里的谨慎周详是很好的。我的一些病人当时也是治疗师，而且我的许多同行——也是这些病人的同行——知道我的诊断。）对我来说，本来在我自己的焦虑很重的时刻专注于病人的焦虑应该会是很困难的，但事实并非如此，并且当时我非常感谢能拥有一个私人的领域。

我意识到不是每一个人都能够做出这样的决定。一些治疗师居住在孤立的社区当中，他们要么治疗邻居，要么挨饿。甚至是对于那些可以选择的人来说，在刚开始从业以及费力地支付各种账单的时期，或者是在一个苦苦恳求的病人出现时，也很难拒绝转诊过来求助的病人。作为一个普遍原则的例子，我只是提供了我个人对于曝光问题的解决方法，而每个治疗师也能够找到他们自己的方法来使用。对于众多治疗师来说，他们能为自己所做的最好的就是拥有一些他们能去的宁静之所，在他们工作的区域以外，而且在那里感觉要么匿名要么只有亲密的人知悉。

当危及到隐私安全时，幽默感便是必需品了。我的一位同行告诉我一个病人的故事，这位女病人在4岁的时候初次接受他的治疗，当她大约15岁的时候再度回来治疗。她住在距离他四所房子远的地方。一天在治疗中，她似乎在开启话题上有些困难，根据老练的治疗师那富于经验的直觉，他问她是不是有些对他难于启齿的事情。在她一阵尴尬的沉默之后，她问治疗师可否帮她一个忙，治师回答"当然可以"。这时她不加思索地说："早晨请不要穿着平脚短裤出去取报纸。"

自我表达

治疗师们在让自己的表达次要于病人的表达方面可谓训练有素。或许分析师们会形成那么多各不相同和丰富多彩的理论、模型及比喻的原因之一，就在于一个小时接一个小时地让病人的自我表达优先以后，他们需要一个自己表达的宣泄渠道。保留一个自己的表达可以展现的空间对我来说似乎是自我照顾中一个至关重要的方面。在如何为自己的创造性寻找空间上，每个人都是很不一样的，但是，无论表达的途径是讲笑话的喜剧还是在弦乐四重奏的表演，这些过程都发挥着类似的功能。

心理治疗行业的人拥有艺术方面的天赋并不少见。我们中许多人或能演奏乐器、或能唱歌、或能绘画、或能赋诗。一些治疗师（欧文·亚隆、艾伦·威利斯和克里斯多佛·波拉斯的名字跳入我脑海中）常常把有关心理治疗的故事写成小说，这允许作者表达非常普遍但在治疗时段不得表达的情感与想象。另一些临床工作者寻求更为直接的精神艺术，例如冥想。一些人涉足社会和政治运动，满足他们对发起活动的渴求。尽管在治疗时段内治疗师也有创造性的抒发，但做治疗是一种应答式、推导性的过程，而与一个自发的原创性行动大为不同。

专业写作或许也能满足创造性表达的需要（见 Slochower，1998，以及那个关于对写作的治疗性价值进行实证研究的汇编，由 Lepore 和 Smyth 编辑，2002）。Michael Eigen 是近几十年来最善于真情表露的精神分析作家之一，他曾表明写作是源自于他个人内心深处的需要：

在写作中发出的声音从一个孤立的人内心深处传递到另一个孤立的人内心。精神分析是一种写作疗法，而不仅仅是一种谈话疗法。写作有助于将多次治疗的体验组织起来，但也有助于探索以及创造这一体验。（1993，p.262）

在写作中，我们能够发出与病人在一起时不能发出的声音。当我沉浸在精心撰写一篇文章或书籍章节的时候，我便进入一个独特的地带，一种并不专一但又全神贯注的意识状态，我内心深处某个寻求表达的部分感觉到舒适自如。Stephen Mitchell 设置了纪念性的仪式，就是最开心的星期三上午，这是他为撰写书籍和文章仔细保留的时间。我发现大部分刚出道的治疗师认为专业写作是一件非常遥远的事，属于更资深的人们，但是他们也有重要的话要说，并且常常发现可以以专业写作的方式来抒发。一旦撰写文章、提交文章、回应批评和重新改写的过程脱去神秘的外衣，人们便会更加上瘾。

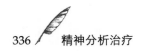

照 顾 超 我

在这个部分，我要讨论一些方法，来维持治疗师们在工作中的正直感和自尊感，以及保护他们免于感到道德受损或是正直受到挑战。除了遵守自己领域的伦理守则以外，还有许许多多的方法可以来做到这一点。

善待家人

在这一章前面的部分，我谈到了过度工作和在经济上让自己承担过多责任所带来的危险。一个人最不能过量工作的时期就是在家中有年幼孩子的时期。不像 Ralph Greenson，我们中很少有人（包括两种性别）的妻子会急切地去填补因我们对工作的投入而制造的家庭裂缝。无数精神分析作家已经评论过治疗师在给予家人时间和情感方面的欺骗是多么常见。例如 Storr（1990，p.187）说到治疗师们的家庭生活遭受双重损害。既因为"职业要求的谨慎意味着治疗师实际上不能与家人讨论自己的工作内容"；也因为心理治疗是如此地消耗情感的工作，假如一天中工作时间太长，就没剩下什么情感了。至于对帮助他人有强迫性兴趣的人，善待孩子并非仅仅因为他们的优秀品质，还因为他们将自己的自尊与善待自己所爱之人紧密相连。

治疗师意识到自己正亏欠家庭，就会因未能在最有意义的地方实现自己的价值而产生长期令人痛苦的愧疚感。我曾治疗过许多感受到此种懊悔的五、六十岁的人，他们对于无法改过和无法完成的事情而产生的痛苦是极其折磨人的。不幸的是，孩子最最需要照顾者情感资源的那几年，往往与职业长足发展的时段相重合，那时因培训欠的债务还没有还清，而且很缺钱。年轻一些的治疗师们也更有可能在自己对时间的控制水平极低的机构中工作，而且他们的精力也被职业发展的必经之路占据，包括获得足够的从业资格。即便如此，无论程度如何，刚刚组建家庭治疗师们还是应该考虑减少工作时数，避免接手非同寻常的困难病人，而且要忍受一些物质舒适的缺乏，这些都有利于增加参与更多家庭生活的获益。

展现你的工作

对于精神分析治疗师来说，在脑后有一句永远不停重复的话："我在此处有所防御了吗？我是不是将自己的需要合理化，称其为我病人的需要了？在这个问题上，我是不是必须对自己做更多的分析？"尤其是既然"被彻底分析的人"这一完美主义的理想已经宣告为神话，此行业还要求从业者进行永不停歇的反思，既令人不堪重负，又让人有所解放。前面部分中的诸多建议，尤其是有关要给持续学习提供空间的建议，都致力于维系一个人的正直感。有一个很好的尺度来衡量某人对自己的评价是否真实，那就是去设想要对一位很欣赏的同行描述自己在治疗中的具体做法。假如很难告诉这位同行在办公室里发生了什么，那么在他的行为中很可能有些值得质疑的东西。

治疗师们除了私下询问自己向一位所信任的同行袒露自己的临床反应是否会不舒服以外，他们也应当让自己常常处在一些可以与别人分享工作细节的情况中。在一个安全的环境中与别人谈论自己的个案，是对著名的"多米诺效应"（Guthiel & Gabbard，1993，1998）最好的阻止行动。我已经听到许多治疗师因为感受到对一位病人的性唤起或者因为想象在某些其他情况下利用病人（例如，忍不住向股票经纪人病人追问投资提示）而困扰。在这些问题上有所挣扎是很自然的。督导、顾问和同行们能够帮助治疗师承受、甚至是享受这些不可避免的情感和冲动，同时在治疗的原则之下给与支持。

风险管理

和对诉讼与寻求补偿的热情较少受到社会文化支持的地方相比，接下来的内容以及讨论边界那一章中有关风险管理的那些内容都更适用于美国的从业者。用来抵御治疗师诚信遭到质疑的必要防御手段包括仔细而清楚的记录保存。为了保护病人们的秘密，大部分治疗师保证只允许掌事的雇主和民法人员接触到最小限度的档案信息。许多精神分析治疗师过去常常在没有任何笔记的情况下工作（例如 Reik, 1948）。不仅根据弗洛伊德的"均匀分布注意力"观点，做笔记被看作是一种侵扰；在理查得·尼克松在总统任期内发生的丹尼尔·埃尔斯博尔格（Daniel Ellsberg）的精神病档案被窃事件，也对治疗师们大声而清晰地疾呼，"手上掌握的信息越少，越能够保护病人"。然而，法律改变了，据我了解，现在美国将没有病人的记录视为渎职的**显要**证据，这已经有了法律上的先例。

从病人保护的角度上看，保留最小限度的记录依旧是重要的。但是从保护治疗师角度看，假如某位治疗师运气不佳成为了投诉的对象，任何可能被问到问题的有关记录就十分重要了，而且治疗师立场背后有关治疗原理的记录也非常关键。对于抑郁的病人，假如病人看上去有危险，则治疗师记录中提到关于他们对自杀的评估和对问题的表述可谓是性命攸关的。类似的，对于愤怒的病人和有暴力背景资料的病人，治疗师需要评估其行凶的可能性。

在对任何治疗决定拿不准的时候，或者在以可能会引挑剔的局外人争议的方式处理某些问题的时候，治疗师们应该与一位同事商讨，并且在病人的档案中记录商讨的情况。大部分伦理机构将对商讨的诉求看作是治疗记录中证明无罪和减轻责任的要素。反移情类的情感和幻想不应该放入病人的档案。伦理管理委员会跟不上精神分析实践的发展步伐，常常坚持让治疗师遵守颁布于"白板"和"分析要祛除你的反移情"治疗历史时期的规则。

和一位律师拥有友好的关系也是一个好主意，此人不仅仅善熟于一般法律、还通晓精神健康法——一个相对少见的专门领域。许多州立的心理学家、精神病学家以及社会工作者协会都拥有法律方面的权威人士，可以回答治疗师做棘手决定的有关问题（给保险公司写什么样的信，是否会见正在考虑离婚的病人的配偶，如何回答想要看档案而治疗师确信看了一定会令其难过的病人，等等）。尤其是在做任何书面形式的回应之前，绝对值得花钱让有资格的律师来一一考虑可能的选择。最后，最为关键的是，如果在面对任何投诉的情况或者来自专业管理委员会的质询，或者在来自一位病人或过去病人的信中治疗师怀疑一次投诉可能即将来临，那么治疗师应该在做任何回应之前先给律师打电话。

在这样诉讼成风的时代，每几年就参加一些关于风险管理的工作坊的建议也是很有价值的。对于那些能提供在此领域不断接受教育证明的治疗师，一些保险公司会在治疗失误保险项目上给与优惠价格。让我在这里重复我对 Lawrence Hedged（2001）关于这个主题那本书实用性的看法，此书专门为美国精神分析的从业者们而写。随着近几年有关病人隐私的法律变迁，明智的从业者要跟得上关于风险管理的现行著作和教学。

善待同行

心理治疗是艰难的工作，我们同情并体谅以此为生的其他人，即使他们的实践方法和指导思想与我们自己的大相径庭。基于这个行业的美德，对他人友好相待是有意义的，而这样做也将让行为谦逊有礼的治疗师获得回报。其他从业者倾向于对因诚实地处理任何疑惑而得到的收获感到愉快。正如我在第一章所表明的，分析师现在正在为专横高压的方式而付出沉重代价，他们中一些人以这种方式对待精神健康界的其他人。

就像我在前一章所提到的，话语在治疗界的小道消息路径中传得很快，对一位同行的攻击，哪怕一方在相隔甚远的另一个州，也可以很快到达对方的耳中。一个我们依靠相互介绍转诊、治疗会诊、在治疗体系内有所安排、以及开展其他行业协助的领域，不该是一个无端树敌的领域。我们应该特别小心根据病人的说法去建立对同行的假定。我们在咨询室里所听到的内容应该理解为是病人心中的真相，但是这不等同于一个"客观的事实"。和我们所有人一样，病人实际上有着复杂的潜意识理由去设想和构建事情，包括凭借分裂的防御机制来简化这个世界的愿望。当他们努力感受治疗师内

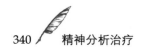

心的仁爱时，他们非常有可能体验和报告来自其他治疗师的丑恶。

　　我想利用这个机会也来劝阻针对自己以外治疗领域成员的势利行为。那些在遭受精神病学家以高人一等的态度相待时非常受伤和愤怒的心理学家们，会常常表达他们凌驾于社会工作者之上的优越感，这也是我的怪毛病之一。治疗师们接受的每一种训练都有其优势和弱点，我们治疗师们也有比彼此之间进行比较更重要的需要操心的事情。例如，我们需要共同工作来教育大众什么是心理治疗的本质，以及挑战"实证支持"的治疗只由短程干预构成的神话。从这个角度出发，美国心理学学会（APA）投入如此大量的资源去为心理学家力争处方权已经在政治上损失惨重了，因为当我们全都需要共同工作去保卫谈话治疗不受诋毁时，这种立场保准会离间心理学家与精神病学家。

　　在通过别的方式证明了其他人是有能力的和意图纯善之前，怀有这样的假设是大部分专业场合彼此相遇时的良好准备。即使是在令人自然而然感到防御的情景下也如此，例如在一个培训项目的评定程序当中，当一个治疗师假设其他人的动机是值得尊敬的，则事情容易更好地进行。在评定的场景中，投射有关被考察的敌意是很常见的，这会导致对其主考官赋予迫害形象。不止一个我训练过的投考人曾报告过，在正式的案例报告中，借助刻意想象对方是一个友善的听众来抵消这种形象的练习能够让他们做得更好。

　　多年前，当我参加新泽西心理学执照申请过程中的口试部分时，我提交的是一个我一周分析四次的妇女治疗个案，治疗在躺椅上进行。考我的是一位杰出的行为理论家和一位知名的来访者中心治疗师。这个考官委员会令我紧张。他们都很和善，但在有一刻，我几乎丧失了作为一名有能力的成年人的意识。那位行为取向的考官问我是否曾给病人推荐过行为治疗。"噢，是的！"我逢迎地说道，想要表明我对她的取向的尊敬。她问"为什么？"在那一刻，我的脑袋一片空白。我无法想起任何我会把某人推荐给行为治疗师的情景，除了一些罕有的情况，当病人的主诉是并不复杂的恐惧，而我知道行为取向的从业者会轻视思想，而所擅长的正是灭绝简单的恐惧反应。

于是我噎住了，决定去假设在我的听众身上的善意和对诚实的赞赏，然后说
"我想我太快回答你的问题了，是为了努力表现我的思想开明。经过我的思
考，我不得不承认一个更加真实的回答是，我会试图给任何一个来找我的人
使用分析取向的治疗，而只有在这看上去没有帮助的情况下转诊。"我的两
位考官都迅速帮我确证，对我来说对我自己的理论框架感觉强烈这没什么。
因此，他们获得一个了机会表达**他们的**思想开明，而我因为得到公正率直的
对待而感觉好些了。

诚实

这些讨论带着我兜了个圈子又回到本书开篇的诚实主题上。在我非常
年幼的时候，我的妈妈拥有大量有关心理学色彩的智慧，她劝告我说，如果
我能够想出如何去对某人说某事，我可能可以免受惩罚。这对于一个终将
决定花费其毕生精力来掌握对某些人直言不讳交谈方法的人来说是一个非
常有价值的劝告，谈话的对方可能既防御又难于理解。对我而言，将精神分
析当作自己的领域以及将精神动力学理论当成一项事业，部分的吸引力永
远是不断努力在分析性实践的科学和艺术层面都实事求是地说话。我欣赏
弗洛伊德的执著，在那样一个多半只能私下耳语地谈论性的时代和地方，他
坚持说性是女人与男人内部的驱力，而且我欣赏他想方设法说出这些事，以
便让人们重视他的话。后来，我很高兴鲍尔比唤起我们注意人类动机中依赖
需求的中心地位。同样在后来，我钦佩科胡特让我们现实地看到我们不断
持续的自恋需要。目前，我很感谢关系理论家们将我们带出分析的有限空
间，而引出治疗师在任何风格的治疗中都会参与移情－反移情关系的事实。

温尼科特（1960）写过，无论在面对他或她的环境要求下要有怎样的顺
应与妥协，年幼的人类普遍需要去维持真实自体的感觉。他谈论保存或修
复一个人基本的生存感多过讨论道德立场上的诚实，但两者是密切联系的。
人们倾向于在能够对自己真实的时候感觉好些，尤其是假如他们可以在此
基础上为他人所理解就更好。对于病人，在精神分析治疗中所浮现的最大

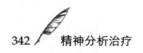

的满足之一就是他或她被接纳的感觉，在心理上不加掩饰地接纳。但这种能够养育真实自体（true self）的品质应用在我们自己身上也和用在病人身上一样，而且它不可分割地与我们的工作能力捆绑在一起。为真实的浮现和明晰创造适切的条件是精神分析事业的精髓所在。

参 考 文 献

Abend, S. (1982). Serious illness in the analyst: Countertransference considerations. *Journal of the American Psychoanalytic Association, 30,* 365-379.

Ablon, S. L., Brown, D., Khantzian, E. J., & Mack, J. E. (Eds.). (1993). *Human feelings: Explorations in affect development and meaning.* Hillsdale, NJ: Analytic Press.

Adler, G. (1980). Transference, real relationship and alliance. *International Journal of Psycho-Analysis, 61,* 547-558.

Allport, G. W. (1961). *Pattern and growth in personality.* New York: Holt, Rinehart & Winston.

Altman, N. (1993). Psychoanalysis and the urban poor. *Psychoanalytic Dialogues, 3,* 29-49.

Altman, N. (1995). *The analyst in the inner city: Race, class, and culture through a psychoanalytic lens.* Hillsdale, NJ: Analytic Press.

Appelbaum, S. A. (2000). *Evocativeness: Moving and persuasive interventions in psychotherapy.* Northvale, NJ: Jason Aronson.

Aristotle, (n.d.). *Politics* (H. Rackham, trans.). Cambridge, MA: Harvard University Press, 1997.

Arkowitz, H., & Messer, S. (Eds.). (1984). *Psychoanalytic therapy and behavior therapy: Is integration possible?* New York: Plenum Press.

Aron, L. (1991). The patient's experience of the analyst's subjectivity. *Psychoanalytic Dialogues, 1,* 29-51.

Aron, L. (1996). *A meeting of minds: Mutuality in psychoanalysis.* Hillsdale, NJ: Analytic Press.

Aron, L. (1997). Self-disclosure and the interactive matrix: Commentary on Kenneth A. Franks' paper. *Psychoanalytic Dialogues, 7,* 315-318.

Atwood, G. E., Orange, D. M.., & Stolorow, R. D. (2002). Shattered worlds/psychotic states:

A post-Cartesian view of the experience of personal annihilation. *Psychoanalytic Psychology, 19,* 281-306.

Atwood, G. E., & Stolorow, R. D. (1993). Faces in a cloud: Intersubjectivity in personality theory. Northvale, NJ: Jason Aronson.

Bachrach, H. M. (1983). On the concept of analyzability. *Psychoanalytic Quarterly, 52,* 180-203.

Bachrach, M. M., & Leaff, L. A. (1978). "Analyzability": A systematic review of the clinical and quantitative literature. *Journal of the American Psychoanalytic Association, 26,* 881-920.

Bader, M. (1997). Cultural norms and the patient's experience of the analyst's business practices. *Psychoanalytic Quarterly, 66,* 93-97.

Bashe, E. D. (1989). *The therapist's pregnancy: The experience of patient and therapist in psychoanalytic psychotherapy.* Unpublished doctoral dissertation, Rutgers University.

Beck, A. T. (1976). *Cognitive therapy and the emotional disorders.* New York: International Universities Press.

Beebe, B., Lachmann, F, & Jaffe, J. (1997). Mother-infant interaction structures and presymbolic self-and object representations. *Psychoanalytic Dialogues, 7,* 133-182.

Belsky, J. (1979). Mother-father-infant interaction: A naturalistic observational study. *Developmental Psychology, 15,* 601-607.

Benjamin, J. (1995). *Like subjects, love objects: Essays on recognition and sexual difference.* New Haven, CT: Yale University Press.

Benjamin, J. (1997). *The shadow of the other.* New York: Routledge.

Benjamin, J. (2002, January 19). [Discussion of papers presented by J. M. Davies and I. Z. Hoffman. Conference of the International Association for Relational Psychotherapy and Psychoanalysis, New York.]

Berger, L. (2002). *Psychotherapy as praxis: Abandoning misapplied science.* Victoria, BC: Trafford.

Bergin, A., & Garfield, S. (Eds.). (2000). *Handbook of psychological change: Psychotherapy processes and practices for the 21st century.* New York: Wiley.

Bergmann, M. S. (1982). Platonic love, transference love and love in real life. *Journal of the American Psychoanalytic Association, 30,* 87-111.

Bergmann, M. S. (1987). *The anatomy of loving: The story of man's quest to know what love is.* New York: Columbia University Press.

Bergmann, M. S. (1988). On the fate of the intrapsychic image of the psychoanalyst after the termination of the analysis. *Psychoanalytic Study of the Child, 43,* 137-153.

Bettelheim, B. (1983). *Freud and man's soul.* New York: Knopf.

Bion, W. R. (1962). *Learning from experience.* London: Karnac, 1984.

Bion, W. R. (1970). *Attention and interpretation.* New York: Jason Aronson.

Blagys, M. D., & Hilsenroth, M. J. (2000). Distinctive of short-term psychodynamic-interpersonal psychotherapy: A review of the comparative psychotherapy process literature. *Clinical Psychology: Science and Practice, 7,* 167-189.

Bleger, J. (1967). Psycho-analysis of the psycho-analytic frame. *International Journal of Psycho-Analysis, 48,* 511-519.

Blum, H. (1973). The concept of erotic *transference. Journal of the American Psychoanalytic Association, 21,* 61-76.

Bollas, C. (1987). *The shadow of the object.* New York: Columbia University Press.

Bollas, C., & Sundelson, D. (1995). *The new informants: The betrayal of confidentiality in psychoanalysis and psychotherapy.* Northvale, NJ: Jason Aronson.

Book, H. E. (1997). *How to practice brief psychodynamic psychotherapy: The core conflictual relationship theme method.* Washington, DC: American Psychological Association.

Bowlby, J. (1969). *Attachment and loss: Vol. 1. Attachment.* New York: Basic Books.

Bowlby, J. (1988). *A secure base: Parent-child attachment and healthy human development.* New York: Basic Books.

Brazelton, T. B. (1982). Joint regulation of neonate-parent behavior. In E. Tronick (Ed.), *Social interchange in infancy* (pp. 137-154). Baltimore: University Park Press.

Brazelton, T. B., & Als, H. (1979). Four early stages in the development of mother-infant interaction. *Psychoanalytic Study of the Child, 34,* 349-369.

Breger, L. (2000). *Freud: Darkness in the midst of vision: An analytical biography* . New York: Wiley.

Bretherton, I. (1990). Communication patterns, internal working models, and the intergenerational transmission of attachment relationships. *Infant Mental Health Journal, 11,* 237-257.

Bromberg, P. (1992). The difficult patient or the difficult dyad?– Some basic issues. *Contemporary Psychoanalysis, 28,* 495-502.

Brunswick, R. (1928). A supplement to Freud's "History of an Infantile Neurosis." *International Journal of Psycho-Analysis, 9,* 439-476.

Bucci, W. (2002). The challenge of diversity in modern psychoanalysis. *Psychoanalytic Psychology, 19,* 216-226.

Buckley, P. (2001). Ancient templates: The classical origins of psychoanalysis. *American Journal of Psychotherapy, 55,* 451-459.

Bugental, J. F. T. (1964). The person who is the psychotherapist. *Journal of Consulting Psychology, 28,* 272-277.

Cardinal, M. (1983). *The words to say it.* Cambridge, MA: VanVactor & Goodheart.

Casement, P. J. (1985). *Learning from the patient.* New York: Guilford Press.

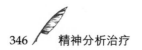
Casement, P. J. (2002). *Learning from our mistakes: Beyond dogma in psychoanalysis and psychotherapy*. New York: Guilford Press.

Cassidy, J., & Shaver, P. R. (Eds.). (2002). *Handbook of attachment: Theory, research and clinical applications*. New York: Guilford Press.

Charles, M. (2003). On faith, hope, and possibility. *Journal of the American Academy of Psychoanalysis and Dynamic Psychiatry, 31,* 687-704.

Charles, M. (in press). *Learning from experience: A guidebook for clinicians*. Hillsdale, NJ: Analytic Press.

Chasseguet-Smirgel, J. (1992). Some thoughts on the psychoanalytic situation. *Journal of the American Psychoanalytic Association, 40,* 3-25.

Chernin, K. (1995). *A different kind of listening: My psychoanalysis and its shadow*. New York: HarperCollins.

Chessick, R. D. (1969). *How psychotherapy heals: The process of intensive psychotherapy*. New York: Jason Aronson.

Chodorow, N. (1999). *The power of feelings*. New Haven, CT: Yale University Press.

Clance, P. R., & Imes, S. A. (1978). The impostor phenomenon in high achieving women: Dynamic and therapeutic interaction. *Psychotherapy: Theory, Research, and Practice, 15,* 241-247.

Clarke-Stewart, K. A. (1978). And Daddy make three: The father's impact on mother and young child. *Child Development, 49,* 466-478.

Clarkin.J. F., Yeomans, F. E., & Kernberg, O. F. (1999). *Psychotherapy for borderline personality*. New York: Wiley.

Coates, S., & Moore, M. (1997). The complexity of early trauma: Representation and transformation. *Psychoanalytic Inquiry, 17,* 286-311.

Coen, S. (2002). *Affect intolerance in patient and analyst*. Northvale, NJ: Jason Aronson.

Cohn,J., Campbell, S., Matias, R., & Hopkins, J. (1990). Face-to-face interactions of post-partum depressed and nondepressed mother-infant pairs at 2 months. *Developmental Psychology, 26,* 15-23.

Comfort, A. (1972). *The joy of sex*. New York: Simon & Schuster.

Conners, M. E. (2001). Integrative treatment of symptomatic disorders. *Psychoanalytic Psychology 18,* 74-91.

Cooper, A. (1986). Some limitations on therapeutic effectiveness: The "burnout syndrome" in psychoanalysis. *Psychoanalytic Quarterly, 60,* 576-598.

Cooper, S. H. (2000). *Objects of hope: Exploring possibility and limit in psychoanalysis*. Hillsdale, NJ: Analytic Press.

Cortina, M., & Marrone, M. (Eds.). (2003). *Attachment theory and the psychoanalytic process*. London: Whurr.

Cozolino, L. (2002). *The neuroscience of psychotherapy: Building and rebuilding the human brain.* New York: Norton.

Crastnopol, M. (1997). Incognito or not?: The patient's subjective experience of the analyst's private life. *Psychoanalytic Dialogues, 7,* 257-280.

Csikszentmihalyi, M. (1990). *Flow: The psychology of optimal experience.* New York: Harper & Row.

Damasio, A. R. (1994). *Descartes' error: Emotion, reason, and the human brain.* New York: Grosset/Putnam.

Damasio, A. R. (2000). *The feeling of what happens: Body and emotion in the making of consciousness.* New York: Harcourt.

Davies, J. (1994). Love in the afternoon: A relational reconstruction of desire and dread in the countertransference. *Psychoanalytic Dialogues, 4,* 153-170.

Davies, J. M., & Frawley, M. G. (1994). *Treating the adult survivor of childhood sexual abuse: A psychoanalytic perspective.* New York: Basic Books.

DeCasper, A., & Fifer, W. (1980). Of human bonding: Newborns prefer their mothers' voices. *Science, 208,* 1174-1176.

DeCasper, A., & Spence, M. (1986). Prenatal maternal speech influences newborns' perception of speech sounds. *Infant Behavior and Development, 9,* 133-150.

Dewald, P. A. (1976). Transference regression and real experience in the psychoanalytic process. *Psychoanalytic Quarterly, 45,* 213-230.

Dewald, P. A. (1982). Serious illness in the analyst: Transference, countertransference, and reality responses. *Journal of the American Psychoanalytic Association, 30,* 347-363.

Dimen, M. (1994). Money, love and hate: Contradictions and paradox in psychoanalysis. *Psychoanalytic Dialogues, 4,* 69-100.

Doi, T. (1989). The concept of *amae* and its psychoanalytic implications. *International Review of Psycho-Analysis, 16,* 349-354.

Doidge, N. (2001). Diagnosing *The English Patient:* Schizoid fantasies of being skinless and of being buried alive. *Journal of the American Psychoanalytic Association, 49,* 279-309.

Doidge, N., Simon, B., Brauer, L., Grant, D. C., First, M., Brunshaw, J., et al. (2002). Psychoanalytic patients in the U.S., Canada, and Australia: 1. DSM-III-R disorders, indications, previous treatment, medications, and length of treatment. *Journal of the American Psychoanalytic Association, 50,* 575-614.

Duehrssen, A., & Jorswick, E. (1965). Empirical and statistical inquiries into the therapeutic potential of psychoanalytic treatment. *Der Nervenarzt, 36,* 166-169.

Ehrenberg, D. B. (1992). On the question of analyzability. *Contemporary Psychoanalysis, 28,* 16-31.

Eigen, M. (1981). The area of faith in Winnicott, Lacan and Bion. *International Journal of*

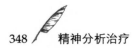
Psycho-Analysis, 62, 413-433.

Eigen, M. (1992). *Coming through the whirlwind: Case studies in psychotherapy.* Wilmette, IL: Chiron.

Eigen, M. (1993). *The electrified tightrope.* Northvale, NJ: Jason Aronson.

Eigen, M. (2001). *Ecstasy.* Middletown, CT: Wesleyan University Press.

Eigen, M. (2002). *Rage.* Middletown, CT: Wesleyan University Press.

Eisenstein, A., & Regillot, K. (2002). Midrash and mutuality in the treatment of trauma: A joint account. *Psychoanalytic Review, 89,* 303-327.

Eissler, K. R. (1953). The effect of the structure of the ego on psychoanalytic technique. *Journal of the American Psychoanalytic Association, 1,* 104-143.

Ekstein, R., & Wallerstein, R. S. (1958). *The teaching and learning of psychotherapy.* Madison, CT: International Universities Press, 1971.

Ellman, S.J. (1991). *Freud's technique papers: A contemporary perspective.* Northvale, NJ: Jason Aronson.

Erle, J. B. (1979). An approach to the study of analyzability and analyses: The course of forty consecutive cases selected for supervised analysis. *Psychoanalytic Quarterly, 48,* 198-228.

Erle, J. B. (1993). On the setting of analytic fees. *Psychoanalytic Quarterly, 62,*106-108.

Erle, J. B., & Goldberg, D. A. (1979). Problems in the assessment of analyzability. *Psychoanalytic Quarterly, 48,* 48-84.

Escalona, S. K. (1968). *The roots of individuality: Normal patterns of development in infancy.* Chicago: Aldine.

Escalona, S. K., & Corman, H. (1974). Early life experience and the development of competence. *International Review of Psycho-Analysis, 1,* 151-168.

Etchegoyen, R. H. (1991). *The fundamentals of psychoanalytic technique.* London: Karnac Books.

Fenichel, O. (1941). *Problems of psychoanalytic technique.* Albany, NY: Psychoanalytic Quarterly.

Ferenczi, S. (1932). *The clinical diary of Sandor Ferenczi* (J. Dupont, Ed.; M. Balint & N. Z. Jackson, Trans.). Cambridge, MA: Harvard University Press, 1988.

Field, T., Goldstein, S., & Guthertz, M. (1990). Behavior-state matching and synchrony in mother-infant interactions of depressed and nondepressed dyads. *Developmental Psychology, 26,* 7-14.

Fieldsteel, N. (1989). Analysts' expressed attitudes toward dealing with death and illness. *Contemporary Psychoanalysis, 25,* 427-431.

Fine, R. (1971). *The healing of the mind: The technique of psychoanalytic psychotherapy.* New York: David McKay.

Fiscalini, J. (1988). Curative experience in the analytic relationship. *Contemporary Psychoanalysis, 24,* 125-142.

Flournoy, O. (1992). Review of *Psychotic anxieties and containment: A personal record of an analysis with Winnicott. International Journal of Psycho-Analysis, 73,* 593-594.

Fonagy, P. (2000). *Attachment theory and psychoanalysis.* New York: Other Press.

Fonagy, P., Gergely, G., Jurist, E. L., & Target, M., (2002). *Affect regulation, mentalization, and the development of the self.* New York: Other Press.

Fonagy, P., Leigh, T., Steele, M., Steele, H., Kennedy, R., Mattoon, G., et al. (1996). The relationship of attachment status, psychiatric classification, and response to psychotherapy. *Journal of Clinical and Consulting Psychology, 64,* 22-31.

Fonagy, P., & Target, M. (1997). Perspectives on the recovered memories debate. In J. Sandler & P. Fonagy (Eds.), *Recovered memories of abuse: True or false?* (pp. 183-216). London: Karnac Books.

Fosha, D. (2000). *The transforming power of affect: A model for accelerated change.* New York: Behavioral Sciences Research Press.

Foster, R. P., Moskowitz, M., & Javier, R. A. (Eds.). (1996). *Reaching across boundaries of culture and class: Widening the scope of psychotherapy.* Northvale, NJ: Jason Aronson.

Fowler, J. W. (1981). *Stages of faith: The psychology of human development and the quest for meaning.* New York: HarperCollins.

Frank, J. D., & Frank, J. B. (1991). *Persuasion and healing: A comparative study of psychotherapy* (3rd ed.). Baltimore: Johns Hopkins Press.

Frank, K. A. (1992). Combining action techniques with psychoanalytic psychotherapy. *International Journal of Psycho-Analysis, 19,* 57-79.

Frattaroli, E. (2001). *Healing the soul in the age of the brain: Becoming conscious in an unconscious world.* New York: Viking Penguin.

Frawley-O'Dea, M. G., & Sarnat, J. E. (2001). *The supervisory relationship: A contemporary psychodynamic approach.* New York: Guilford Press.

Freedman, N., Hoffenberg, J. D., Vorus, N., & Frosch, A. (1999). The effectiveness of psychoanalytic psychotherapy: The role of treatment duration, frequency of sessions, and the therapeutic relationship. *Journal of the American Psychoanalytic Association, 47,* 741-772.

Freud, S. (1905). On psychotherapy. *Standard Edition, 7,* 257-268.

Freud, S. (1910). "Wild" psycho-analysis. *Standard Edition, 11,* 221-227.

Freud, S. (1912a). The dynamics of transference. *Standard Edition, 12,* 99-108.

Freud, S. (1912b). Recommendations to physicians practicing psycho-analysis. *Standard Edition, 12,* 111-120.

Freud, S. (1913). On beginning the treatment. *Standard Edition, 12,* 123-144.

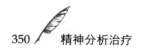
Freud, S. (1914). On the history of the psycho-analytic movement. *Standard Edition, 14,* 7-66.

Freud, S. (1915). Observations on transference love. *Standard Edition, 12,* 159-171.

Freud, S. (1916). Some character types met with in psycho-analytic work. *Standard Edition, 14,* 311-333.

Freud, S. (1919). Lines of advance in psychoanalytic therapy. *Standard Edition, 17,* 159-168.

Freud, S. (1923). The ego and the id. *Standard Edition, 19,* 3-66.

Freud, S. (1926). The question of lay analysis. *Standard Edition, 20,* 183-250.

Freud, S. (1937). Analysis terminable and interminable. *Standard Edition, 23,* 209-254.

Frey, W. H., II (1985). *Crying: The mystery of tears.* Minneapolis: Winston Press.

Fromm, E. (1947). *Man for himself: An inquiry into the psychology of ethics.* New York: Rinehart.

Fromm-Reichmann, F. (1950). *Principles of intensive psychotherapy.* Chicago: University of Chicago Press.

Fromm-Reichmann, F. (1952). *Psychotherapy with schizophrenics.* New York: International Universities Press.

Furman, E. (1982). Mothers have to be there to be left. *Psychoanalytic Study of the Child, 37,* 15-28.

Gabbard, G. O. (1982). The exit line: Heightened transference-countertransference manifestations at the end of the hour. *Journal of the American Psychoanalytic Association, 30,* 579-598.

Gabbard, G. O. (Ed.). (1989). *Sexual exploitation in professional relationships.* Washington, DC: American Psychiatric Press.

Gabbard, G. O. (1994). Sexual excitement and countertransference love in the analyst. *Journal of the American Psychoanalytic Association, 42,* 1083-1106.

Gabbard, G. O. (1995). The early history of boundary violations in psychoanalysis. *Journal of the American Psychoanalytic Association, 43,* 1115-1136.

Gabbard, G. O. (1998). Commentary on paper by Jody Messier Davies. *Psychoanalytic Dialogues, 8,* 781-789.

Gabbard, G. O. (2000). On gratitude and gratification. *Journal of the American Psychoanalytic Association, 48,* 697-716.

Gabbard, G. O. (2002). *The psychology of The Sopranos: Love, death, desire, and betrayal in America's favorite gangster family.* New York: Basic Books.

Gabbard, G. O., & Lester, E. P. (1995). *Boundaries and boundary violations in psychoanalysis.* New York: Basic Books.

Gabbard, G. O., Peltz, M. L., & COPE Study Group on Boundary Violations. (2002). Speaking the unspeakable: Institutional reactions to boundary violations by training analysts. *Journal of the American Psychoanalytic Association, 49,* 659-673.

Gaston, L., Marmar, C. R., Gallagher, D., & Thompson, L. W. (1991). Alliance prediction of outcome beyond in-treatment symptomatic change in psychotherapy processes. *Psychotherapy Research, 1,* 104-113.

Gaylin, W. (1976). *Caring.* New York: Knopf.

Ghent, E. (1989). Credo—The dialectics of one-person and two-person psychologies. *Contemporary Psychoanalysis, 25,* 169-211.

Ghent, E. (1990). Masochism, submission, surrender—Masochism as the perversion of surrender. *Contemporary Psychoanalysis, 26,* 108-136.

Gill, M. M. (1994). *Psychoanalysis in transition: A personal view.* Hillsdale, NJ: Analytic Press.

Gill, S. (Ed.). (2002). *The supervisory alliance: Facilitating the psychotherapist's learning experience.* Northvale, NJ: Jason Aronson.

Gitelson, M. (1962). The curative factors in psycho-analysis. *International Journal of Psycho-Analysis, 43,* 194-205.

Glover, E. (1931). The therapeutic effect of inexact interpretation: A contribution to the theory of suggestion. In *The technique of psycho-analysis* (pp. 353-366). New York: International Universities Press, 1955.

Glover, E. (1955). *The technique of psycho-analysis.* New York: International Universities Press.

Goldstein, S., & Thau, S. (2003, April 4). *Couples, attachment, and neuroscience.* Paper presented at the 23rd annual spring meeting of the Division of Psychoanalysis (39) of the American Psychological Association, Minneapolis, MN.

Goleman, D. (1995). *Emotional intelligence.* New York: Bantam Books.

Good, G. E. (2001). Putting it into words: Developing a strategic marketing network. *American Psychoanalyst, 35(3),* 1, 6.

Gordon, K. (2004). The tiger's stripe ... Some thoughts on psychoanalysis, gnosis, and the experience of wonderment. *Contemporary Psychoanalysis, 40,* 5-45.

Green, H. (1964). *I never promised you a rose garden.* New York: Holt, Rinehart & Winston.

Green, M. R. (Ed.). (1964). *Interpersonal psychoanalysis: The selected papers of Clara Thompson.* New York: Basic Books.

Greenacre, P. (1959). Certain technical problems in the transference relationship .*Journal of the American Psychoanalytic Association, 7,* 484-502.

Greenberg, J. R. (1986). Theoretical models and the analyst's neutrality. *Contemporary Psychoanalysis, 22,* 87-106.

Greenberg, J. R. (1991). Countertransference and reality. *Psychoanalytic Dialogues, 1,* 52-73.

Greenberg, J. R. (2001). The analyst's participation: A new look. *Journal of the American Psychoanalytic Association, 49,* 359-381.

Greenberg, L. S. (1986). *Emotion in psychotherapy.* New York: Guilford Press.

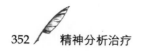

Greenson, R. R. (1950). The mother tongue and the mother. In *Explorations in psychoanalysis* (pp. 31-43). New York: International Universities Press.

Greenson, R. R. (1954). About the sound "Mm . . ." In *Explorations in psychoanalysis* (pp. 93-97). New York: International Universities Press.

Greenson, R. R. (1966). That "impossible" profession. In *Explorations in psychoanalysis* (pp. 269-287). New York: International Universities Press, 1978.

Greenson, R. R. (1967). *The technique and practice of psychoanalysis.* New York: International Universities Press.

Greenson, R. R. (1971). The real relationship between the patient and the psychoanalyst. In *Explorations in psychoanalysis* (pp. 425-440). New York: International Universities Press.

Greenson, R. R. (1974). The decline and fall of the 50-minute hour. In *Explorations in psychoanalysis* (pp. 407-503). New York: International Universities Press.

Greenspan, S. I. (1996). *Developmentally based psychotherapy.* New York: International Universities Press.

Grinker, R., Sr., Werble, B., & Drye, R. (1968). *The borderline syndrome: A behavioral study of ego functions.* New York: Basic Books.

Grosskurth, P. (1986). *Melanie Klein: Her world and her work.* New York: Knopf.

Grotjahn, M. (1954). About the relation between psycho-analytic training and psycho-analytic therapy. *International Journal of Psycho-Analysis, 35,*254-262.

Grotstein, J. S. (2000). *Who is the dreamer who dreams the dream? A study of psychic presences.* Hillsdale, NJ: Analytic Press.

Gutheil, T. G., & Gabbard, G. O. (1993). The concept of boundaries in clinical practice: Theoretical and risk-management dimensions. *American Journal of Psychiatry, 150,* 188-196.

Gutheil, T. G., & Gabbard, G. O. (1998). Misuses and misunderstandings of boundary theory in clinical and regulatory settings. *American Journal of Psychiatry, 155,* 409-414.

Haas, L.J., &Malouf,J. L. (2002). *Keeping up the good work: A practitioner's guide to mental health ethics* (3rd ed.). Sarasota, FL: Professional Resource Press.

Hammer, E. (1990). *Reaching the affect: Style in the psychodynamic therapies.* New York: Jason Aronson.

Hatcher, R. (1973). Insight and self-observation. *Journal of the American Psychoanalytic Association, 21,* 377-398.

Hedges, L. E. (1983). *Listening perspectives in psychotherapy.* Northvale, NJ: Jason Aronson, 1995.

Hedges, L. E. (1996). *Strategic emotional involvement.* Northvale, NJ: Jason Aronson.

Hedges, L. E. (2000). *Facing the challenge of liability in psychotherapy: Practicing de-*

fensively. Northvale, NJ: Jason Aronson.

Hellinga, G., van Luyn, B., & Dalewijk, H.-J. (Eds.). (2001). *Personalities: Master clinicians confront the treatment of borderline personality disorders.* Northvale, NJ: Jason Aronson.

Herman, J. L. (1992). *Trauma and recovery.* New York: Basic Books.

Hilsenroth, M. J., Ackerman, S. J., Clemence, A. J., Strassle, C. G., & Handler, L. (2002). Effects of structured clinician training on patient and therapist perspectives of alliance early in psychotherapy. *Psychotherapy: Theory/Research/ Practice/Training 39,* 309-323.

Hirsch, I. (1994). Countertransference love and theoretical model. *Psychoanalytic Dialogues, 4,* 171-192.

Hirsch, I. (1998). The concept of enactment and theoretical convergence. *Psychoanalytic Quarterly, 67,* 78-101.

Hoffman, I. Z. (1983). The patient as interpreter of the analysts's experience. *Contemporary Psychoanalysis, 19,* 399-422.

Hoffman, I. Z. (1992). Some practical implications of a social-constructionist view of the psychoanalytic situation. *Psychoanalytic Dialogues, 2,* 287-304.

Hoffman, I. Z. (1996). The intimate and ironic authority of the psychoanalyst's presence. *Psychoanalytic Quarterly, 65,* 102-136.

Hoffman, I. Z. (1998). *Ritual and spontaneity in the psychoanalytic process: A dialectical constructivist view.* Hillsdale, NJ: Analytic Press.

Hoffman, L. (2002). Psychoanalytic ideas and empirical approaches. *APA Review of Books, 47,* 728-731.

Holmqvist, R. (2000). Staff feelings and patient diagnosis. *Canadian Journal of Psychiatry, 45,* 349-356.

Hopkins, L. (1998). D. W. Winnicott's analysis of Masud Khan: A preliminary study of failures of object usage. *Contemporary Psychoanalysis, 34,* 5-47.

Hornstein, G. A. (2000). *To redeem one person is to redeem the world: The life of Frieda Fromm-Reichmann.* New York: Free Press.

Hovarth, A. O., & Symonds, B. D. (1991). Relation between working alliance and outcome in psychotherapy: A meta-analysis. *Journal of Counseling Psychology, 38,* 139-149.

Howard, K. I., Kopta, S. M., Krause, M. S., & Orlinsky, D. E. (1986). The dose-effect relationship in psychotherapy. *American Psychologist, 41,* 159-164.

Howard, K. I., Lueger, R. J., Maling, M. S., & Martinovich, Z. (1993). A phase model of psychotherapy: Causal mediation of outcome. *Journal of Counseling and Clinical Psychology, 61,* 678-685.

Howard, K. I., Moras, K., Brill, P., Martinovich, A., & Lutz, W. (1996). Evaluation of psychotherapy: Efficacy, effectiveness, and patient progress. *American Psychologist, 51,* 1059-1064.

Hurvich, M. S. (1989). Traumatic moment, basic dangers, and annihilation anxiety. *Psychoanalytic Psychology 6*, 309-323.

Isaacson, E. B. (1991). *Chemical dependency: Theoretical approaches and strategies working with individuals and families.* New York: Haworth Press.

Isay, R. (1991). The homosexual analyst: Clinical considerations. *Psychoanalytic Study of the Child, 46*, 199-216.

Jacobs, T. (1986). On countertransference enactments.*Journal of the American Psychoanalytic Association, 34*, 289-307.

Jacobson, J. (1994). Signal affects and our psychoanalytic confusion of tongues. *Journal of the American Psychoanalytic Association, 42*, 15-42.

Jeffery, E. H. (2001). The mortality of psychoanalysts. *Journal of the American Psychoanalytic Association, 49*, 103-111.

Jones, D. (1993). A question of faith. *Contemporary Psychoanalysis, 29*, 130-243.

Jones, E. (1957). *The life and work of Sigmund Freud, vol. 3: The last phase, 1919-1939.* New York: Basic Books.

Jordan, J. F. (1992). The transference: Distortion or plausible conjecture? *International Journal of Psycho-Analysis, 73*, 729-738.

Josephs, L. (1995). *Balancing empathy and interpretation: Relational character analysis.* Northvale, NJ: Jason Aronson.

Jung, C. G. (1945). The relations between the ego and the unconscious. In H. Read, M. Fordham, & G. Adler (Eds.), *The collected works of C. G.Jung* (Bollinger Series 20, Vol. 7, pp. 120-239). Princeton, NJ: Princeton University Press, 1953.

Jung, C. G. (1916). The transcendent function. In R. F. C. Hull (Trans.), *The collected works of C. G.Jung (Vol.* 8, pp. 67-91). Princeton, NJ: Princeton University Press, 1953.

Kandera, S., Lambert, M., & Andrews, A. (1996). How much therapy is really enough? A session-by-session analysis of the psychotherapy doseeffect relationship. *Journal of Psychotherapy Practice and Research, 4*, 132-151.

Kantrowitz, J. L. (1995). The beneficial aspects of the patient-analyst match. *International Journal of Psycho-Analysis, 76*, 299-313.

Kantrowitz, J. L., Paolitto, F., Sashin, J., Solomon, L., & Katz, A. L. (1986). Affect availability, tolerance, complexity, and modulation in psychoanalysis: Follow-up of a longitudinal, prospective study. *Journal of the American Psychoanalytic Association, 43*, 529-559.

Karon, B., & VandenBos, G. R. (1981). *Psychotherapy of schizophrenia: The treatment of choice.* New York: Jason Aronson.

Kassan, L. D. (1999). *Second opinions: Sixty psychotherapy patients evaluate their therapists.* New York: Jason Aronson.

Katz, J. N. (2001). *Love stories: Sex between men before homosexuality.* Chicago: University of Chicago Press.

Kernberg, O. F. (1975). *Borderline conditions and pathological narcissism*. New York: Jason Aronson.

Kernberg, O. F. (1984). *Severe personality disorders: Psychotherapeutic strategies*. New Haven, CT: Yale University Press.

Kernberg, O. F. (1986). Institutional problems of psychoanalytic education. *Journal of the American Psychoanalytic Association, 34*, 799-834.

Kernberg, O. F. (1987, June 24). *Working with the borderline patient*. Paper presented at the University of Medicine and Dentistry of New Jersey, Piscataway, NJ.

Kernberg, O. F. (1995). *Love relations: Normality and pathology*. New Haven, CT: Yale University Press.

Kernberg, O. F. (2000). A concerned critique of psychoanalytic education. *International Journal of Psychoanalysis, 81*, 97-119.

Khan, M. M. (1970). Montaigne, Rousseau and Freud. In *The privacy of the self* (pp. 99-111). New York: International Universities Press, 1974.

Kirsner, D. (2000). *Unfree associations: Inside psychoanalytic institutes*. London: Process Press.

Klein, M. (1935). A contribution to the psychogenesis of manic-depressive states. In *Love, guilt and reparation and other works, 1921-1945* (pp.262-289). New York: Free Press, 1975.

Klein, M. (1957). Envy and gratitude. In *Envy and gratitude and other works 1946-1963* (pp. 176-235). New York: Free Press, 1975.

Klerman, G. L., Weissman, M. M., Rounsaville, B. J., & Chevron, E. S. (1984). *Interpersonal psychotherapy of depression*. New York: Basic Books.

Kogan, I. (1995). *The cry of mute children: A psychoanalytic perspective of the second generation of the Holocaust*. London: Free Association Books.

Kohut, H. (1959). Introspection, empathy and psychoanalysis. *Journal of the American Psychoanalytic Association, 7*, 459-483.

Kohut, H. (1968). The evaluation of applicants for psychoanalytic training. *International Journal of Psycho-Analysis, 49*, 548-554.

Kohut, H. (1971). *The analysis of the self: A systematic approach to the psychoanalytic treatment of narcissistic personality disorders*. New York: International Universities Press.

Kohut, H. (1977). *The restoration of the self*. New York: International Universities Press.

Kohut, H. (1979). The two analyses of Mr. Z. *International Journal of Psycho-Analysis, 60*, 3-27.

Kohut, H. (1984). *How does analysis cure?* (A. Goldberg, Ed., with P. Stepansky). Chicago: University of Chicago Press.

Koocher, G. P., & Keith-Spiegel, P. C. (1998). *Ethics in psychology: Professional standards*

and cases (2nd ed.). New York: Oxford University Press.

Kristeva, J. (1987). *In the beginning was love: Psychoanalysis and faith.* New York: Columbia University Press.

Krystal, H. (1978). Trauma and affects. *Psychoanalytic Study of the Child, 33,* 81-116.

Krystal, H. (1988). *Integration and self-healing: Affect, trauma, alexithymia.* Hillsdale, NJ: Analytic Press.

Krystal, H. (1997). Desomatization and the consequences of infantile psychic trauma. *Psychoanalytic Inquiry, 17,* 126-150.

Kubie, L. (1952). Problems and techniques of psychoanalytic validation and progress. In E. Pumpian-Mindlin (Ed.), *Psychoanalysis as a science* (pp. 46-124). Palo Alto, CA: Stanford University Press.

Kuhn, T. S. (1962). *The structure of scientific revolutions.* Chicago: University of Chicago Press.

Kuhn, T. S. (1977). *The essential tension: Selected studies in scientific tradition and change.* Chicago: University of Chicago Press.

Laing, R. D. (1960). *The divided self.* New York: Pantheon.

Lamb, M. E. (1977). Father-infant and mother-infant interaction in the first year of life. *Child Development, 48,* 167-181.

Lane, R. E. (2000). *The loss of happiness in market democracies.* New Haven, CT: Yale University Press.

Langs, R. (1975). The therapeutic relationship and deviations in technique. *International Journal of Psychoanalytic Psychotherapy, 4,* 106-141.

Langs, R. (1979). *The therapeutic environment.* New York: Jason Aronson.

Lawner, P. (2001). Spiritual implications of psychodynamic therapy: Immaterial psyche, ideality, and the "area of faith." *Psychoanalytic Review, 88,*525-548.

Lazarus, A. L., & Zur, O. (2002). *Dual relationships and psychotherapy.* New York: Springer.

Lear, J. (1990). *Love and its place in nature.* New York: Farrar, Straus & Giroux.

Lear, J. (2003). *Therapeutic action: An earnest plea for irony.* New York: Other Press.

LeDoux, J. E. (1992). Emotion as memory: Anatomical systems underlying indelible neural traces (pp. 269-288). In S.-A. Christianson (Ed.), *Handbook of emotion and memory.* Hillsdale, NJ: Erlbaum.

LeDoux, J. E. (1998). *The emotional brain: The mysterious underpinnings of emotional life.* New York: Simon & Schuster.

LeDoux, J. E. (2003). *Synaptic self.* New York: Penguin.

Leiblum, S. R., & Rosen, R. C. (Eds.). (2000). *Principles and practice of sex therapy* (3rd ed.). New York: Guilford Press.

Lepore, S. J., & Smyth, J. M. (Eds.). (2002). *The writing cure: How expressive writing promotes health and emotional well-being.* Washington, DC: American Psychological Association.

Lerner, H. G. (1989). *The dance of intimacy: A woman's guide to courageous acts of change in key relationships.* New York: Harper & Row.

Leuzinger-Bohleber, M., Stuhr, U., Ruger, B., & Beutel, M. (2003). How to study the "quality of psychoanalytic treatments" and their long-term effects on patients' well-being: A representative, multiperspective follow-up study. *International Journal of Psychoanalysis, 84,* 263-290.

Levenson, E. A. (1972). *The fallacy of understanding: An inquiry into the changing structure of psychoanalysis.* New York: Basic Books.

Levenson, E. A. (1978). Two essays in psychoanalytic psychology–I. Psychoanalysis: Cure or persuasion. *Contemporary Psychoanalysis, 14,* 1-17.

Levenson, E. A. (1982). Follow the fox: An inquiry into the vicissitudes of psychoanalytic supervision. *Contemporary Psychoanalysis, 18,* 1-15.

Levenson, E. A. (1988). The pursuit of the particular–On the psychoanalytic inquiry. *Contemporary Psychoanalysis, 24,* 1-16.

Levenson, E. A. (1992). Mistakes, errors, and oversights. *Contemporary Psychoanalysis, 28,* 555-571.

Levenson, E. A. (1996). Aspects of self-revelation and self-disclosure. *Contemporary Psychoanalysis, 32,* 237-248.

Levin, J. D. (1987). *Treatment of alcoholism and other addictions: A self-psychology approach.* Northvale, NJ: Jason Aronson.

Lichtenberg, J. (1998). Experience as a guide to psychoanalytic theory and practice. *Journal of the American Psychoanalytic Association, 46,* 17-36.

Linehan, M. M. (1993). *Cognitive-behavioral treatment of borderline personality disorder.* New York: Guilford Press.

Lipin, T. (1963). The repetition compulsion and "maturational" driverepresentatives. *International Journal of Psycho-Analysis, 44,* 389-406.

Lipton, S. D. (1977). The advantages of Freud's technique as shown in his analysis of the Rat Man. *International Journal of Psycho-Analysis, 58,* 255-274.

Liss-Levinson, N. (1990). Money matters and the woman analyst: In a different voice. *Psychoanalytic Psychology, 7,* 119-130.

Little, M. (1951). Countertransference and the patient's response to it. *International Journal of Psycho-Analysis, 32,* 32-40.

Loewald, H. W. (1960). On the therapeutic action of psycho-analysis. *International Journal of Psycho-Analysis, 41,* 16-33.

Lohser, B., & Newton, P. M. (1996). *Unorthodox Freud: The view from the couch.* New York:

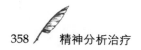
Guilford Press.

Lothane, Z. (1987). Love, seduction and trauma. *Psychoanalytic Review, 74,*83-105.

Lothane, Z. (2002). Commentary: Requiem or reveille. A response to Robert F. Bornstein (2001). *Psychoanalytic Psychology, 19,* 572-579.

Luborsky, L.(1984). *Principles of psychoanalytic psychotherapy: A manual for supportive/ expressive treatment.* New York: Basic Books.

Luborsky, L., & Crits-Christoph, P. (1990). *Understanding transference: The CCRT method.* New York: Basic Books.

Luborsky, L., Diguer, L., Luborsky, E., Singer, B., & Dickter, D. (1993). The efficacy of dynamic psychotherapies: Is it true that everyone has won so all shall have prizes? In N. E. Miller, L. L. Luborsky, J. P. Barber, UJ. Docherty (Eds.), *Psychodynamic treatment research: A handbook for clinical practice* (pp. 447-514). New York: Basic Books.

Luborsky, L., Rosenthal, R., Diguer, L., Andrusyna, T. P., Berman, J. S., Levitt, J. T., et al. (2002). The dodo bird verdict is alive and well–mostly. *Clinical Psychology: Science and Practice, 9,* 2-12.

Lueger, R., Lutz, W., & Howard, K. I. (2000). The predicted and observed course of psychotherapy for anxiety and mood disorders. *Journal of Nervous and Mental Disease, 188,* 127-134.

Luepnitz, D. A. (2002). *Schopenhauer's porcupines. Intimacy and its dilemmas: Five stories of psychotherapy.* New York: Basic Books.

Luhrman, T. M. (2000). *Of two minds: The growing disorder in American psychiatry.* New York: Knopf.

Main, M. (1998). Recent studies in attachment: Overview, with selected implications for clinical work. In S. Goldberg, J. Kerr, & R. Muir (Eds.), *Attachment theory: Social, developmental, and clinical perspectives* (pp. 407-474). Northvale, NJ: Analytic Press.

Main, M., & Hesse, E. (1990). Parents' unresolved traumatic experiences are related to infant disorganized attachment status: Is frightened and/or frightening parental behavior the linking mechanism? In M. Greenberg, D. Cicchetti, & E. M. Cummings (Eds.), *Attachment in the preschool years: Theory, research and intervention*(pp. 161-182). Chicago: University of Chicago Press.

Main, M., Kaplan, N., & Cassidy, J. (1985). Security in infancy, childhood and adulthood: A move to the level of representation. *Monograph of the Society on Research in Child Development, 50* (1-2 Serial No. 209), 65-104.

Main, M., & Solomon, J. (1991). Procedures for identifying infants as disorganized-disoriented during the Ainsworth Strange Situation. In M. T. Greenberg, D. Cicchetti, & E. M. Cummings (Eds.), *Attachment in the preschool years: Theory, research, and intervention*(pp. 22-31). Chicago: University of Chicago Press.

Mann, J. (1973). *Time-limited psychotherapy.* Cambridge, MA: Harvard University Press.

Marmor, J. (1979). Short-term dynamic psychotherapy. *AmericanJournal of Psychiatry, 136,* 149-155.

Maroda, K. J. (1991). *The power of countertransference.* Northvale, NJ: Jason Aronson.

Maroda, K. J. (1999). *Seduction, surrender, and transformation: Emotional engagement in the analytic process.* Hillsdale, NJ: Analytic Press.

Maroda, K. J. (2002, March 23). *Issues in erotic countertransference: Origins, guilt and self-disclosure.* Paper presented at the annual spring meeting of the Institute for Psychoanalysis and Psychotherapy of New Jersey, Iselin, NJ.

Maroda, K. J. (2003). *Legitimate gratification of the analyst's needs.* Unpublished manuscript.

Masling, J. (2000, May 12). *Remarks to the American Psychoanalytic Association on the occasion of his honorary membership 89th annual meeting of members.* Retrieved February 1, 2002, *from* http://www.apsa.org/pubinfo/masling.htm.

Masterson, J. (1976). *Psychotherapy and the borderline adult: A developmental approach.* New York: Brunner/Mazel.

McDougall, J. (1985). *Theaters of the mind: Illusion and truth on the psychoanalytic stage.* New York: Basic Books.

McDougall, J. (1989). *Theaters of the body: A psychoanalytic approach to psychosomatic illness.* New York: Norton.

McGoldrick, M. (1996). Irish families. In M. McGoldrick, J. Giordano, & J. K. Pearce (Eds.), *Ethnicity and family therapy* (2nd ed., pp. 544-566). New York: Guilford Press.

McGuire, W. (Ed.). (1974). *The Freud/Jung letters: The correspondence between Sigmund Freud and C. G.Jung* (R. Manheim & R. F. C. Hull, Trans.). Princeton, NJ: Princeton University Press.

McWilliams, N. (1986). Patients for life: The case for devotion. *The Psychotherapy Patient, 3,* 55-69.

McWilliams, N. (1987) The grandiose self and the interminable analysis. *Current Issues in Psychoanalytic Practice, 4,* 93-107.

McWilliams, N. (1991). Mothering and fathering processes in the psychoanalytic art. *Psychoanalytic Review, 78,* 525-545.

McWilliams, N. (1994). *Psychoanalytic diagnosis: Understanding personality structure in the clinical process.* New York: Guilford Press.

McWilliams, N. 1998). Relationship, subjectivity, and inference in diagnosis. InJ. W. Barron (Ed.), *Making diagnosis meaningful: Enhancing evaluation and treatment of psychological disorders (*pp. 197-226). Washington, DC: American Psychological Association.

McWilliams, N. (1999). *Psychoanalytic case formulation.* New York: Guilford Press.

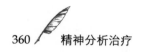
McWilliams, N. (2003). The educative aspects of psychoanalysis. *Psychoanalytic Psychology, 20,* 245-260.

McWilliams, N., & Weinberger, J. (2003). Psychodynamic psychotherapy. In G. Strieker & T. A. Widiger (Eds), *Comprehensive Handbook of Psychology, vol. 8: Clinical Psychology* (pp. 253-277). New York: Wiley.

Meissner, W. (1983). Values in the psychoanalytic situation. *Psychoanalytic Inquiry, 3,* 577-598.

Meissner, W. W. (1991). *What is effective in psychoanalytic therapy? The move from interpretation to relation.* Northvale, NJ: Jason Aronson.

Meissner, W. W. (1996). *The therapeutic alliance.* New Haven, CT: Yale University Press.

Meloy, J. R. (1988). *The psychopathic mind: Origins, dynamics, and treatment.* Northvale, NJ: Jason Aronson.

Meloy, J. R. (1998). (Ed.). *The psychology of stalking: Clinical and forensic perspectives.* New York: Elsevier Science.

Menaker, E. (1942). The masochistic factor in the psychoanalytic situation. *Psychoanalytic Quarterly, 11,* 171-186.

Messer, S. B., & Wampold, B. E. (2002). Let's face facts: Common factors are more potent than specific therapy ingredients. *Clinical Psychology: Science and Practice, 9,* 21-25.

Messer, S. B., & Warren, C. S. (1995). *Models of brief psychodynamic therapy: A comparative approach.* New York: Guilford Press.

Messer, S. B., & Winokur, M. (1984). Ways of knowing and visions of reality in psychoanalytic theory and behavior therapy. In H. Arkowitz & S. B. Messer (Eds.), *Psychoanalytic therapy and behavior therapy: Is integration possible?* (pp. 63-100). New York: Plenum Press.

Messer, S. B., & Woolfolk, R. L. (1998). Philosophical issues in psychotherapy. *Clinical Psychology: Science and Practice, 5,* 251-263.

Michels, R. (1988). One psychoanalysis or many? *Contemporary Psychoanalysis, 24,* 359-371.

Miller, A. (1975). *Prisoners of childhood: The drama of the gifted child and the search for the true self.* New York: Basic Books.

Miller, A. (1979). The drama of the gifted child and the psycho-analyst's narcissistic disturbance. *International Journal of Psycho-Analysis, 60,* 47-58.

Mitchell, S. A. (1988). *Relational concepts in psychoanalysis.* Cambridge, MA: Harvard University Press.

Mitchell, S. A. (1993). *Hope and dread in psychoanalysis.* New York: Basic Books.

Mitchell, S. A. (1997). *Influence and autonomy in psychoanalysis.* Hillsdale, NJ: Analytic Press.

Mitchell, S. A. (2002). *Can love last? The fate of romance over time*. New York: Norton.

Mitchell, S. A., & Black, M. J. (1995). *Freud and beyond: A history of modern psychoan alytic thought*. New York: Basic Books.

Momigliano, L. (1987). A spell in Vienna: But was Freud a Freudian? An investigation into Freud's technique between 1920 and 1938, based on the published testimony of former analysands. *International Review of Psychoanalysis, 14*, 373-389.

Money, J. (1986). *Lovemaps: Clinical concepts of sexual/erotic health and pathology, paraphilia, and gender transposition in childhood, adolescence and maturity*. New York: Irvington.

Morrison, A. L. (1997). Ten years of doing psychotherapy while living with a life-threatening illness: Self-disclosure and other ramifications. *Psychoanalytic Dialogues, 7*, 225-241.

Morrison, A. P. (1989). *Shame: The underside of narcissism*. Hillsdale, NJ: Analytic Press.

Moses, I. (1988). The misuse of empathy. *Contemporary Psychoanalysis, 24*, 577-593.

Mumford, E., Schlesinger, H. J., Glass, G. V., Patrick, C., & Cuerdon, T. (1984). A new look at evidence about reduced cost of medical utilization following mental health treatment. *American Journal of Psychiatry, 141*, 1145-1158.

Nacht, S. (1958). Variations in technique. *International Journal of Psycho-Analysis, 39*, 235-237.

Nacht, S. (1962). The curative factors in psycho-analysis. *International Journal of Psycho-Analysis, 43*, 206-211.

Nathanson, D. L. (Ed.). (1987). *The many faces of shame*. New York: Guilford Press.

Nathanson, D. L. (1996). *Knowing feeling: Affect, script, and psychotherapy*. New York: Norton.

Natterson, J. M. (2003). Love in psychotherapy. *Psychoanalytic Psychology, 20*, 509-521.

Norcross, J., Strausser-Kirtland, D., & Missar, C. (1988). The processes and outcomes of psychotherapists' personal treatment experiences. *Psychotherapy: Theory, Research, and Practice, 25*, 36-43.

Norcross, J., Geller, J., & Kurzawa, E. (2000). Conducting psychotherapy with psychotherapists: 1. Prevalence, patients and problems. *Psychotherapy: Theory, Research, and Practice, 37*, 199-205.

Nydes, J. (1963). The paranoid-masochistic character. *Psychoanalytic Review, 50*, 215-251.

Ogden, T. H. (1985). On potential space. *International Journal of Psycho-Analysis, 70*, 129-141.

Ogden, T. H. (1986). *The matrix of the mind: Object relations and the psychoanalytic dialogue*. Northvale, NJ: Jason Aronson.

Ogden, T. H. (1997). *Reverie and interpretation: Sensing something human*. Northvale, NJ: Jason Aronson.

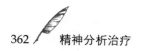
Ogden, T. H. (2001). *Conversations at the frontier of dreaming*. Northvale, NJ: Jason Aronson.

Paolino, T. J. (1981). *Psychoanalytic psychotherapy: Theory, technique, therapeutic relationship and treatability*. New York: Bruner/Mazel.

Pearlman, L. A., & Saakvitne, K. (1995). *Psychotherapy with incest survivors*. New York: Norton.

Peebles-Kleiger, M.J. (2002). *Beginnings: The art and science of planning psychotherapy*. Hillsdale, NJ: Analytic Press.

Pennebaker, J. W. (1997). *Opening up: The healing power of expressing emotions* (rev. ed.). New York: Guilford Press.

Pennebaker, J. W., Kiecolt-Glaser, & Glaser, R. (1988). Disclosure of trauma and immune function: Health implications for psychotherapy. *Journal of Consulting and Clinical Psychology, 56*, 239-245.

Perry, J., Banon, E., & Ianni, R. (1999). Effectiveness of psychotherapy for personality disorders. *American Journal of Psychiatry, 156*, 1312-1321.

Person, E. S. (1991). Romantic love: Intersection of psyche and cultural unconscious. *Journal of the American Psychoanalytic Association, 39*, 383-412.

Phillip, C. E. (1993). Dilemmas of disclosure to patients and colleagues when a therapist faces a life-threatening illness. *Health Social Work, 18*, 13-19.

Pine, F. (1985). *Developmental theory and clinical process*. New Haven, CT: Yale University Press.

Pine, F. (1990). *Drive, ego, object, and self: A synthesis for clinical work*. New York: Basic Books.

Pine, F. (1998). *Diversity and direction in psychoanalytic technique*. New Haven, CT: Yale University Press.

Pinsker, H. (1997). *A primer of supportive psychotherapy*. Hillsdale, NJ: Analytic Press.

Pizer, B. (1997). When the analyst is ill: Dimensions of self-disclosure. *Psychoanalytic Quarterly, 66*, 450-469.

Pizer, S. (1996). The distributed self. Introduction to symposium on "The multiplicity of self and analytic technique." *Contemporary Psychoanalysis, 32*, 449-507.

Pope, K. S. (1986). Research and laws regarding therapist-patient sexual involvement: Implications for therapists. *American Journal of Psychotherapy, 40*,564-571.

Putnam, F. W. (1989). *Diagnosis and treatment of multiple personality disorder*. New York: Guilford Press.

Racker, H. (1968). *Transference and countertransference*. New York: International Universities Press.

Reich, W. (1932). *Character analysis*. New York: Farrar, Straus, and Giroux, 1972.

Reik, T. (1941). *Masochism and modern man*. New York: Farrar, Straus.

Reik, T. (1948). *Listening with the third ear: The inner experience of a psychoanalyst.* New York: Farrar, Straus.

Renik, O. (1995). The ideal of the anonymous analyst and the problem of self-disclosure. *Psychoanalytic Quarterly, 64,* 78-101.

Renik, O. (1996). The perils of neutrality. *Psychoanalytic Quarterly, 65,* 495-517.

Renshon, S. A. (1998). *High hopes: The Clinton presidency and the politics of ambition.* New York: Routledge.

Richards, H.J. (1993). *Therapy of the substance abuse syndromes.* Northvale, NJ: Jason Aronson.

Riding, A. (2001, July 14). Correcting her idea of politically correct. *New York Times,* pp. B9, 11.

Rieff, P. (1959). *Freud: The mind of the moralist.* New York: Viking Press.

Robbins, A. (Ed.). (1988). *Between therapists: The processing of transference/counter-transference material.* New York: Human Sciences Press.

Robbins, A. (1989). *The psychoaesthetic experience: An approach to depth-oriented treatment.* New York: Human Sciences Press.

Rock, M. H. (Ed.). (1997). *Psychodynamic supervision: Perspectives of the supervisor and supervisee.* Northvale, NJ: Jason Aronson.

Rockland, L. H. (1992). *Supportive therapy: A psychodynamic approach.* New York: Basic Books.

Rodman, F. R. (2003). *Winnicott: Life and work.* Cambridge, MA: Perseus Books.

Roland, A. (1999). The spiritual self and psychopathology: Theoretical reflections and clinical observations. *Psychoanalytic Psychology, 16,* 211-233.

Roth, A., & Fonagy, P. (1996). *What works for whom?: A critical review of psychotherapy research.* New York: Guilford Press.

Roth, S. (1987). *Psychotherapy: The art of wooing nature.* Northvale, NJ: Jason Aronson.

Rothgeb, C. (1973). *Abstracts of the* Standard Edition of the Complete Psychological Works of Sigmund Freud (foreword by R. R. Holt). New York International Universities Press.

Rothschild, B. (2000). *The body remembers: The psychophysiology of trauma and trauma treatment.* New York: Norton.

Roughton, R. E. (2001). Four men in treatment: An evolving perspective on homosexuality and bisexuality, 1965 to 2000.*Journal of the American Psychoanalytic Association, 49,* 1187-1217.

Russell, P. L. (1998). Trauma and the cognitive function of affects. In J. G. Teicholz & D. Kriegman (Eds.), *Trauma, repetition, and affect regulation: The work of Paul Russell* (pp. 23-47). New York: Other Press.

Sacks, O. (1995). *An anthropologist on mars.* New York: Knopf.

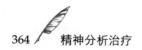
Safran, J. D. (1993). Breaches in the therapeutic alliance: An arena for negotiating authentic relatedness. *Psychotherapy: Theory, Research, and Practice, 30,* 11-24.

Safran, J. D., & Muran, J. C. (2000). *Negotiating the therapeutic alliance: A relational treatment guide.* New York: Guilford Press.

Sandell, R., Blomberg, J., Lazar, A., Carlsson, J., Broberg, J., & Schubert, J. (2000). Varieties of long-term outcome among patients in psychoanalysis and longterm psychotherapy: A review of findings in the Stockholm outcome of Psychoanalysis and Psychotherapy Project (STOPP). *International Journal of Psycho-Analysis, 81,* 921-942.

Sass, L. A. (1992). *Madness and modernism: Insanity in the light of modern art, literature, and thought.* New York: Basic Books.

Schafer, R. (1974). Talking to patients in psychotherapy. *Bulletin of the Menninger Clinic, 38,* 503-515.

Schafer, R. (1976). *A new language for psychoanalysis.* New Haven, CT: Yale University Press.

Schafer, R. (1979). Character, egosyntonicity, and character change. *Journal of the American Psychoanalytic Association, 27,* 867-891.

Schafer, R. (1983). *The analytic attitude.* New York: Basic Books.

Schafer, R. (1999). Recentering psychoanalysis: From Heinz Hartmann to the contemporary British Kleinians. *Psychoanalytic Psychology, 16,* 339-354.

Schimek, J. G. (1975). A critical re-examination of Freud's concept of unconscious mental representation. *International Review of Psycho-Analysis, 2,* 171-187.

Schlesinger, H. J. (2003). *The texture of treatment: On the matter of psychoanalytic technique.* Hillsdale, NJ: Analytic Press.

Schneider, K. J. (1998). Toward a science of the heart: Romanticism and the revival of psychology. *American Psychologist, 53,* 277-289.

Schore, A. N. (1994). *Affect regulation and the origin of the self.* Mahwah, NJ: Erlbaum.

Schore, A. N. (2003a). *Affect dysregulation and disorders of the self.* New York: Norton.

Schore, A. N. (2003b). *Affect regulation and the repair of the self.* New York: Norton.

Schwartz, H. J., & Silver, A. S. (1990). *Illness in the analyst: Implications for the treatment relationship.* New York: International Universities Press.

Searl, M. N. (1936). Some queries on principles of technique. *International Journal of Psycho-Analysis, 17,* 471-493.

Searles, H. (1959). Oedipal love in the countertransference. In *Collected papers on schizophrenia and related subjects* (pp. 284-303). New York: International Universities Press, 1965.

Searles, H. (1975). The patient as therapist to his analyst. In *Countertransference and related Subjects: Selected papers* (pp. 380-459). New York: International Universities Press,

1979.

Sechehaye, M. A. (1960). *Symbolic realization: A new method of psychotherapy applied to a case of schizophrenia.* New York: International Universities Press.

Seinfeld, J. (Ed.). (1993). *Interpreting and holding: The paternal and maternal functions of the psychotherapist.* Northvale, NJ: Jason Aronson.

Seligman, M. (1995). The effectiveness of psychotherapy: The *Consumer Reports* study. *American Psychologist, 50,* 965-974.

Seligman, M. (1996). Science as an ally of practice. *American Psychologist, 51,* 1072-1079.

Semrad, E. V. (1980). *The heart of a therapist.* New York: Jason Aronson.

Shane, E. (2003, April 4). *Boundaries, boundary dilemmas, and boundary violations: A contemporary, non-linear dynamic systems perspective in the psychoanalytic situation.* Paper presented at the spring meeting of the Division of Psychoanalysis (39), American Psychological Association, Minneapolis, MN.

Shane, E., & Shane, M. (1996). Self psychology in search of the optimal: A consideration of optimal responsiveness, optimal provision, optimal gratification and optimal restraint in the clinical situation. *Progress in Self Psychology, 12,* 37-54.

Shane, E., & Shane, M. (Eds.). (2000). On touch in the psychoanalytic situation. *Psychoanalytic Inquiry, 20* (3).

Sharpe, E. F. (1930). The analyst. In *Collected papers on psycho-analysis* (pp. 9-21). New York: Brunner/Mazel, 1950.

Sharpe, E. F. (1947). The psycho-analyst. In *Collected papers on psycho-analysis* (pp. 109-122. New York: Brunner/Mazel, 1950.

Shaw, D. (2003). On the therapeutic action of analytic love. *Contemporary Psychoanalysis, 39,* 251-278.

Shedler, J., Mayman, M., & Manis, M. (1993). The *illusion* of mental health. *American Psychologist, 48,* 1117-1131.

Sifneos, P. (1973). The prevalence of 'alexithymic' characteristics in psychosomatic patients. *Psychotherapy and Psychosomatics, 22,* 255-262.

Silverman, L. (1984). Beyond insight: An additional necessary step in redressing intrapsychic conflict. *Psychoanalytic Psychology, 1,* 215-234.

Slavin, J. H. (1994). On making rules: Toward a reformulation of the dynamics of transference in psychoanalytic treatment. *Psychoanalytic Dialogues, 4,* 253-274.

Slavin, J. H. (2002, November 22). *Discussion of clinical presentation by Eric Sherman: Adventures in suburbia: The analyst, the patient, and the package in the waiting room.* Paper presented at the International Association for Relational Psychotherapy and Psychoanalysis Conference on Sexuality. New York.

Slavin, M., & Kriegman, D. (1992). *The adaptive design of the human psyche: Psychoanalysis, evolutionary biology, and the therapeutic process.* New York: Guilford Press.

Slavin, M., & Kriegman, D. (1998). Why the analyst needs to change: Toward a theory of conflict, negotiation, and mutual influence on the therapeutic process. *Psychoanalytic Dialogues, 8,* 247-284.

Slochower, J. A. (1997). *Holding and psychoanalysis: A relational perspective, vol. 5.* Hillsdale, NJ: Analytic Press.

Slochower, J. A. (1998). Illusion and uncertainty in psychoanalytic writing. *International Journal of Psychoanalysis, 79,* 333-347.

Smith, M., Glass, G., & Miller, T. (1980). *The benefits of psychotherapy.* Baltimore: Johns Hopkins University Press.

Snyder, C. R., & Ingram, R. E. (Eds.). (1994). *Handbook of psychotherapy and behavioral change* (4th ed., pp. 248-250). New York: Wiley.

Solms, M., & Turnbull, O. (2002). *The brain and the inner world: An introduction to the neuroscience of subjective experience.* New York: Other Press.

Spence, D. P. (1982). *Narrative truth and historical truth.* New York: Norton.

Spezzano, C. (1993). *Affect in psychoanalysis: A clinical synthesis.* Hillsdale, NJ: Analytic Press.

Stark, M. (1994). *Working with resistance.* Northvale, NJ: Jason Aronson.

Stark, M. (1999). *Modes of therapeutic action: Enhancement of knowledge, provision of experience, and engagement in relationship.* Northvale, NJ: Jason Aronson.

Steiner, J. (1993). Psychic retreats: *Pathological organizations in psychotic, neurotic and borderline patients.* London: Routledge, 1993.

Steingart, I. (1993). *A thing apart: Love and reality in the therapeutic relationship.* Northvale, NJ: Jason Aronson.

Sterba, R. (1934). The fate of the ego in analytic therapy. *International Journal of Psycho-Analysis, 15,* 117-126.

Stern, D. B. (1984). Empathy is interpretation (And whoever said it wasn't?). Commentary on papers by Hayes, Kiersky & Beebe, and Feiner & Kiersky. *Psychoanalytic Dialogues, 4,* 441-471.

Stern, D. B. (1988). Not misusing empathy. *Contemporary Psychoanalysis, 24,* 598-611.

Stern, D. B. (1997). *Unformulated experience: From dissociation to imagination in psychoanalysis.* Hillside, NJ: Analytic Press.

Stern, D. N. (1995). *The motherhood constellation: A unified view of parent-infant psychotherapy.* New York: Basic Books.

Stoller, R. S. (1997). *Splitting: A case of female masculinity.* New Haven, CT: Yale University Press.

Stolorow, R. D., & Atwood, G. E. (1997). Deconstructing the myth of the neutral analyst: An alternative from intersubjective systems theory. *Psychoanalytic Quarterly, 66,* 431-449.

Stolorow, R. D., Atwood, G. E., & Brandchaft, B. (1987). *Psychoanalytic treatment: An intersubjective approach.* Hillsdale, NJ: Analytic Press.

Stone, L. (1954). The widening scope of indications for psycho-analysis. *Journal of the American Psychoanalytic Association, 27,* 567-594.

Stone, L. (1961). *The psychoanalytic situation: An examination of its development and essential nature.* New York: International Universities Press.

Storr, A. (1990). *The art of psychotherapy* (2nd ed.). Woburn, MA: Butterworth-Heinemann.

Strachey, J. (1934). The nature of the therapeutic action of psycho-analysis. *International Journal of Psycho-Analysis, 15,* 127-159.

Strenger, C. (1991). *Between hermeneutics and science: An essay on the epistemology of psychoanalysis.* New York: International Universities Press.

Strenger, C. (1998). *Individuality, the impossible project: Psychoanalysis and self-creation.* New York: International Universities Press.

Strozier, C. B. (2001). *Heinz Kohut: The making of a psychoanalyst.* New York: Farrar, Straus & Giroux.

Strupp, H., Hadley, S., & Gomez-Schwartz, B. (1977). *Psychotherapy for better or worse: An analysis of the problem of negative effects.* New York: Jason Aronson.

Sue, D. W., & Sue, D. (1990). *Counseling the culturally different: Theory and practice* (2nd ed.). New York: Wiley.

Sullivan, H. S. (1947). *Conceptions of modern psychiatry* New York: Norton.

Sullivan, H. S. (1953). *The interpersonal theory of psychiatry.* New York: Norton.

Symington, N. (1986). *The analytic experience.* New York: St. Martin's Press.

Szasz, T. S. (1956). On the experiences of the analyst in the psychoanalytic situation–A contribution to the theory of psychoanalytic treatment.*Journal of the American Psychoanalytic Association, 4,* 197-223.

Szasz, T. S. (1961). *The myth of mental illness: Foundations of a theory of personal conduct.* New York: Hoeber-Harper.

Szasz, T. S. (2003). The cure of souls in the therapeutic state. *Psychoanalytic Review, 90,* 45-62.

Tarasoff vs. Board of Regents of the University of California, 17 Cal. 3rd 425 (Cal. 1976).

Tessman, L. H. (2003). *The analyst's analyst within.* Hillsdale, NJ: Analytic Press.

Thompson, C. (1956). The role of the analyst's personality in therapy. *American Journal of Psychotherapy, 10,* 347-359.

Thompson, M. G. (1996). Freud's conception of neutrality. *Contemporary Psychoanalysis, 32,* 25-42.

Thompson, M. G. (2002). The ethic of honesty: The moral dimension to psychoanalysis. *fort*

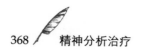
da: The Journal of the Northern California Society for Psychoanalytic Psychology, 8, 72-83.

Thomson, P. (2003, April 4). Trauma, creativity, and neuropsychoanalysis: A dialectic interplay of hopelessness and hope. Paper presented at the 23rd annual spring meeting of the Division of Psychoanalysis (39) of the American Psychological Association, Minneapolis, MN.

Tomkins, S. S. (1962). Affect, imagery, consciousness: Vol. 1. The positive affects. New York: Springer.

Tomkins, S. S. (1963). Affect, imagery, consciousness: Vol. 2. The negative affects. New York: Springer.

Tomkins, S. S. (1991). Affect, imagery, consciousness: Vol. 3. The negative affects: Anger and fear. New York: Springer.

Toronto, E. L. K. (2001). The human touch: An exploration of the role and meaning of physical touch in psychoanalysis. Psychoanalytic Psychology, 18,37-54.

Tronick, E. (1989). Emotions and emotional communication in infants. American Psychologist, 44, 112-119.

Tyson, P. (1996). Object relations, affect management, and psychic structure formation. Psychoanalytic Study of the Child, 51, 172-189.

van der Kolk, B. A., McFarlane, A. C., & Weisaeth, L. (Eds.). (1997). Traumatic stress: The effects of overwhelming experience on mind, body, and society. New York: Guilford Press.

Vaughan, S. C. (1997). The talking cure: The science behind psychotherapy. New York: Grosset/Putnam.

Volkan, V. D. (1984). What do you get when you cross a dandelion with a rose? The true story of a psychoanalysis. New York: Jason Aronson.

Wachtel, P. L. (1977). Psychoanalysis and behavior therapy: Toward an integration. New York: Basic Books.

Wachtel, P. L. (1997). Psychoanalysis, behavior therapy, and the relational world. Washington, DC: American Psychological Association.

Waelder, R. (1937). The problem of the genesis of psychical conflicts in earliest infancy. International Journal of Psycho-Analysis, 18, 406-473.

Walker, L. E. (1980). The battered woman. New York: HarperCollins.

Wallerstein, R. S. (1986). Forty-two lives in treatment: A study of psychoanalysis and psychotherapy. New York: Guilford Press.

Wallerstein, R. S. (1988). One psychoanalysis or many? International Journal of Psycho-Analysis, 69, 5-19.

Wallerstein, R. S. (Ed.). (1992). The common ground of psychoanalysis. Northvale, NJ: Jason

Aronson.

Wallerstein, R. S. (1998). *Lay analysis: Life inside the controversy.* Hillsdale, NJ: Analytic Press.

Wampold, B. E. (2001). *The great psychotherapy debate: Models, methods, and findings.* Mahwah, NJ: Erlbaum.

Washton, A. M. (Ed.). (1995). *Psychotherapy and substance abuse: A practitioner's handbook.* New York: Guilford Press.

Washton, A. M. (2004). *Substance abuse treatment in office practice.* New York: Guilford Press.

Weinberger, J. (1995). Common factors aren't so common: The common factors dilemma. *Clinical Psychology: Science and Practice, 2,* 45-69.

Weiss, J. (1993). *How psychotherapy works: Process and technique.* New York: Guilford Press.

Weiss, J., Sampson, H., & the Mt. Zion Psychotherapy Research Group. (1986). *The psychoanalytic process: Theory, clinical observation, and empirical research.* New York: Guilford Press.

Welch v. American Psychoanalytic Association, No. 85 Civ. 1651 (JFK), 1986 U. S. Dist. Lexis 27182 (S. D. N. Y,, April 14, 1986).

Welch, B. L. (1999). Boundary violations: In the eye of the beholder. Interview in *Insight: Safeguarding psychologists against liability risks.* American Professional Agency.

Welch, B. L. (2003, November 15). *Safe practice: Legal and ethical dimensions* [Seminar on risk management], Philadelphia, PA.

Westen, D. (1998). The scientific legacy of Sigmund Freud: Toward a psychodynamically informed psychological science. *Psychological Bulletin, 124,* 333-371.

Wheelis, A. (1958). *The quest for identity: The decline of the superego and what is happening to American character as a result.* New York: Norton.

Wilson, A. (1995). Mapping the mind in relational psychoanalysis: Some critiques, questions, and conjectures. *Psychoanalytic Psychology, 12,* 9-30.

Winnicott, D. W. (1947). Hate in the countertransference. In *Collected papers* (pp. 194-203). New York: Basic Books, 1958.

Winnicott, D. W (1953). Transitional objects and transitional phenomena—A study of the first not-me possession. *International Journal of Psycho-Analysis, 34,* 89-97.

Winnicott, D. W. (1954). The depressive position in normal emotional development. In *Through paediatrics to psycho-analysis* (pp. 262-277). New York: Basic Books, 1975.

Winnicott, D. W. (1955). Metapsychological and clinical aspects of regression within the psycho-analytical set-up. *International Journal of Psycho-Analysis, 36,* 12-26.

Winnicott, D. W. (1958). The capacity to be alone. In *The maturationalprocess and the facilitating environment* (pp. 29-37). London: Hogarth Press, 1965.

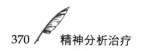
Winnicott, D. W. (1960). Ego distortion in terms of true and false self. *The maturational process and the facilitating environment* (pp. 140-152). New York: International Universities Press, 1965.

Winnicott, D. W. (1963). Psychiatric disorder in terms of infantile maturational processes. In *The maturational process and the facilitating environment* (pp. 37-55). New York: International Universities Press, 1965.

Winnicott, D. W. (1971). *Playing and reality.* New York: Penguin.

Wolf, E. S. (1998). *Treating the self: Elements of clinical self psychology.* New York: Guilford Press.

Wolpe, J. (Ed.). (1964). *The conditioning therapies: The challenge in psychotherapy.* New York: Holt, Rinehart, & Winston.

Wurmser, L. (1981). *The mask of shame.* Baltimore: Johns Hopkins University Press.

Yalom, I. D. (2002). *The gift of therapy: An open letter to a new generation of therapists and their patients.* New York: HarperCollins.

Yeomans, F. E., Clarkin, J. F., & Kernberg, O. F. (2002). *A primer of transference-focused psychotherapy for the borderline patient.* Northvale, NJ: Jason Aronson.

Yogman, M. W. (1981). Games fathers and mothers play with their infants. *Infant Mental Health Journal, 2,* 241-248.

Young, J. E., Klosko,J. S., & Weishaar, M. E. (2003). *Schema therapy: A practitioner's guide.* New York: Guilford Press.

Young-Breuhl, E., & Bethelard, F. (2000). *Cherishment: A psychology of the heart.* New York: Free Press.

Young-Eisendrath, P. (2001). When the fruit ripens: Alleviating suffering and increasing compassion as goals of clinical psychoanalysis. *Psychoanalytic Quarterly, 70,* 265-285.

Zetzel, E. (1956). Current concepts of transference. *International Journal of Psycho-Analysis, 37,* 369-376.

Zetzel, E. (1970). *The capacity for emotional growth.* New York: International Universities Press.